L'image publicitaire des parfums

Mariette Julien

L'image publicitaire des parfums
Communication olfactive

Collection Champs visuels

Harmattan inc.
55, rue St-Jacques Montréal
Canada H2Y 1K9

L'Harmattan
5-7, rue de l'École Polytechnique
75005 Paris France

Mariette Julien
L'image publicitaire des parfums
Communication olfactive

Diffusion Europe, Asie et Afrique :
L'Harmattan
5-7, rue de l'École Polytechnique
75005 Paris
FRANCE
33 (1) 43.54.79.10

Diffusion Amériques :
Harmattan Inc.
55, rue St-Jacques
Montréal
CANADA
H2Y 1K9
1 (514) 286-9048

Imprimeur : AGMV

Couverture : Olivier Lasser
Infographie : Marc Lavarenne
Mise en pages : Nicole Rivard
Révision : Catherine Saguès

Sauf à des fins de citation, toute reproduction, par quelque procédé que ce soit, est interdite sans l'autorisation écrite de l'éditeur.

© Harmattan Inc., 1997
ISBN : 2-89489-013-3

Bibliothèque nationale du Québec
Bibliothèque nationale du Canada

1 2 3 4 5 01 00 99 98 97

« Le parfum favori d'une femme me semble en quelque façon concorder avec celui de son être spirituel. Si elle n'en emploie aucun, sa nature manquera de délicatesse.(...) Il doit certainement y avoir quelque subtile ressemblance entre l'odeur et l'impression que j'ai de la nature d'une femme. »

Charles Sanders Peirce,
Collected Papers (1.313).

Remerciements

Pour que ce livre voie le jour, il y a maints remerciements à adresser aux personnes qui ont soutenu ma démarche.

À cet égard, mes sympathies vont à Enrico Carontini, professeur en communication à l'Université du Québec à Montréal, pour son appui, ses remarques et conseils judicieux. Je sais ausi gré à Charles Perraton (UQAM), Michel de Repentigny (Université Laval) et Pierre Boudon (Université de Montréal) de leurs lectures attentives, accompagnées de précieux commentaires.

Merci à Calvin Klein Cosmetics (Canada), Chanel inc., Cosmair Canada inc., Les parfums Dior Canada, Guerlain inc., Lippens inc. et Prestilux inc. d'avoir gracieusement autorisé la reproduction des annonces publicitaires de leurs parfums.

Je voudrais remercier Jean Zmyslony, mon conjoint, dont la présence, la compréhension et les encouragements ont moralement contribué à mener cet ouvrage à terme.

Un gros merci également à Catherine Saguès, Nicole Rivard et Marc Lavarenne qui ont participé à la mise en oeuvre de ce livre.

Table des matières

Page

Introduction 7

Première partie L'IMAGE OLFACTIVE 9

Chapitre 1 L'annonce-magazine des parfums 11

L'annonce-magazine des parfums en tant qu'outil
promotionnel 11
    Le choix des parfumeurs 11
    Une annonce qui promeut le luxe 12
L'annonce-magazine des parfums en tant que création
artistique 12
L'annonce-magazine des parfums en tant qu'objet d'étude 13
    Une publicité tripartite en un seul énoncé 13
    Le corpus d'analyse 15
Les particularités du parfum en tant que référent 18
    Une odeur imposée 18
    Un produit de consommation marginal 20
    Un référent à triple personnalité 21
    Cinq concepts olfactifs pour des milliers de parfums . 22

Chapitre 2 La vision de l'odeur 27

L'image de marque d'un parfum 27
Correspondances entre les formes visuelle
et olfactive d'un parfum 30
    Le nom du parfum 32
    La griffe du producteur 33
    Le flacon 35
    Les personnages (les protagonistes de l'énoncé) 39
    Le contexte de l'image 51
    L'argumentaire 64
    L'incohérence olfactive d'une image de marque 68

Deuxième partie LA PROBLÉMATIQUE 75

Chapitre 3 Un problème de définition 77

Trois propositions pour aborder le renvoi olfactif
de l'image publicitaire des parfums 77
    Première approche : les tensions invisibles 77
    Deuxième approche : la synesthésie 79
    Troisième approche : la connotation 80
Limites de ces approches à pouvoir définir
le phénomène olfactif de l'image publicitaire
des parfums 82
    Première limite : l'inconscient 82
    Deuxième limite : l'invisibilité 83
    Troisième limite : le carcan de l'information subsidiaire 83
    Quatrième limite : la simultanéité perceptuelle 85
La limite des théories de la signification à pouvoir
valider le signe olfactif de l'image 86
    La sémiologie de la communication et
    de la signification 87
    La sémiologie narrative 90

Chapitre 4 Un problème méthodologique 95

Aborder l'image du point de vue de la production —
application de la méthode barthésienne 96
    Le problème de l'objet d'étude 96
    Le problème taxinomique 97
    Le problème du décodage 98
Aborder l'image du point de vue du récepteur —
application de la méthode lévi-straussienne 102
    La pertinence 102
    Les limites 104

Chapitre 5 Un problème d'ordre perceptuel 111

Les mécanismes physiologiques de la vision
et de l'odorat 112
   La vision 112
   L'odorat 115
La mémoire des odeurs 116
Les modalités perceptives de l'olfactif
de l'image publicitaire des parfums 119
   Du visuel à l'olfaction : la sensation 120
   Du visuel à l'olfactif : la construction mentale 123
   Du visuel à l'olfactif : la création 124
   De l'odeur à l'image de marque : la perception 125

Troisième partie LA LECTURE OLFACTIVE 131

Chapitre 6 La perception de l'olfactif 133

Les courants théoriques de la perception et leurs limites . 133
La perception chez Charles S. Peirce 135
   La phanéroscopie 136
   Le jugement perceptuel et la connaissance 139
Recours à la théorie peircienne pour comprendre
la perception de l'olfactif par l'intermédiaire de l'image . 143
   Premier scénario : la lecture qui conduit
   à une sensation 143
   Deuxième scénario : la lecture qui conduit à une
   conceptualisation normative 144
   Troisième scénario : la lecture qui conduit à une
   conceptualisation créative 145

Chapitre 7 Le signe olfactif 151

Le fonctionnement de la sémiotique peircienne 151
   Le processus illimité de la sémiose 153

L'articulation triadique de la sémiosis 154
La catégorisation des signes 156
L'originalité de la sémiotique peircienne 158
    Une sémiotique pragmatique 158
    Une sémiotique non linguistique 161
    Une sémiotique généralisante 162
La validation du signe olfactif 163
    La première difficulté : légitimer un signe qui peut
    être visible ou invisible et dont l'interprétation
    peut être consciente ou inconsciente. 163
    La deuxième difficulté : valider un signe dont la
    signification peut être purement hypothétique 165
    La troisième difficulté : traduire l'ensemble des
    phénomènes olfactifs résultant de la lecture
    des publicités de parfums en signes 166

Chapitre 8   La communication olfactive 171

Le schéma communicationnel du signe olfactif 171
    Le destinateur et le destinaire, deux stratégies 172
    Le recours à l'encyclopédie 174
    L'encyclopédie partielle 177
    L'interprétant communicationnel 182
La structure sémiotique de la communication olfactive . . 186

Chapitre 9   Les lectures olfactives 195

L'architectonique d'une interprétation 196
Les parcours modèles de lectures olfactives 197

    Premier parcours : du visuel à l'olfaction
    Type de signification : une sensation 197

    Deuxième parcours : du visuel à l'olfactif
    Type de signification : une conceptualisation
    normative du parfum 202

Troisième parcours : du visuel à l'olfactif
Type de signification : une conceptualisation créative . 205

Quatrième parcours : de l'odeur à l'image de marque
Type de signification : une perception 209

Quatrième partie LA CRÉATION 221

Chapitre 10 La mise en image des parfums 223

    Tenir compte de l'olfactif 223
    Jouer la tiercéité pour les parfums de renom 224
    Faire sentir pour permettre de mieux retenir 225
        Ne pas miser uniquement sur l'odeur 225
        Construire l'image en fonction de la hiérarchie
        des signes 226
        Tenir compte des instances de l'énonciation 227
    Exploiter l'olfactif pour façonner l'image de marque . . . 229
        Favoriser l'isotopie olfactive 230
        Valoriser l'olfactif 232
    Promouvoir des parfums de «pure abstraction» 237

Conclusion 245

Annexe 1 Liste des parfums dont les annonces-magazines
         ont été analysées 259

Annexe 2 La classification détaillée des parfums 267

Liste des tableaux 273

Liste des figures 274

Introduction

À travers les annonces parues dans des magazines, ce livre tente d'expliquer la dimension olfactive de l'image publicitaire des parfums.

Comme une odeur ne peut être représentée avec transparence dans l'image — un «nez» étant toujours nécessaire à la transformation de la substance volatile en sensation — , la communication olfactive de l'annonce-magazine des parfums, difficile à cerner et parfois affectée par l'addition d'odeurs véritables, soulève de nombreux questionnements sur notre façon d'appréhender le «sens».

L'essentiel du problème repose en fait sur la difficulté à saisir, puis à généraliser les conditions dans lesquelles s'opère la communication olfactive.

Par exemple, comment valider la possibilité qu'un lecteur puisse s'imaginer un parfum qu'il n'a jamais senti si la référence à un objet de la réalité n'est plus absolue? Comment reconnaître la production d'un «sens olfactif» si l'expérience du lecteur ne peut déterminer un champ de références? Comment admettre qu'une proposition olfactive puisse exister dans l'image si celle-ci ne peut être dénotée ni connotée par des signes qui ressemblent, sur un mode mimétique, à des objets isolables dans le monde naturel? Prenons le cas de la publicité du parfum *Tribù* de Benetton. Par l'intermédiaire d'un groupe ethnique africain (qui ne se parfume pas et qui n'est pas là pour renvoyer à une odeur), on nous propose tout de même un type de fragrance : une odeur universelle, exotique et anti-bourgeoise. Par ailleurs, comment parler de référenciation[1] olfactive si l'odeur, qui est à la fois subjective et abstraite, ne peut être nommée? Comment légitimer qu'un lecteur puisse acquérir, à son insu et à partir de sentiments vagues, des connaissances sur le parfum annoncé? Une annonce saturée de vert ne laisse-t-elle pas l'empreinte d'une odeur fraîche?

Nous pouvons aussi nous demander si le fait d'imaginer un parfum à partir d'un plan iconique peut être considéré comme un

---

1. Mécanisme de renvoi du signe à quelque chose d'autre que lui-même.

phénomène olfactif en soi? De quoi s'agit-il au juste? D'une représentation mentale équivalente à n'importe quelle autre représentation mentale résultant de l'interprétation d'une publicité? D'une «impression pure» telle que décrite par Merleau-Ponty? D'une sensation? Pensons, entre autres, aux possibilités qu'ont certains individus de sentir mentalement les odeurs ou encore aux effets multisensoriels qui peuvent être déclenchés à la vue d'éléments référentiels particuliers. Mais, en pareil cas, pouvons-nous parler de communication olfactive sans qu'il soit vraiment question d'expérience sensorielle? Et qu'en est-il lorsque l'image est affectée par l'addition d'odeurs scellées ou imprimées? Existe-t-il une hiérarchie des sens mobilisés? Et en quoi cela vient-il bouleverser la lecture de l'image?

Nul doute que l'image publicitaire des parfums, par le jeu d'une interpellation perceptuelle d'ordre olfactif, offre un terrain tout désigné pour agrandir le champ des interrogations qui incitent non seulement à explorer et à découvrir de nouveaux espaces rattachés à la virtualité du langage visuel et de l'image publicitaire, mais aussi à réfléchir sur des questions fondamentales liées aux phénomènes de forme et d'évolution de la sensibilité avec laquelle nous percevons le monde qui nous entoure.

Première partie

L'IMAGE OLFACTIVE

Cette première partie comporte deux chapitres. Le premier initie le lecteur à l'univers du parfum après avoir situé l'annonce-magazine des parfums en tant qu'outil promotionnel, création artistique et objet d'étude. Le deuxième chapitre démontre l'inhérence d'une «dimension olfactive» dans l'image publicitaire des parfums (IPP). Il prend la forme d'une analyse exhaustive qui retrace les principaux marqueurs de l'olfactif dans l'image et met en évidence certaines régularités qui permettent d'établir des correspondances entre la forme visuelle et la forme olfactive des parfums.

Chapitre 1

L'annonce-magazine des parfums

Avant de s'intéresser au problème de la communication olfactive de l'image publicitaire des parfums (IPP), il importe d'abord de situer l'annonce-magazine des parfums en tant qu'outil promotionnel, création artistique et objet d'étude, puis d'apporter des précisions sur le parfum afin de pouvoir nommer les renvois olfactifs.

L'annonce-magazine des parfums en tant qu'outil promotionnel

Le choix des parfumeurs

C'est l'annonce-magazine qui jouit de la plus grande popularité dans la promotion des parfums. En fait, une fois le jus, le nom et l'emballage d'un parfum mis au point, c'est elle qui doit, par son image et son texte, expliquer ce qu'est ce parfum et faire savoir à qui il s'adresse.

Les promoteurs choisissent l'annonce-magazine pour trois raisons principales. Elle favorise un rapport direct avec le destinataire et lui laisse tout le temps nécessaire pour rêver et désirer ressembler au personnage de l'image[1]. Elle cible de façon très précise les clientèles visées (adolescentes, femmes d'affaires, sportifs, etc.). Elle est prestigieuse — qualité du papier et de l'impression — ce qui permet de créer de magnifiques images répondant au caractère luxueux et artistique du parfum.

Ajoutant à cela les possibilités qu'offrent les nouvelles technologies de pointe d'insérer des odeurs aux images, l'annonce-magazine présente des avantages uniques.

---

1. Ce qui n'est pas le cas de l'annonce télévisée ou du panneau-routier.

Une annonce qui promeut le luxe

L'annonce-magazine des parfums semble se fonder sur trois genres : le rêve (dédoublement de la personnalité du lecteur), le luxe (promotion de la richesse) et la fonction sociale (p. ex., parfums pour le sport, le bureau, la soirée, etc.). Quant au contenu, son idéologie se résume par trois valeurs dominantes : la sensualité, le chic et la tradition.

> Elle (l'idéologie) promeut une société de luxe, de loisirs et de volupté dans laquelle tout travail demeure absent. Elle écarte les conflits sociaux, ignore les difficultés individuelles, dépeint une civilisation de facilité dans un monde irréaliste[1].

Centrée sur la sensibilité de l'être, l'image promotionnelle des parfums présente, sous le signe de la rareté, des fragrances portant la griffe des privilégiés de la société. En se procurant ces produits griffés, le consommateur achète l'illusion d'appartenir à cette élite. Mais le luxe n'étant réalité que pour un petit nombre, la publicité ne fait, d'une certaine manière, que lui donner une portée qu'il ne connaissait pas auparavant.

L'annonce-magazine des parfums en tant que création artistique

Contrairement à la tradition des grandes parfumeries où le compositeur-chimiste orchestre encore la promotion[2], c'est généralement une équipe *marketing* qui décrit la commande d'un parfum et qui la transmet à un chimiste et à un concepteur publicitaire.

C'est dire que le créateur de l'annonce-magazine d'un nouveau parfum «travaille à partir d'une description verbale (...) et de documents graphiques qui illustrent le style de la marque» (Cornu, 1990) et/ou le flacon. En même temps que se crée un parfum en laboratoire, on prépare déjà son lancement sur le marché. Souvent, le concepteur de l'annonce-magazine n'a pas senti le parfum qu'il

---

1. Vettraino-Soulard (1990 : 62).
2. Réf. reportage intitulé «Essences et sens» diffusé par TV5 en décembre 1994.

doit évoquer visuellement. Quant à la description verbale, elle réfère à une terminologie «recourant à des images mentales totalement subjectives» (Cornu, 1990).

Par ailleurs, lorsqu'il s'agit de promouvoir un parfum déjà existant, le publicitaire s'inspire moins de l'odeur que de l'image de marque, c'est-à-dire de la personnalité qui distingue déjà ce parfum sur le marché.

Il est aussi à noter que la création d'une IPP diffère de celle d'un oeuvre artistique puisqu'elle n'est pas totalement libre dans son expression. Elle doit se soumettre à certains impératifs tels que l'enveloppe budgétaire, les règles du marché et les objectifs fixés par les promoteurs.

Finalement, l'IPP reste une oeuvre collective puisqu'elle subit la critique et les retouches de toute une équipe impliquée dans le projet de la mise en marché du parfum.

L'annonce-magazine des parfums en tant qu'objet d'étude

Une publicité tripartite en un seul énoncé

L'annonce-magazine des parfums comprend trois niveaux d'analyse : ceux de l'illustration et du texte écrit appelé couramment le rédactionnel auxquels s'ajoute parfois celui d'un échantillon parfumé, qui peut prendre trois formes différentes :
- une bande aromatique, appelée *scent strip* ou *fragrance strip*, constituée de micro-capsules de parfum déposées dans la colle. Au moment de décoller les deux parties du papier, les capsules explosent et libèrent alors leur parfum;
- les micro-perles de parfum, appelées *perfume pearls*, déposées sous une capsule, comme une poudre parfumée, que l'on brise en frottant;
- les *discovers*, formés d'un opercule qui renferme le parfum (Courtier, 1996).

Dans le cas de la publicité sans échantillon de parfum, c'est l'image qui rencontre le mieux l'objectif de suggérer une empreinte du produit annoncé, mais avec l'ajout des bandes olfactives ou des sachets de parfum, on peut se demander s'il en est encore ainsi.

Si l'annonce-magazine des parfums se démarque des autres publicités en se prévalant parfois de cette technologie de pointe, elle reste un exemple des nouvelles tendances stratégiques sur le plan visuel. En effet, pour des raisons d'impact, elle réduit le texte au profit de l'image. Le titre se limite souvent à la signature du parfum, le sous-titre se fait des plus discrets par sa typographie et le logotype[1] se retrouve incarné par le flacon.

Il faut dire que le nom d'un parfum constitue la première stratégie des publicitaires. C'est lui qui segmente le marché en s'associant à un type d'odeur (*Narcisse, Fougère Royale*), à un type de rêverie (*Passion, Safari*), à un type de fonction (*Vertige, Sortilège*) ou à un type de personnalité (*Anaïs Anaïs, Paloma Picasso*). Comme le pouvoir évocateur du nom inspire le créateur publicitaire, l'illustration et le texte sont en quelque sorte indissociables. Ensemble, ils composent l'énoncé visuel (l'image[2]). Partant, l'ajout d'un parfum — sous forme de languette aromatique à tirer, de mini-sachet à découvrir ou de capsules de fragrance à gratter ou à frotter — fait partie intégrante de l'énoncé tant et aussi longtemps qu'il n'est pas actualisé en odeur. Il faut savoir que les consignes entourant l'addition de ces échantillons parfumés sont très strictes en ce qui a trait à la volatilité de l'odeur. Par exemple, la Société canadienne des Postes exige que tout ajout parfumé soit parfaitement scellé afin de ne pas gêner le travail des employés.

Dès lors qu'il est considéré pour son odeur, l'échantillon parfumé ne peut être traité que du point de vue de l'énonciation, soit sous l'angle de l'acte communicationnel lui-même[3] puisque l'actualisation de l'odeur implique la participation du lecteur.

L'ensemble de l'annonce-magazine des parfums, c'est-à-dire à la fois l'illustration, le rédactionnel et l'accroche visuelle d'un

---

1. Signature de la marque.
2. Ainsi, le mot «image» sera utilisé dans le texte pour parler à la fois des éléments iconiques et du texte qui les accompagne.
3. L'acte communicationnel est celui au cours duquel un message est actualisé et assumé par un locuteur particulier (Ducrot et Todorov, 1972).

échantillon de parfum, peut donc être pris comme un seul énoncé, comme «la chose à voir» (Casetti, 1983).

Par ailleurs, considérer à la fois le scripturaire (texte écrit), l'iconique (les éléments figuratifs) et la plasticité (les variables visuelles telles la couleur, la texture et la vectorialité) de l'annonce-magazine comme un seul énoncé, c'est admettre du même coup un système d'écriture hybride constituant un seul texte visuel.

Le corpus d'analyse

Notre analyse de l'image publicitaire des parfums a été faite à partir de 300 publicités tirées de revues de mode et de décoration françaises, américaines et canadiennes, vendues au Québec au cours des dix dernières années. Précisons que ces annonces s'adressent à des publics variés, segmentés en fonction du revenu, de l'âge et du sexe, et que le choix de celles-ci reste tout à fait arbitraire.

Une décennie (1986-1996) circonscrit l'espace-temps de l'échantillonnage. Elle trouve sa justification dans la nécessité de sensibiliser le lecteur à certains phénomènes particuliers. Par exemple, pour démontrer l'incohérence de la «représentation olfactive» d'un même parfum à partir de publicités différentes, il incombe de se rapporter à des images temporellement décalées. Or, comme l'image promotionnelle des parfums connaît habituellement une longue durée de vie (p. ex., même concept visuel pour les publicités de *Anaïs Anaïs* de Cacharel publiées en 1986 et en 1991), l'étalonnage requis doit être réparti sur un certain nombre d'années. Pour ne pas risquer de tomber dans la désuétude, la durée de dix ans nous semble tout à fait raisonnable.

Pour satisfaire le besoin de retracer des généralités qui permettent de mieux étayer notre propos et/ou d'en vérifier l'exactitude, nous avons adopté un corpus répondant au critère quantitatif, c'est-à-dire pouvant garantir la représentativité de l'image publicitaire des parfums tout en étant suffisamment volumineux. Ainsi, un regard empirique sur 300 annonces pourra offrir, occasionnellement, une vue d'ensemble du phénomène étudié. Toutefois, comme notre démarche se veut avant tout qualitative, il ne sera pas question de s'engager dans une étude exhaustive et détaillée de l'ensemble du corpus. Nous croyons qu'en puisant quelques exemples frappants à même cette banque d'images, nous pourrons mieux éclairer notre réflexion et procéder plus judicieusement aux démonstrations qui s'imposent.

Les annonces constitutives du corpus occupent l'espace minimum d'une pleine page magazine. Certaines d'entre elles s'étalent sur deux ou plusieurs pages. Elles sont soit en couleurs, soit en noir et blanc, ou composées des deux à la fois. Leurs écrits (les graphèmes) qui permettent d'identifier le produit ou qui relèvent de la rhétorique publicitaire sont de langues française, anglaise ou italienne. Il est à noter que, même si les annonces sont destinées à des lectorats de langue française ou anglaise, les graphèmes présentent la particularité de privilégier la valeur esthétique de la langue. Ainsi, il n'est pas rare de retrouver des noms de parfums américains en français pour faire plus parisien ou de retrouver des argumentations en italien pour faire plus romantique.

Les parfums pour lesquels les annonces ont été analysées sont listés à l'annexe 1 de ce livre.

Le tableau 1.1 résume les principaux éléments informatifs du corpus.

On y remarque une supériorité numérique de l'image publicitaire des parfums pour femme. Comme la pratique esthétique du parfum n'est pas encore ancrée dans les habitudes masculines contemporaines, le monde du parfum est majoritairement féminin. Même si les hommes ne parviennent pas tous à s'affranchir des tabous de la virilité traditionnelle, on observe, depuis quelques années, un important changement de mentalité. Leur attitude positive vis-à-vis du parfum gagne de plus en plus de terrain. La parfumerie masculine accapare maintenant 30% des ventes mondiales. Cet essor remarquable a entraîné une deuxième génération de publicités qui mérite certainement notre attention.

Il est à noter que l'industrie du parfum ne s'adresse plus uniquement aux femmes et aux hommes, mais aussi aux enfants. Cependant, comme la promotion de parfums pour les tout-petits se manifeste dans les magazines sous forme de publi-reportages, nous n'examinons pas cette catégorie dans notre corpus d'analyse.

Tableau 1.1
Résumé des principaux éléments informatifs du corpus

	Parfum féminin	Parfum masculin	Parfums M et F *	Total
Nombre d'annonces analysées	229 (76 %)	58 (20 %)	13 (4 %)	300 (100 %)
Avec contexte extérieur	50 (22 %)	23 (40 %)	5 (38 %)	78 (26 %)
Avec contexte intérieur	54 (24 %)	9 (15 %)	1 (8 %)	64 (21 %)
Sans contexte	125 (54 %)	26 (45 %)	7 (54 %)	158 (53 %)
Avec encart parfumé	25 (11 %)	4 (7 %)	0 (0 %)	29 (10 %)
Flacon + 1 personnage	116 (51 %)	24 (41 %)	1 (8 %)	141 (47 %)
Falcon + 2 personnages	40 (17 %)	13 (22 %)	6 (46 %)	59 (20 %)
1 personnage	5 (2 %)	0 (0 %)	0 (0 %)	5 (1 %)
Plusieurs personnages	4 (2 %)	1 (2 %)	4 (31 %)	9 (3 %)
Flacon seul	47 (21 %)	16 (28 %)	2 (15 %)	65 (22 %)
Falcon + objet(s)	17 (7 %)	4 (7 %)	0 (0 %)	21 (7 %)

* Publicités faisant la promotion d'un parfum unisexe ou encore de deux parfums à la fois, un pour femme et un pour homme.

Finalement, en consultant le tableau 1.1 qui résume les principales informations relatives au corpus, on notera que la variation inévitable du nombre d'annonces pour des parfums féminins, masculins ou s'adressant aux deux genres à la fois se compense, au moment d'effectuer les comparaisons catégorielles, par l'expression des résultats en pourcentages et non en simples nombres.

Les particularités du parfum en tant que référent

Le parfum, en tant qu'objet de la réalité que l'on cherche à promouvoir par le biais de l'annonce-magazine, se démarque des autres produits de consommation sur différents plans.

Une odeur imposée

Avec la démocratisation des parfums, après la Première Guerre mondiale, sont apparues les odeurs synthétiques[1] qui ont amené les femmes à assimiler des habitudes olfactives par filiation (la griffe), par contamination (la mode) plutôt que par choix olfactif comme c'était le cas à l'orée de la parfumerie moderne (Delbourg-Delphis, 1983). Aujourd'hui, dans l'empire des fragrances, la promotion d'un parfum joue un rôle vital pour sa pérennité.

Bien que l'histoire ait démontré que chaque époque avait eu ses parfums, il existe des odeurs qui ont quand même résisté à l'oubli. Selon les historiens du parfum, on ne peut douter de la part essentielle que tient la qualité intrinsèque d'un parfum dans le succès de sa survie, mais il est impossible de prétendre que les seules qualités olfactives déterminent sa longévité.

On retiendra que le consommateur ne choisit pas un parfum au départ pour son odeur, mais bien à partir d'une mise en marché qui le séduit et l'incite à se rendre dans une parfumerie pour vérifier la senteur, puis acheter le produit s'il lui convient. Mais même au comptoir de parfumerie, on dit qu'il préfère une odeur à une autre en raison du culot des vendeurs et de sa propre jobardise (Ackerman, 1991). Certaines personnes ne se soucient même pas de l'odeur. Elles veulent sentir «cher» en portant des parfums de renom[2] ou tout simplement être à la mode en portant des parfums qui répondent aux goûts de l'heure[3].

---

1. Avec *Shalimar* de Guerlain, 1925.
2. P. ex., *No 5 de Chanel*, *Shalimar*, *Miss Dior* chez les femmes et *Azzaro*, *Drakkar Noir*, *Vétiver* chez les hommes.
3. P. ex., en 1989, les parfums ambrés tels *Oscar de la Renta* et *Loulou* de Cacharel semblent avoir eu le vent en poupe (Lortie, 1989).

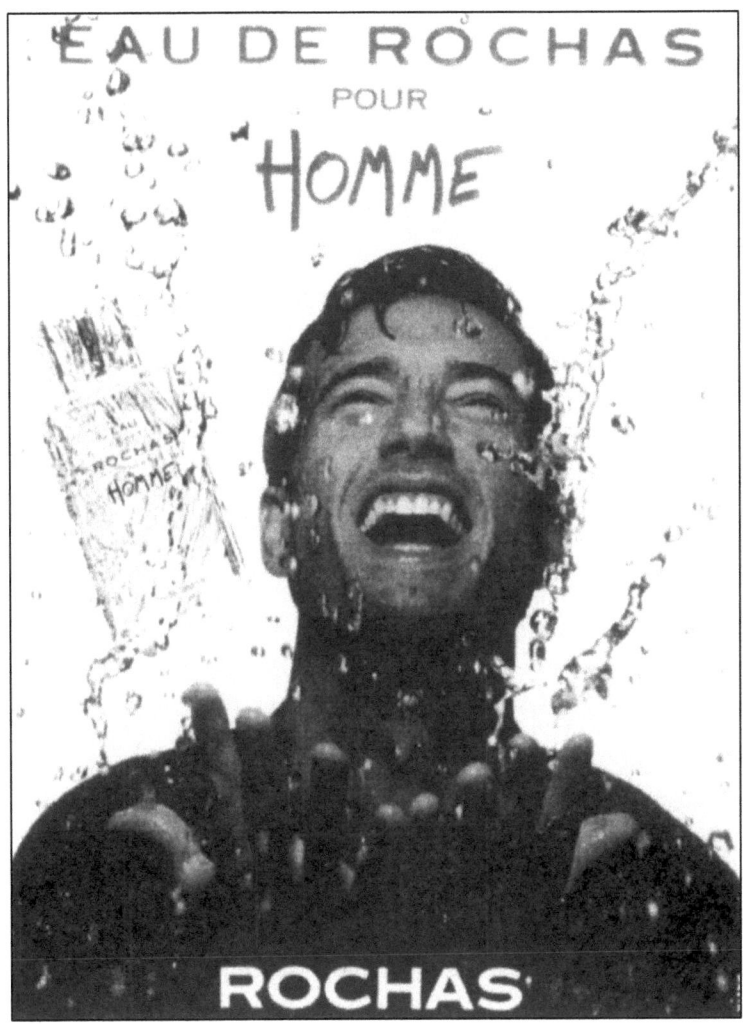

Figure 1.1 Publicité pour *Eau de Rochas pour homme*

Ce qui différencie l'acte représentatif de l'image publicitaire des parfums, c'est qu'il est fait à partir d'un produit qui prend forme lors de son utilisation. Pour qu'il y ait odeur, il faut bien sûr un liquide, mais il faut, surtout, un «nez» pour transformer l'émanation volatile en sensation, puisque telle est la nature même du produit que l'on vend. Une image peut représenter un utilisateur de parfum, un flacon et le jus qu'il contient, mais elle ne peut jamais représenter mimétiquement une odeur.

Un produit de consommation marginal

Bien que le monde de la parfumerie côtoie de près celui de la mode vestimentaire, il évolue d'une toute autre façon. Son histoire n'est pas linéaire. Elle se démarque par une série de succès mystérieusement reportés ou indéfiniment reproduits qui donnent parfois à des odeurs très anciennes l'image d'une étonnante actualité. C'est le cas, par exemple, du parfum *Air du Temps* créé en 1947 et choisi le parfum le plus approprié aux années 1980.

Le parfum ne répond donc pas aux règles habituelles du marché. En réalité, le marché du parfum est rythmé par des phénomènes de diversifications à partir de deux types de saturations : un style d'odeur, par suite d'une généralisation du genre[1]; une odeur particulière, par suite d'une démocratisation du produit (Delbourg-Delphis, 1983).

La question de la mode dans les parfums est donc des plus délicates. Elle impose automatiquement certaines contraintes aux publicitaires, puisqu'il faut populariser un produit sans le rendre populaire.

Contrairement au vêtement qui passe de mode, le parfum, lui, doit perdurer. À l'opposé de l'image d'un vêtement qui popularise les tendances vestimentaires de l'heure, l'image du parfum doit singulariser un produit et défier le temps en cherchant à le positionner[2] à vie. En fait, la tradition est l'une des valeurs dominantes de l'IPP. Il va sans dire que les stratégies visuelles élaborées pour le vêtement et le parfum diffèrent énormément. Dans le cas de l'annonce-magazine d'un parfum, on ne peut prendre de risques et les moindres détails revêtent une importance capitale. On dit que l'image publicitaire constitue souvent le premier contact qu'un utilisateur aura avec son parfum et qu'elle procure déjà 50% de l'ivresse escomptée. On prétend également que c'est dès le premier regard porté sur l'annonce-magazine qu'un lecteur peut savoir si le parfum lui convient ou non.

---

1. P. ex., les femmes en ont assez du citronné.
2. Positionner un produit signifie lui tailler une niche précise sur le marché en se concentrant sur des cibles bien délimitées.

Un référent à triple personnalité

Tel que mentionné précédemment, le concepteur de l'image publicitaire travaille souvent à partir d'une odeur imaginaire. Ne serait-ce que pour cette raison, il faut admettre une certaine distanciation allant parfois jusqu'à une incohérence entre la forme olfactive d'un parfum[1] et sa «mise en image»[2]. Autrement dit, il n'existe pas nécessairement de correspondance, intentionnelle ou inconsciente, entre l'odeur réelle du parfum promu et l'explication visuelle qu'on en fait. Par exemple, une publicité des années 90 de *Vent Vert* de Pierre Balmain, qui s'inspire du nom très évocateur, met l'accent sur la couleur verte, la présence du vent et les grandes étendues. *Vent Vert* est ainsi perçu comme un parfum jeune et rafraîchissant qui sent la fougère, la menthe ou la mousse. Étonnamment, *Vent Vert* est un floral[3] créé en 1945.

Par ailleurs, le référent[4] de l'IPP présente une certaine ambiguïté. On sait que la publicité est avant tout un acte représentatif. «Elle est toujours faite à propos d'un produit» (Lellouche et Krief, 1983). Or, ce qui distingue l'acte représentatif de l'IPP, c'est qu'il est fait à partir d'un produit qui prend forme lors de son utilisation. Pour qu'il y ait odeur, il faut bien sûr un liquide, mais il faut surtout un «nez» pour transformer l'émanation volatile en sensation, puisque telle est la nature même du produit que l'on vend. C'est dire que le produit ne peut jamais être représenté avec transparence dans l'image et que l'image reste toujours liée, malgré elle, au sens de l'odorat.

D'autre part, «l'expérience vécue, qui détermine habituellement le champ référentiel» (Helbo, 1983) est, dans le cas d'un nouveau parfum, inexistante chez le destinataire sans compter que la notion de référent qui correspond souvent à la chose nommée peut difficilement l'être dans le cas d'une odeur. Finalement, on peut se

---

1. Edmond Roudnitska (1980) définit la forme olfactive d'un parfum comme l'idée générale que nous appliquons au fait de conscience que nous ressentons lorsque notre odorat reçoit une stimulation extérieure.
2. «Mise en image» : expression empruntée à Carontini (1986).
3. Selon le classement de la Société technique des parfumeurs de France.
4. Le terme «référent» correspond ici à l'objet de la réalité auquel l'IPP renvoie.

demander à quoi correspond le référent de l'IPP. Correspond-il au flacon de parfum — en tant qu'objet tangible et visible (logotype) —, à son contenu — en tant que matière volatile —, ou à l'odeur produite par celui-ci, en tant qu'idée générale répondant à un concept olfactif particulier? Pour l'instant, considérons comme plausibles ces trois options dans l'acception du mot parfum à titre de référent.

Cinq concepts olfactifs pour des milliers de parfums

Il est de plus en plus difficile de s'y retrouver dans le monde fascinant des fragrances où l'on crée une centaine de nouveaux parfums chaque année. La création des parfums ne semble pas avoir de limites car les créateurs peuvent choisir parmi 5 000 essences naturelles et synthétiques, ce qui offre une quantité invraisemblable de combinaisons possibles.

Rappelons brièvement que le parfum contient toujours trois éléments : un solvant, comme l'alcool, des odeurs et un fixatif. Les odeurs proviennent des molécules volatiles élaborées par la nature ou synthétisées en laboratoire. Naturelles, ce sont des huiles d'origine végétale qu'on appelle huiles essentielles. Ces essences sont surtout extraites de fleurs, de feuilles, de tiges ou de fruits. Seules quatre essences animales sont utilisées en parfumerie : le musc (rat musqué), la civette (chat musqué), le castoréum (castor) et l'ambre gris (cachalot).

La composition d'un parfum détermine son type de concept olfactif. L'utilisation du terme «concept» vient du fait que

> la matière de la parfumerie ce n'est pas le solide, le liquide, ni même la vapeur, agents de la stimulation qui à travers un appareil sensoriel extrêmement complexe va finalement engendrer dans le cortex cérébral un état de conscience que nous nommons «odeur»; la matière de la parfumerie est cette odeur elle-même, c'est-à-dire l'idée générale que nous appliquons à ce fait de conscience et qui définit le concept «odeur»[1].

---

1. Roudnitska (1980 : 26).

Les parfums peuvent être classés en cinq concepts olfactifs fondamentaux : floral, chypre, fougère, ambre et cuir. Nous retenons ici le classement opéré par la Société technique des parfumeurs de France.

Tableau 1.2
Description des concepts olfactifs

Floral	notes florales, romantiques, parfois enjouées, fruitées ou sucrées;
Chypre	notes de mousse de chêne, de patchouli et de bergamote;
Fougère	notes de mousse de chêne et de coumarine;
Ambre	notes orientales, effluves poudrés, vanillés;
Cuir	notes de tabac.

Le tableau 1.2 explique brièvement ces concepts alors qu'une classification plus détaillée est jointe à l'annexe 2.

Habituellement, les utilisateurs ont une préférence marquée pour un de ces cinq groupes olfactifs et ont tendance à faire le choix de leur(s) parfum(s) à l'intérieur de celui-ci.

Il est reconnu que la perception et l'effet des odeurs sont très subjectifs. Une même senteur fleurie peut rappeler à une personne un jardin de roses et, à une autre, un enterrement. Les odeurs ont aussi tendance à réveiller des souvenirs, des événements, des visages, des paysages de notre passé ou de notre imaginaire. Néanmoins, en dépit des goûts personnels de chacun et des motifs qui les justifient, il semblerait exister des sensations communes selon certains produits. Par exemple, pour la plupart des gens, des senteurs d'ambre, de musc, de violette, d'oeillet et de jasmin suggèrent la sensualité et la passion; la bergamote, le citron, le clou de girofle, la mandarine et le vétiver sont des arômes souvent associés au dynamisme; le cèdre, la coriandre, l'encens, la mousse de chêne, le narcisse, le santal et la vanille dégagent des odeurs de calme et de solitude et la fleur d'oranger, l'iris, la jacinthe, la jonquille, le lilas, le lys et la rose sont associés à des odeurs de charme et de séduction.

On comprend alors pourquoi les cinq catégories précitées sont habituellement associées à des personnalités types ainsi qu'à des contextes d'utilisation particuliers. Ainsi, les bouquets floraux sont suggérés pour la maison ou la nuit, les chyprés le sont pour le travail, les ambrés pour les soirées et les fougères pour le sport.

À partir d'un principe de généralité, il est donc possible de réduire à cinq le nombre d'idées olfactives pouvant être construites d'après un visuel publicitaire de parfum et de jumeler ces concepts aux types de comportements exprimés par le non verbal des protagonistes de l'énoncé (personnages de l'image).

o o o

Nous savons maintenant que l'annonce-magazine est essentielle à la survie d'un parfum et qu'elle le singularise à tout jamais sur le marché. En dépit de son importance, l'IPP reste le fruit d'une création subjective généralement inspirée d'une description verbale du produit qui a pour résultat de dissocier l'évocation visuelle d'un parfum de son odeur véritable et de produire des incohérences olfactives qui viennent diluer l'image de marque des parfums.

À l'instar de Cornu (1990), nous croyons que les publicitaires ne peuvent rester indifférents à la dimension olfactive de l'IPP parce que certaines incohérences entre la forme visuelle et la forme olfactive d'un parfum peuvent nuire à sa promotion et parce que les liens que la référenciation à l'olfactif entretient avec la mémoire représentent un atout de grande valeur pour provoquer rapidement la mémorisation de la signature d'un parfum.

Le chapitre suivant, en plus de démontrer l'existence de cette dimension de l'IPP, fera foi du phénomène d'incohérence sémantique qu'elle peut entraîner.

Références bibliographiques

ACKERMAN, Diane (1991), *Le livre des sens*, Paris, Grasset et Fasquelle, 373 p.
BASSET, Françoise, «Le cartonnage, le flacon, l'étiquette et les autres» dans *Parfums, Cosmétiques, Arômes*, no 71, octobre-novembre 1986.
BASSIRI, T. (1960), *Introduction à l'histoire des parfums*, Paris, Masson.
BRODEUR, France (1992), «Par le bout du nez» dans *Info Presse Communications*, Montréal, avril 92, pp. 76.
CASETTI, Franscesco (1983), «Les yeux dans les yeux» dans *Communications*, n° 38, p. 78-95.
CORNU, Geneviève (1990), *Sémiologie de l'image dans la publicité*, Paris, Les éditions d'Organisation, 158 p.
COURTIER, Ségolène (1996), «De l'intérêt aux limites de l'utilisation des odeurs en marketing», mémoire présenté en vue du diplôme EDHEC (École des hautes études commerciales du nord), Paris, 79 p.
D'ASTOUS, Claude (1989), *À la découverte des parfums*, Montréal, Québec-Amérique.
DELBOURG-DELPHIS, Marylène (1983), *Le sillage dans élégantes, un siècle d'histoire des parfums*, Poitiers, Les éditions J.-C. Lattès, 241 p.
DUBUC, Michelle (1992), *L'odorat*, Montréal, Société pour la promotion de la science et de la technologie, ministère de l'Enseignement supérieur et de la Science, pp. 4-13.
DUCROT, O. et T. TODOROV (1972), *Dictionnaire encyclopédique des sciences du langage*, Paris, Les éditions du Seuil.
GROTHÉ, Y. (1994), «Sur le sillage des parfums» dans *Femme plus*, Montréal, janvier 1994, pp. 52-55.
HELBO, André (1983) *Sémiologie des messages sociaux, du texte à l'image*, Paris, Les éditions Édilio, Collection Médiathèque, 121 p.
LECERF, B. et J. DESMARAIS (1986), «La création d'un parfum de la fleur au flacon» dans *Clin d'Oeil*, avril 1986, pp. 154-161.
LELLOUCHE, R. et Y. KRIEF (1983), «La nouvelle déesse baroque» dans *Autrement*, no 53.
LE MAGNEN, Jacques (1961), *Odeurs et parfums*, Paris, Presses universitaires de France, Que sais-je, 127 p.
LORTIE, Micheline (1989), «Le monde des parfums : la vie» dans *Femme Plus*, août 1989, pp. 57-62.
MEILLEUR, D. (1990), «Le parfum, un art à cultiver» dans *L'Essentiel*, novembre 1990, pp. 36-39.
RIES, Al et Jack TROUT, *Le positionnement : la conquête de l'esprit*, Paris, McGraw-Hill, 1987, p. 6.

ROUDNITSKA, Edmond (1980), *Le parfum*, Paris, Presses universitaires de France, Que sais-je, 127 p.

VETTRAINO-SOULARD, Marie-Claude (1978), *Luxe et publicité*, Paris, Les éditions Retz, 234 p.

Chapitre 2

La vision de l'odeur

Les objectifs de ce chapitre sont, premièrement, de démontrer que l'image publicitaire des parfums (IPP) peut difficilement échapper à la possibilité de véhiculer de l'information olfactive, deuxièmement, de cerner le lieu d'émergence de cette information et, troisièmement, de faire ressortir les risques d'incohérence sémantique entraînée par la référenciation olfactive.

L'image de marque d'un parfum

Tel que précité, la publicité possède une fonction référentielle incontournable. Elle est toujours «faite à propos d'un produit» (Lellouche et Krief, 1983) et cherche à modeler l'image de marque du produit qu'elle promeut (Cossette, 1988).

L'image de marque consiste en «un ensemble d'attitudes, de représentations mentales, de sentiments associés de façon relativement stable dans l'esprit du public à une marque commerciale» (Victoroff, 1970).

Des études de motivation, malgré leur vision étroitement utilitaire, ont permis de mieux comprendre la structure mentale de l'image de marque. On sait, entre autres, que son état peut être conscient ou inconscient, c'est-à-dire que des stéréotypes de marque peuvent se manifester librement sous forme d'opinions exprimées mais qu'ils peuvent également prendre l'allure de sentiments refoulés[1].

Compte tenu de la nature abstraite du parfum qui, en fait, est liée à un sens bien particulier, l'odorat, nous pouvons penser que l'idée olfactive venant alimenter l'image de marque d'un parfum n'est pas forcément consciente, pas plus qu'exprimable. Il s'agit

---

1. Selon P. Guetta, la structure mentale de l'image de marque présente trois particularités : l'ambivalence, la cohérence et un état conscient ou inconscient.

donc d'une pensée difficilement objectivable si on la limite à son état primaire.

Comment dans ce cas saisir cette pensée? Comme le fait remarquer Lévi-Strauss (1964), une pensée peut devenir objective si nous tentons de prendre conscience de sa structure et de son mode d'opération. Pour ce faire, il ne saurait être question de se limiter aux sujets parlants[1], dans ce cas-ci à l'émetteur et au récepteur, qui ne peuvent accéder à ce niveau de façon normale.

Pour saisir la structure et le fonctionnement de l'«idée olfactive», nous devons comprendre comment les annonces de parfums sont pensées par les lecteurs, souvent même à leur insu. Notre objectif n'est donc pas de vérifier l'impact des publicités de parfums dans notre société, ni de savoir ce que les gens en retiennent, pas plus que de retracer les valeurs qu'elles suggèrent, mais bien de comprendre comment se construit la mentalisation d'une odeur à partir de la mobilisation du sens de la vue uniquement ou, dans certains cas, à partir de la mobilisation de deux sens : la vue et l'odorat.

Cependant, il importe d'abord de limiter l'«idée olfactive» à son état premier. C'est pourquoi nous deviendrons nous-mêmes, pour les besoins de ce chapitre, un sujet parlant afin de retracer dans l'image, et non à l'intérieur de la pensée humaine, des traits particuliers au visuel qui peuvent servir de tremplin à l'olfactif.

Si décréter une image de marque et donner à l'information sa conformation s'effectue, comme l'explique Péninou (1972), à partir d'un travail sur le signe graphique, linguistique et iconique du visuel publicitaire, nous pouvons penser que c'est aussi à partir des résultats de ce travail que nous pourrons cerner le lieu d'émergence d'une communication olfactive. Notre première démarche consistera donc à repérer les signes figuratifs, non figuratifs et scripturaires de l'IPP susceptibles d'alimenter la perception olfactive des parfums annoncés.

Il est à noter que, dans le respect des objectifs de ce chapitre, nous n'interrogerons pas le fondement du processus par lequel un

---

1. Lévi-Strauss (1964) précise que certains sujets parlants peuvent exprimer les sens qu'ils produisent mais dans des conditions «anormales», c'est-à-dire qu'ils ne le font pas naturellement.

énoncé publicitaire produit un sens olfactif, bien que nous avancerons parfois quelques pistes intuitives. Notre but est d'étayer un fait qu'il restera à théoriser tout au cours de cet ouvrage.

Quant au type de regard porté sur l'image publicitaire, il n'exige aucun tour de force de l'oeil et n'échappe pas à la subjectivité mais demeure distinct du regard habituel lié à nos activités quotidiennes puisqu'il est attentif, engagé et motivé. Notre regard analytique repose en fait sur deux principes : la possibilité de décrire l'annonce de façon générative sans accéder à l'intention du concepteur et l'impossibilité de prédire toutes ses interprétations.

> (...) il est toujours possible de décrire générativement un texte en l'envisageant du point de vue de ses caractéristiques présumées objectives, tout en admettant dans le même temps que le schéma génératif qui en rend compte ne vise pas pour autant à dégager les intentions de l'auteur.
>
> (...) car la dynamique abstraite à travers laquelle le langage s'ordonne (...) possède ses lois propres et produit du sens indépendamment de la volonté de celui qui l'énonce[1].

C'est dans le cadre de ces limites que nous abordons l'annonce-magazine des parfums.

Par ailleurs, bien que l'image avec échantillon parfumé présente, sur le plan visuel, les mêmes caractéristiques que celle qui en est dépourvue, nous tenons à l'exclure de cette première analyse en raison de sa dimension olfactive évidente.

Après avoir démontré l'inhérence de l'olfactif dans l'IPP, nous mettrons en relief la dilution[2] possible de l'image de marque d'un parfum en citant l'exemple de deux images promotionnelles qui transmettent des concepts olfactifs différents à propos d'un même parfum.

---

1. Eco (1987 : 12).
2. En publicité, on doit doter un produit d'une personnalité bien précise car l'idée que les consommateurs se font de ce produit (image de marque) demeure sa force la plus précieuse (Cossette, 1989). Il faut éviter toute ambiguïté.

Correspondances entre les formes visuelle et olfactive d'un parfum

Cornu (1990) reconnaît que les publicités relatives aux parfums ne sont ni plates et ni inodores et qu'il s'y établit des correspondances olfactives. Elle se pose du même coup la question de savoir si l'on peut tenter d'établir des règles de correspondances dans cette sorte de communication pour éviter au publicitaire d'avoir à choisir entre des centaines de pistes olfactives proposées par les créateurs de parfums.

En accord avec les propos de cette auteure qui prétend que ces correspondances ne peuvent s'installer que «par l'intermédiaire des images mentales dont la richesse et la valeur dépendent de la culture, de la sensibilité, des souvenirs», nous croyons que ces correspondances, bien qu'établies de façon individuelle par chaque lecteur, prennent racine dans le principe social. Conséquemment, l'image publicitaire des parfums porterait, en plus des messages conscients et inconscients où s'expriment les tendances de notre époque, des messages reliés à la sensibilité olfactive de notre société. Partant, nous avons tenté de retracer dans les annonces de notre corpus les signes culturellement disposés à faire naître certains renvois olfactifs.

Après avoir examiné les 300 annonces du corpus, nous avons retenu le nom et la griffe du parfum, le flacon, les personnages, les décors et l'argumentaire. Par ailleurs, si le langage descriptif utilisé dans ce travail paraît vague et beaucoup trop imagé pour parler des qualités intrinsèques d'un parfum, rappelons qu'il reprend exactement les termes traditionnels de la parfumerie, termes empruntés au vocabulaire de la musique, des arts et à d'autres domaines liés à la sensation[1]. Bien qu'il recouvre des images mentales totalement subjectives, il respecte un principe de généralité en se limitant à la description des cinq concepts olfactifs généraux reconnus par le monde de la parfumerie.

---

1. Comme l'explique Cornu (1990), c'est ce même langage qu'utilisent les publicitaires pour décrire les parfums.

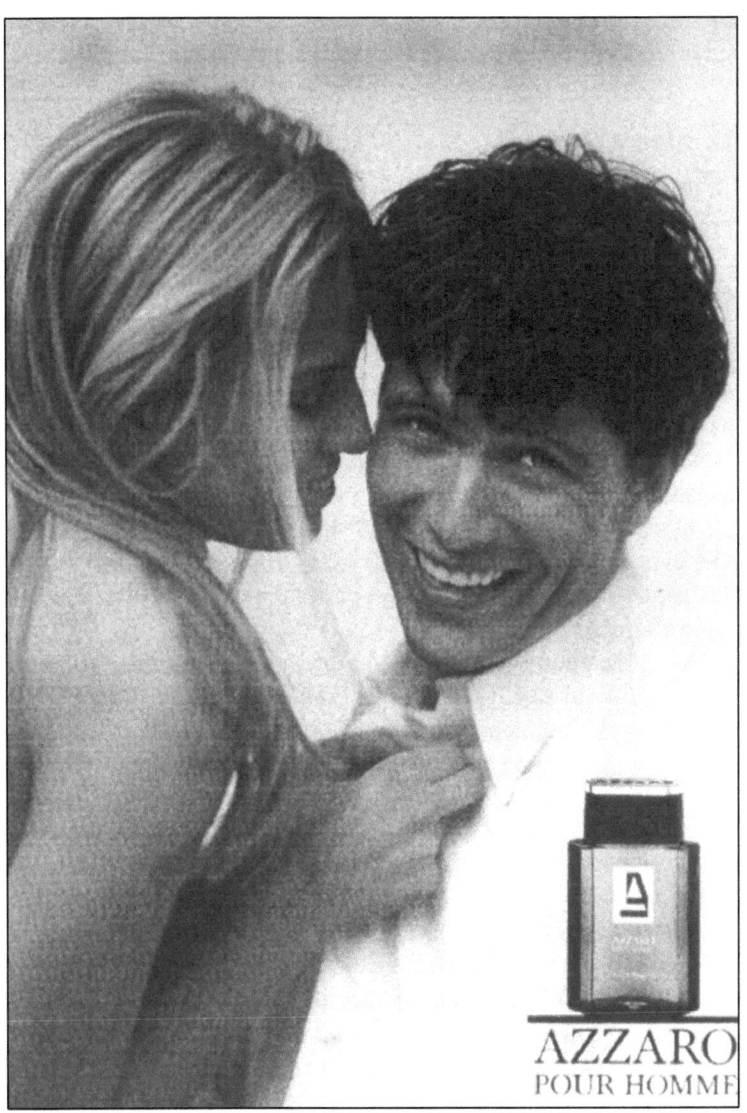

Figure 2.1 Publicité *Azzaro* de Loris Azzaro

De plus en plus souvent, le nom d'un parfum se réduit à celui de son créateur. Cette pratique touche plus particulièrement les parfums pour homme. Pour qui connaît la mode et/ou le parfum, la griffe constitue un indice suffisant pour soutenir un concept olfactif.

Le nom du parfum

Certains parfums portent des noms qui décrivent l'odeur proposée. C'est le cas de *Narcisse* de Chloé, *Vanilla Fields* de Coty et de *Gardenia-Passion* d'Annick Goutal. Dans ces cas, on constate une référence à un concept olfactif précis.

Plus indirectement, des noms choisis pour leurs fonctions peuvent suggérer ou nier certains types d'odeur. Nous pensons, entre autres, à *360°* de Perry Ellis qu'on associerait plus volontiers à un parfum étourdissant (qui fait tourner les têtes... ou tout simplement la nôtre!), de type floral ou ambré, qu'à un parfum aux notes plus fraîches, du genre fougère.

Les noms de parfums inspirés de prénoms peuvent aussi jouer un rôle évocateur sur le plan olfactif. Ainsi, *Loulou* de Cacharel a plus de chance d'être perçu comme un parfum jeune, frais et délicat que *Diva* d'Ungaro.

Même les noms de parfums qui proposent des situations ont le pouvoir d'induire un sens olfactif. Prenons le cas de *Paris* d'Yves Saint-Laurent, qui suppose assez facilement des notes prononcées, et celui de *Safari* de Ralph Lauren, qui suggère plutôt des notes exotiques et discrètes ne risquant pas d'ameuter toute une colonie d'insectes africains!

Elisabeth Arden disait «*Remember the name, you will never forget the fragrance*». Il est vrai que dans plusieurs cas, le nom évoque la fragrance. *Fragrant Jewels* s'impose comme extravagant, *Kimono* comme mystérieux et inédit, *Fendi* à l'image de la femme italienne, *Cool Water* comme l'odeur du «fraîchement lavé». Mais attention, si le nom véhicule souvent du sens olfactif, celui-ci n'est pas forcément fidèle aux notes odoriférantes réelles du parfum.

Tel que précisé dans le chapitre précédent, la première stratégie publicitaire réside dans le nom, lequel segmente le marché. Dans ce domaine, la magie s'est emparée du marketing. Il semble n'exister aucune limite à l'audace et à la créativité des noms développés. À eux seuls, les noms de parfums constituent une librairie imaginaire incroyable, au point que les parfumeurs se heurtent de plus en plus à des barrières juridico-linguistiques. En effet, il ne reste presque aucun nom disponible «associable» au parfum, car en plus de la quantité de parfums en circulation, la plupart des fabricants ont bloqué le marché en enregistrant, comme marques de commerce, des centaines, voire des milliers de noms (Viard Godin, 1991).

Pour pallier cet inconvénient, les créateurs ont donc désormais recours à des noms inusités (*C'est la vie!* de Christian Lacroix), parfois même très risqués (*Poison* de Dior). On invente d'ailleurs de plus en plus de noms par ordinateur (*Ysatis* de Givenchy). Si le nom n'évoque plus avec évidence la fragrance ou, à tout le moins, une fragrance, il n'en demeure pas moins porteur de sens olfactif. *C'est la vie!* renvoie à la vivacité, *Poison* à l'audace et *Ysatis* à l'exotisme.

Il arrive de plus en plus que l'on choisisse de réduire le nom du parfum à celui ou à celle qui le produit : Mlle Ricci, Calvin Klein, Miss Dior, Lauren. La griffe et le nom du parfum se confondent alors. Cette pratique touche plus particulièrement les parfums pour homme : *Azzaro* pour homme, *Hermès* pour homme, *Armani* pour homme, *Chanel* pour homme, *Ungaro* pour homme, *Monsieur Lanvin*, *Y* de Yves Saint Laurent, *Patou* de Jean Patou, etc.

Pour qui connaît la mode ou le parfum, certaines références olfactives peuvent être établies. Ainsi la griffe de la maison *Jean Patou*, reconnue comme produisant les parfums les plus chers au monde, peut constituer pour un public averti, un indice largement suffisant pour soutenir un concept olfactif haut de gamme, un concept créé pour ceux qui ont les moyens de ne pas passer inaperçus!

La griffe du producteur

De plus en plus de couturiers, de vedettes, de designers et même de bijoutiers lancent sur le marché un parfum portant leur signature. C'est le cas, par exemple, de la maison italienne Benetton. Spécialisée dans le vêtement de sport, Benetton a pris soin de rattacher sa gamme de produits parfumés à l'image qui la caractérise aujourd'hui, soit sa position face à l'unification de tous les pays du monde exprimée à travers le thème des couleurs unies. La réputation internationale de Benetton n'est plus à faire. Elle repose sur la jeunesse, l'ouverture d'esprit, la tolérance et, depuis quelques années, sur la prétendue conscience sociale qui fait l'objet de tant de publicités controversées[1]. Compte tenu de la notoriété de l'image de marque de Benetton, on peut penser que sa griffe renforce la perception d'odeurs simples et universelles des parfums *Colors* et *Tribù* qu'elle produit.

Notons toutefois que la vision planétaire de Benetton reste une exception au contenu de l'image de marque d'un parfum. En effet, la griffe est habituellement associée à un style de personnalité, de design, de ligne vestimentaire ou d'accessoires facilement identifiables. C'est le cas de *Laura Ashley*, signature d'une grande designer britannique qui a relancé le style victorien et qui voit maintenant son nom uni à la parfumerie contemporaine. Les habitués de la mode ou de la décoration associeront d'emblée la griffe *Laura Ashley* à du haut de gamme empreint de romantique et abondamment fleuri, qui différencie les tissus, les papiers peints et les vêtements portant cette signature. Pouvons-nous douter que *No 1 Laura Ashley*, présenté dans un flacon victorien aux appliqués fleuris, puisse évoquer davantage un concept olfactif aux notes florales qu'un concept aux accents verts ou épicés?

Il peut paraître relativement facile d'assimiler une odeur à une griffe lorsque le concept floral fait partie de sa propre identité. Mais qu'en est-il d'une signature qui ne présente aucune affinité avec l'odorat?

Prenons l'exemple de la maison Boucheron spécialisée dans la création de bijoux de grand luxe depuis plus d'un siècle. Cette griffe ne se rattache-t-elle pas à un parfum étincelant comme un bijou qui convient à celles qui aiment le faste, la somptuosité et la qualité? Pourrait-on imaginer un parfum signé *Boucheron* en soliflore[2] ou en un fougère? Difficilement.

En tout état de cause, il est permis de croire que la mentalisation d'un parfum puisse difficilement se soustraire à l'image d'une signature.

---

1. P. ex., dans la revue *Info Presse Communications* (mai 1992), un article intitulé «Controverses» informe d'une décision du Conseil des normes de la publicité de ne pas recommander la publication au Canada d'une annonce Benetton montrant un jeune homme mourant du sida.
2. Une seule note florale.

Le flacon

«De nos jours, le choix du flacon fait l'objet d'autant de soin que celui du nom du parfum» (Vettraino-Soulard, 1990). Depuis le succès de François Coty, qui fut le premier à se servir du flacon comme élément de vente et qui demanda à des artistes d'en faire la création, le flacon est devenu l'identification visuelle du parfum, son logotype. En fait, le design du flacon évoque la personnalité du parfum. Quelques exemples : le flacon de *Boucheron* en forme de bague au cabochon bleu saphir rappelle un joyau précieux; celui de *Panthère* de Cartier profile deux formes félines évoquant ainsi la femme fatale ancrée dans le stéréotype de la tigresse; celui de *Mackie* de Bob Mackie prend l'aspect d'un atomiseur en cristal orné d'un cordonnet terminé par un gland et symbolise parfaitement l'esthétique mondaine traditionnelle.

Les nouvelles technologies permettent de marier les matières et d'obtenir des flacons des plus excentriques allant du pied-de-poule classique de *Miss Dior* de Dior à la sculpture moderne de *Paloma Picasso* de Paloma Picasso, la fille du célèbre peintre.

Simple ou extravagant, le flacon se veut l'explication visuelle du parfum. Il revêt une importance capitale sur le plan olfactif, puisqu'il est le premier représentant du jus qu'il contient. L'alchimiste renommé Roudnitska (1980) dira que «la forme olfactive d'un parfum est affectée heureusement ou fâcheusement par la forme plastique du flacon».

La popularité de *L'Air du Temps* de Nina Ricci ne doit-elle pas une part de son succès à son contenant? Créé par le légendaire René Lalique, le flacon au bouchon en pâte de verre représentant deux colombes qui échangent un baiser évoque, aujourd'hui encore, la légèreté d'un parfum des plus romantiques.

Malgré tous les efforts investis dans la création du flacon, il arrive que la forme établisse un rapport douteux soit avec le nom, soit avec le concept olfactif du parfum.

Un exemple nous est donné avec *K* de Krizia, classé comme un fleuri boisé fruité[1], qui est présenté dans une bouteille moderne,

---

1. Tel que classé par la Société technique des Parfumeurs de France.

opaque, de couleur noir et blanc, laquelle affiche avec sobriété une typographie stylisée, sans sérifs et de couleur or. Il ne s'agit pas ici de critiquer l'esthétique du flacon qui, somme toute, est assez raffinée, ni d'évaluer les avantages et les inconvénients d'exploiter la mise en image du parfum, mais plutôt de rendre compte d'une dichotomie entre les formes olfactive et visuelle. Ici, le flacon ne reflète en rien l'arôme boisé et sucré du jus qu'il contient. Il ne s'identifie pas non plus à la femme romantique à qui s'adresse habituellement ce genre de parfum.

Le flacon, c'est ce qui distingue un parfum. D'ailleurs, «beaucoup de publicités jouent sur la beauté du flacon qu'elles présentent comme objet d'art et même comme objet de collection» (Cornu, 1990). Même si ces publicités n'insistent pas sur les qualités intrinsèques du parfum, pas plus que sur la personnalité des utilisateurs, elles projettent malgré tout certains types d'odeurs. Ainsi, le flacon du parfum *No 5* de Chanel qui fait maintenant partie de la collection du *Metropolitan Museum* de New York, respecte, par ses formes épurées et la rigueur de son étiquette, le chic irréprochable et l'élégance intemporelle des célèbres créations de Coco Chanel. Il ne peut renvoyer qu'à des notes odoriférantes classiques, ce qui élimine les notes ambrées et chyprées trop prononcées, les cuirs et les fougères.

Par ailleurs, sur l'ensemble du corpus analysé, certaines régularités caractérisent les flacons de parfums féminins et masculins. La forme des flacons de parfums féminins a tendance à être figurative, plus ronde et moins longiligne que celle des flacons de parfums masculins. Cette observation rejoint de nombreux écrits se rapportant à la symbolique des lignes et des formes à savoir que le cercle est doux, sensuel, féminin, le carré est dur, sec, froid, masculin ou encore que la verticalité, associée aux formes phalliques, est masculine, tandis que l'horizontalité, associée à la passivité, est féminine (Kandinsky, 1926).

Nous remarquons qu'il existe à l'intérieur de chaque catégorie, c'est-à-dire entre parfums féminins et entre parfums masculins, une manifestation singulière de ce phénomène.

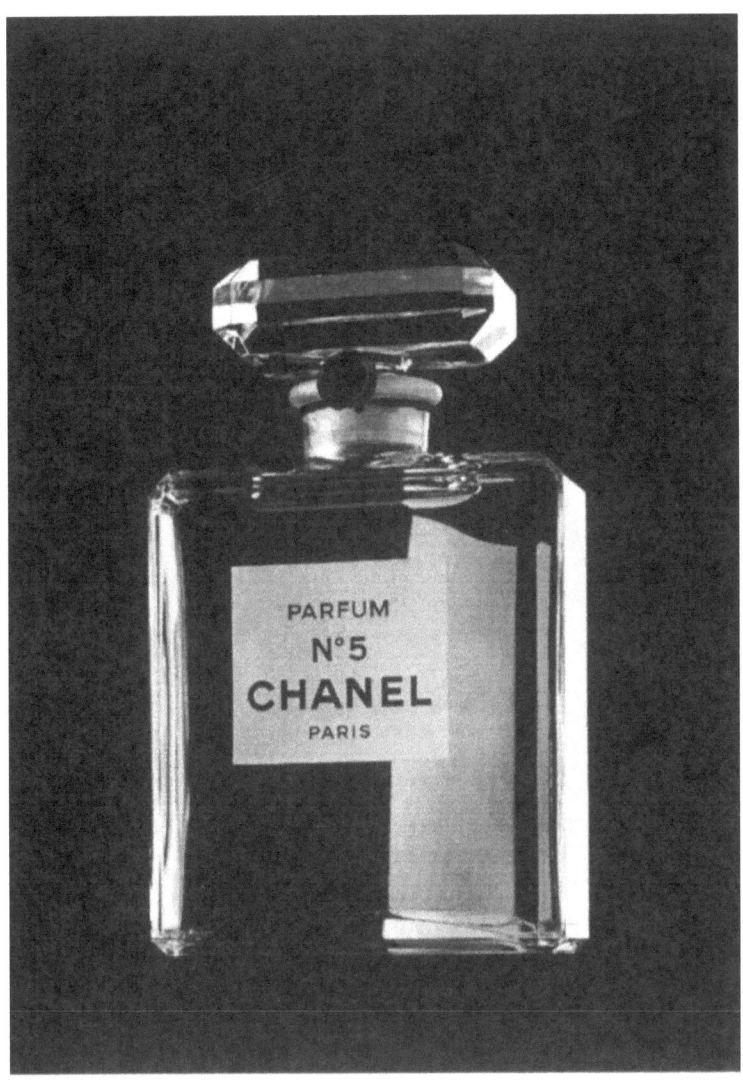

Figure 2.2 Flacon *No 5* de Chanel

Le flacon, c'est ce qui distingue un parfum. Celui de *No 5* de Chanel respecte, par ses formes épurées et la rigueur de son étiquette, le chic irréprochable et l'élégance intemporelle des célèbres créations de Coco Chanel. Il fait maintenant partie de la collection du *Metropolitan Museum* de New York.

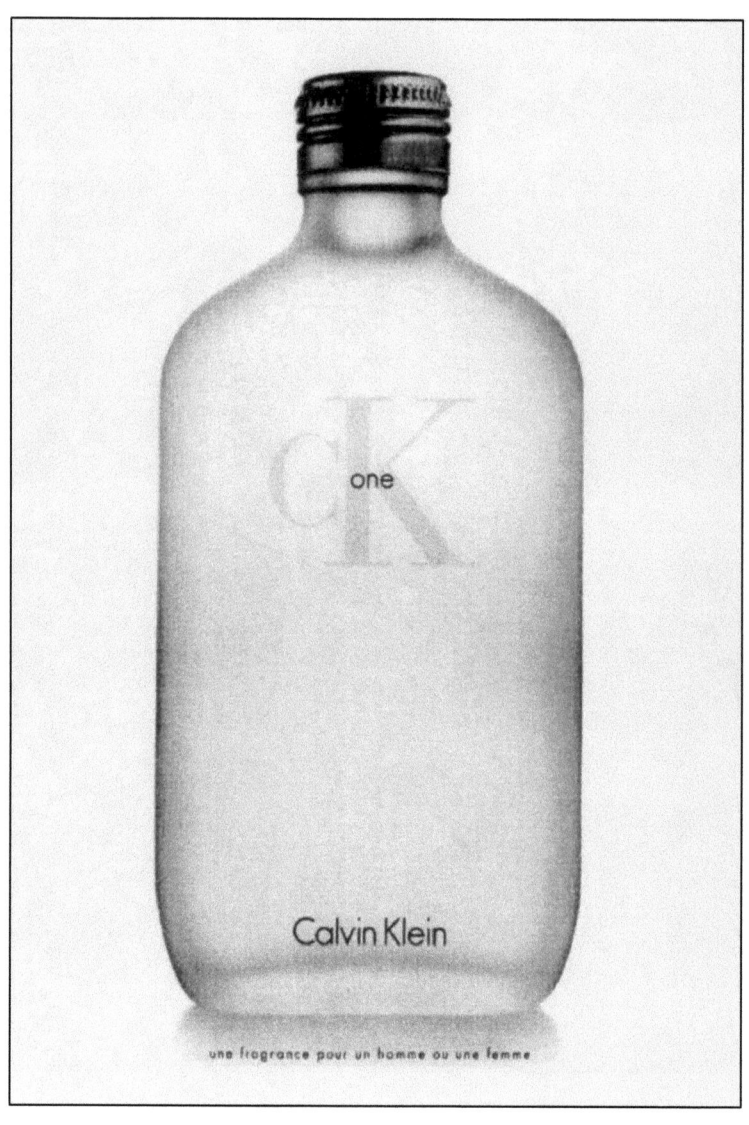

Figure 2.3 Publicité pour *cK one* de Calvin Klein

Le flacon du parfum unisexe *cK one* allie le design allongé du flaconnage pour homme à la forme arrondie des parfums féminins.

Pour les parfums féminins, les flacons sont habituellement plus arrondis lorsque le parfum est rattaché à la féminité extrême[1], et plus rectangulaires lorsque l'odeur proposée se fait discrète et plus près des parfums masculins[2].

À l'inverse, les parfums pour homme qui se rapprochent des parfums féminins se retrouvent dans des flacons plus arrondis. C'est le cas, notamment, de *Insensé* de Givenchy et de *Minotaure* de Paloma Picasso dont les concepts olfactifs osent s'afficher comme non conventionnels.

Quant aux parfums unisexes, nous ne pouvons attester d'une constance dans les formes puisque notre corpus n'en compte qu'un seul, *cK one* de Calvin Klein. Cependant, il est intéressant de souligner que son flacon allie des formes allongées et arrondies.

Il semble exister une corrélation entre la forme et la représentation des odeurs. Le rond est davantage utilisé pour les notes poudrées, vanillées, ambrées et fleuries alors que le carré l'est plus souvent pour les notes chyprées, boisées et fruitées.

D'autres variables plastiques du flacon, telles la couleur et la texture, peuvent sûrement entraîner des estimations perceptives d'ordre olfactif. Il suffit de penser aux nombreux travaux de Cheskin (1971) et de Déribéré (1969) qui ont permis de reconnaître la valeur suggestive des couleurs dans la publicité, entre autres en ce qui a trait au goût et à l'odorat. Dans le respect des limites de ce livre, nous nous dispensons de reprendre ces résultats et nous renvoyons plutôt le lecteur à la section qui traite du contexte de l'image.

Les personnages (les protagonistes de l'énoncé)

Que la publicité des parfums exploite les clichés de l'amour, du plaisir, de la réussite sociale, du vedettariat, du voyage, de l'exotisme ou encore de l'élégance parisienne, l'utilisateur de la fragrance annoncée y est toujours présent. Même dans les annonces qui ne

---

1. P. ex., *Anaïs Anaïs*, *Paloma Picasso*, *Chantilly*, *Diva*, *Dune*, *Escada* et *Fragrant Jewels*.
2. P. ex., *Calandre* «parfum d'une femme secrète», *Realities* dont la promotion insiste sur la qualité du quotidien et *Métal* «parfum d'une femme lumière».

montrent aucun personnage ou partie de personnage, l'identification d'un type de personnalité est facilement reconnaissable soit par le nom évocateur du parfum et/ou par la forme suggestive du flacon, soit par la mise en scène du parfum, comme nous le montrerons plus loin.

L'association d'un concept olfactif à un type de personnalité fait partie de notre expérience culturelle. Une citation retenue par Fisette (1990) pour illustrer le plus bel exemple d'un rapport de signification se lit comme suit :

> Le parfum favori d'une femme me semble en quelque façon concorder avec celui de son être spirituel. Si elle n'en emploie aucun, sa nature manquera de parfum. Si elle utilise la violette, elle en aura la finesse et la délicatesse (...). Il doit certainement y avoir quelque subtile ressemblance entre l'odeur et l'impression que j'ai de la nature d'une femme[1].

Notre banque d'images a révélé quatre types de personnalités tant chez les femmes que chez les hommes. Il s'agit des types sensuel, de grand standing, romantique et excentrique. Ces stéréotypes s'expriment différemment suivant le sexe du personnage et en ce qui concerne la promotion des parfums féminins, semblent renvoyer plus facilement à un concept olfactif distinct. Afin de mieux illustrer le phénomène, nous proposons une description de ce qui singularise chacune de ces personnalités dans l'image.

Le personnage sensuel

Dans l'annonce-magazine du parfum *Guess* de Georges Marciano, nous avons l'exemple de la femme voluptueuse. Elle est ici personnifiée par le célèbre mannequin Claudia Schiffer. La chevelure défaite, les lèvres entr'ouvertes, les épaules dénudées, cette femme renvoie à une sensualité presque érotique. Vêtue d'un bustier de dentelle noir, accessoire fétiche de la femme lascive qui valorise la partie du corps féminin la plus appréciée des Occidentaux (Swerdloff, 1975), ce personnage renvoie à des odeurs charnelles, fortes et enivrantes qui laissent deviner que le parfum *Guess* n'a rien

---

1. Charles S. Peirce, *Collected Papers* (1.313).

à voir avec l'odeur du grand air, de la lavande et du citron. Il se dit ni timide ni rafraîchissant, bien au contraire.

La porte-drapeau du parfum *Guess* résume bien l'image de la femme sensuelle des publicités de parfums. En examinant l'ensemble du corpus, nous remarquons que la femme sensuelle affiche souvent un regard directement dirigé vers le lecteur, un «regard-je» défini par Carontini (1986) comme une marque d'adresse pure. Ce regard cristallise bien le comportement séducteur de ce type de personnalité. Ses lèvres, presque toujours entr'ouvertes, viennent accentuer la sensualité et le désir de rapprochement. Sa position est rarement figée. La femme sensuelle est habituellement photographiée en gros plan. Carontini nous dit que la grosseur du plan constitue la variable principale de la relation proxémique entre le spectateur et ce qu'il voit dans l'image. Selon lui, au plan rapproché[1] correspondrait la distance intime. Cette distance intime, définie par Hall (1971) à partir de données éthologiques, permettrait aux «interactants» de percevoir leur odeur ainsi que leur haleine. Selon Hall, une telle distance privilégierait une relation tactile et odorante plutôt qu'une relation visuelle. Nous pouvons alors penser qu'elle puisse favoriser la perception d'odeurs plus intenses chez le lecteur.

La femme sensuelle personnifie, entre autres, les parfums *Lutèce* de Houbigant, *Opium* d'Yves Saint-Laurent et *Passion* d'Elizabeth Taylor.

Pour sa part, l'homme sensuel inspire moins les créateurs de publicités de parfums masculins. Contrairement à la femme sensuelle, il ne sollicite jamais directement le lecteur. En fait, l'homme sensuel est regardé. Il invite au spectacle. Suivant les termes de Carontini (1986)[2], on peut parler ici de la troisième catégorie de personne pouvant assumer deux statuts différents. Par exemple, dans la publicité du parfum *Halston* de *Lord and Taylor*, où la célèbre mannequin Cindy Crawford présente son type d'homme, il s'agit d'un «il oppositionnel» défini comme le «ce dont

---

1. «Le plan rapproché prend le buste des acteurs, attire l'attention sur les motifs de leur action, sur leur psychologie.» (Carontini, 1986).
2. Les «catégories de personnes» avancées par Carontini s'appuient sur celles de Jakobson.

le destinateur parle». Dans la publicité du parfum *Cool Water* de Davidoff, il s'agit plutôt d'un «il non oppositionnel» qui «vient effacer les traces de l'énonciation en laissant les événements se raconter eux-mêmes». Là, l'homme sensuel se laisse caresser par le clapotis des vagues. Nu, allongé au bord de la mer, il se laisse désirer par le lecteur qui se transforme presque en voyeur.

On remarque que les deux personnages véhiculent des concepts olfactifs totalement différents, ce qui ne saurait être le cas de la femme sensuelle qui renvoie toujours au même genre d'odeur.

Le personnage de grand standing

La publicité du parfum *No 5* de Chanel est un bon exemple d'un positionnement fondé sur la personnalité féminine du type grand standing. Depuis sa création en 1921, *No 5* de Chanel a toujours exploité la notoriété et le prestige de la griffe. Il n'est donc pas étonnant que sa promotion soit restée traditionnelle en s'associant toujours à une femme classique, réservée et de bon goût.

La toute dernière ambassadrice de *No 5* de Chanel est l'actrice et ex-mannequin française, Carole Bouquet. On la retrouve d'abord en tenue de soirée haute couture, bracelet-montre Cartier au poignet, perles aux oreilles, maquillage discret et affichant un sourire fermé digne de retenue et de distanciation sociale.

Cette image de femme élégante et racée inspire une odeur de parfum ni trop forte, ni trop effacée, une odeur qui répond à la personnalité évoquée, c'est-à-dire réservée tout en ne passant pas inaperçue. Puis, dans une toute dernière publicité, c'est une Carole Bouquet à l'allure espiègle qui vient rajeunir l'image de marque de *No 5* de Chanel.

Même si la gestuelle s'oppose au statisme et aux bonnes manières de la femme de grand standing, elle affiche malgré tout les marques de la distinction : un regard évitant celui du lecteur, un sourire fermé, un maquillage et une coiffure de bon goût. À ces signes de raffinement, s'ajoutent ceux exprimés par le caractère artistique du portrait, soit une photographie en noir et blanc réalisée sur pellicule à grains sensibles.

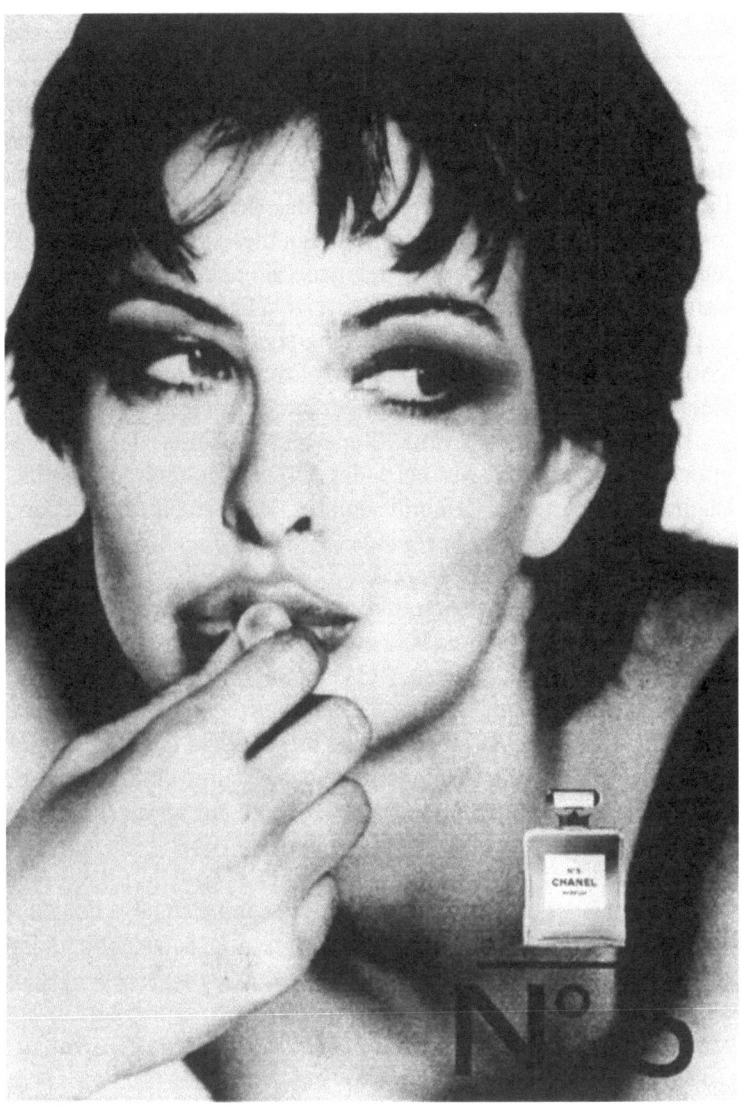

Fig. 2.4 Publicité pour *No 5* de Chanel

Même si la gestuelle de Carole Bouquet s'oppose au statisme et aux bonnes manières de la femme de grande classe qu'elle représente, elle affiche malgré tout les marques de la distinction : un regard évitant celui du lecteur, un sourire fermé, un maquillage et une coiffure de bon goût. À ces signes de raffinement, s'ajoutent ceux exprimés par le caractère artistique du portrait, soit une photographie en noir et blanc réalisée sur pellicule à grains sensibles.

D'autres images de femmes du type grand standing suggèrent des parfums beaucoup plus prononcés. C'est le cas de Paloma Picasso qui annonce son propre parfum. Une récente publicité la montre en gros plan (voir fig. 8.1), maquillée et coiffée avec style, toute de rouge vêtue, portant des gants de soirée et une bague à l'annulaire. Paloma Picasso représente ici la femme qui aime le luxe, et pour qui l'apparence reflète le rang social. Il est donc aisé d'y associer une odeur capiteuse, d'autant plus que la distance intime qui s'établit entre elle et le lecteur en accentue l'intensité.

La plupart du temps vêtue d'une robe de soirée, la femme de grande classe renvoie surtout à des effluves poudrés et vanillés, lesquels font partie de la famille ambrée. Elle personnifie plusieurs parfums dont *Amarige, C'est la vie!, Fendi, Il Bacio, Joy, Oscar de la Renta, Shalimar* et *Scherrer 2*.

Quant à l'homme de grand standing, on le retrouve, au hasard, en train de jouer au polo dans la publicité du parfum *Polo* de Ralph Lauren, aux côtés de sa Rolls Royce corniche dans celle de *Gucci Nobile* de Gucci et en homme élégant dans celle de *Monsieur de Givenchy*. L'homme de grande classe respecte une distance sociale[1] avec le lecteur. Le plan éloigné le démarque ainsi de la femme de grand luxe qui s'accommode très bien d'une distance plus intime avec le destinataire. L'odeur qu'il dégage se fait donc beaucoup plus discrète.

Fort prisé des publicitaires, l'homme de grande classe constitue l'ambassadeur idéal pour marier la virilité à la parfumerie. Il est sportif (que des sports nobles évidemment!), cadre supérieur et riche (reflet d'une réussite sociale). Il personnifie, entre autres, les parfums *Grey Flannel, Drakkar noir, Héritage, Monsieur de Givenchy, Paco Rabanne pour homme* et *Polo*.

Les correspondances olfactives suggérées par l'homme racé varient suivant l'activité qui l'identifie. Par exemple, on aura tendance à associer une note plus corsée, telle que le musc, à

---

1. La distance sociale définie par Hall (1971) est celle où les «inter-actants» sont au-delà du pouvoir sur autrui, où le contact corporel n'est plus possible. Carontini (1986) précise que cette distance garantit le minimum de caractère officiel nécessaire aux rapports professionnels et sociaux.

l'homme d'affaires (qui travaille à l'intérieur) et le boisé ou le fruité au sportif (qui se détend à l'extérieur).

Le personnage romantique

Si les images de la femme sensuelle et de la femme de grande classe renvoient à des odeurs vigoureuses, chaudes et piquantes, celle de la romantique exploite plutôt les odeurs délicates. À titre d'exemple, dans la publicité pour *Anaïs Anaïs* de Cacharel, on la retrouve, dans le style photographique de David Hamilton[1], entourée d'un décor portant à la rêverie (voir fig. 2.7).

La femme romantique est songeuse, troublée, émue ou triste. Elle sourit peu et évite de regarder le lecteur. L'éloignement entre la femme romantique et le lecteur est souvent renchéri par un filtre optique qui prend l'aspect d'un voile, d'une brume ou d'un flou artistique. Cette stratégie entraîne plusieurs effets persuasifs dont ceux de créer une ambiance mystérieuse propre au concept romantique et d'adoucir les traits physiques du personnage accentuant ainsi la jeunesse assimilée aux élans incontrôlés et passionnés du comportement romanesque. Finalement, cette manipulation visuelle atténue la proximité entre celle qui porte déjà le parfum (personnage de l'image) et celle qui y est invitée (la lectrice). Nous pouvons penser que cette sorte de «mise en image» constitue un paramètre significatif en matière d'énonciation puisqu'elle empêche, d'une certaine façon, le parfum de s'exprimer brutalement.

Pour sa part, l'homme romantique des publicités de parfums masculins, c'est l'homme amoureux présenté en couple (*Escape*), le bon père de famille (*Eternity*), le séducteur timide (*Preferred Stock* ou *Azzaro*), le penseur (*Fahrenheit*). Alors que la femme romantique, entourée de mystères et de discrétion, tend à éviter le regard du lecteur, l'homme romantique convie plutôt à partager ses secrets.

Il faut savoir que les publicités de parfums pour homme s'adressent surtout à des femmes, puisque 76% des produits parfumants masculins sont achetés par des femmes (Vettraino-

---

1. Les premières photographies pour *Anaïs Anaïs* ont été prises par David Hamilton. Par la suite, Sarah Moon en a repris le style et Satoshi Saikusa, renouvelé l'image.

Soulard, 1990). Dès lors, on ne sera pas surpris de retrouver l'homme romantique en position d'oiseau de proie avec des titres comme «Pour les hommes qui aiment les femmes qui aiment les hommes» (*Azzaro*) ou comme «Un nouveau parfum pour l'homme de choix» (*Preferred Stock*). Pas étonnant non plus que l'homme sensuel soit exhibé comme un objet de désir et qu'il tienne le rôle du «chassé» plutôt que celui du «chasseur»[1].

À l'égard des odeurs, les rôles attribués aux personnages de l'image ne sont pas sans conséquences sur l'explication visuelle du parfum. Il ne faut pas oublier que l'odorat est un instrument de capture, une technique de piégeage comme disait Jean-Jacques Rousseau, et qu'il fait partie du jeu de la séduction. Aussi, le regard perçant de la sensuelle et le regard détourné du sensuel ont leurs raisons d'être.

Des études éthologiques ont démontré que la majorité des animaux produisent des messages chimiques odorants et que ce sont habituellement les femelles qui secrètent des phéromones et qui attirent les mâles. Certains chercheurs reconnaissent la production de phéromones chez les humains. Ils prétendent que ces phéromones se retrouvent en plus grande quantité chez la femme, entre autres, sous les aisselles et dans l'urine. Selon eux, ces phéromones avaient à l'origine la fonction de signifier au partenaire masculin la période de fécondité. Si l'on s'en tient aux rôles prescrits par la nature, l'image d'une femme devrait éveiller davantage l'imaginaire olfactif que celle d'un homme.

Comme le rappelle la sexologue Janet Hopson (1979), la littérature masculine est obsédée par l'odeur des femmes. Elle cite Émile Zola, Charles Beaudelaire, Tolstoy. En s'appuyant sur la thèse de différents chercheurs qui ont tenté de comprendre pourquoi il en était ainsi, Hopson avance deux explications à cet intérêt marqué des hommes pour l'odeur des femmes. Premièrement, par leur statut de chasseur dans la relation amoureuse, les hommes ont pris l'habitude de choisir. Ils ont développé des préférences olfactives et ils en parlent. Deuxièmement, les hommes auraient, de par leur nature

---

1. Terminologie empruntée à Jean-Jacques Rousseau (1762) qui considérait le parfum des femmes comme une arme redoutable pour «chasser».

même de reproducteur, une fixation sur une portion très spécifique de l'anatomie féminine, une portion particulièrement odorante.

Cela dit, on peut avancer l'hypothèse que plus le non verbal du personnage domine le jeu de la séduction, c'est-à-dire commande l'attrait sexuel, plus il renvoie à des odeurs fortes. Ceci expliquerait, en partie, que la sensuelle véhicule des odeurs plus relevées que la romantique, ou que les personnages masculins, souvent exploités en situation de capture, inspirent plus difficilement des notes odorantes.

Quoi qu'il en soit, lorsqu'il s'agit de se faire une idée d'un parfum à partir de la représentation de son utilisateur, il est beaucoup plus facile de nuancer nos perceptions olfactives s'il s'agit d'un parfum féminin. Le manque d'expérience dû à la nouveauté de la pratique esthétique masculine de se parfumer, ainsi que la tendance des fragrances pour homme à être beaucoup plus homogènes[1] rendent les distinctions compliquées.

Le personnage excentrique

La dernière catégorie de personnalité exploitée par l'IPP est le type excentrique. Des quatre personnalités retenues, l'excentrique est le moins populaire. Tant du côté des hommes que des femmes, il oblige les publicitaires à sortir des sentiers battus en défiant «une des valeurs dominantes de la publicité des produits de luxe, la tradition» (Vettraino-Soulard, 1978).

Ce choix stratégique semble être guidé par la marginalité du parfum ou de la clientèle visée.

Du côté des parfums féminins, c'est la marginalité de la clientèle qui paraît motiver les publicitaires. À titre d'exemples, l'excentrique personnalise *Joy* de Jean Patou, le parfum le plus cher au monde, et *ex'cla-ma'tion* de Coty, une fragrance spécialement conçue pour les adolescentes.

Du point de vue de la gestuelle, on reconnaît l'excentrique à son allure anticonformiste, souvent moqueuse et débordante de vitalité. Elle sourit exagérément et son regard audacieux, un «regard-je», fixe

---

1. À titre d'exemple : dans un article intitulé «L'homme et les parfums» (*Clin d'Oeil*, avril 1983), le mot «boisé» fait partie de la description de 17 parfums sur 23, le mot «vétiver» de la description des six autres.

habituellement le lecteur. Par son dynamisme, sa spontanéité et sa joie de vivre, la femme excentrique suggère des parfums nerveux, éclatants et surprenants.

Du côté des parfums masculins, le recours à l'excentrique semble nouveau. Les deux seuls exemples de notre corpus sont récents. Ils datent de 1993 et de 1994. À la différence des parfums féminins, ce choix de personnage paraît davantage lié à la marginalité de l'odeur proposée qu'à celle de la clientèle visée.

Le premier exemple est celui de *Joop!*, un parfum au flacon translucide qui laisse voir un jus rose. Son image promotionnelle montre un jeune homme (catégorie de personne «il non oppositionnel»), en tenue de ville essayant de s'envoler comme un oiseau.

Le deuxième exemple est celui du parfum *Insensé* de Givenchy où, photographié en bougé contrôlé, un homme élégant et classique, la tête renversée et la gestuelle nerveuse, éclate de rire. Son regard évite celui du lecteur mais ne lui est pas indifférent (catégorie de personne «il oppositionnel»). Le rédactionnel vient confirmer qu'il a perdu la tête. Il faut savoir que *Insensé* innove en matière de parfumerie masculine en proposant des notes beaucoup plus proches des fragrances féminines.

Le tableau 2.1 résume les caractéristiques tendancielles des personnages féminins dans les publicités de parfums pour femme et celles des personnages masculins dans les publicités de parfums pour homme. Il indique également le renvoi olfactif privilégié par ces marques visuelles. Le tableau 2.2 permet de mieux différencier les types de distances qui y sont énoncées.

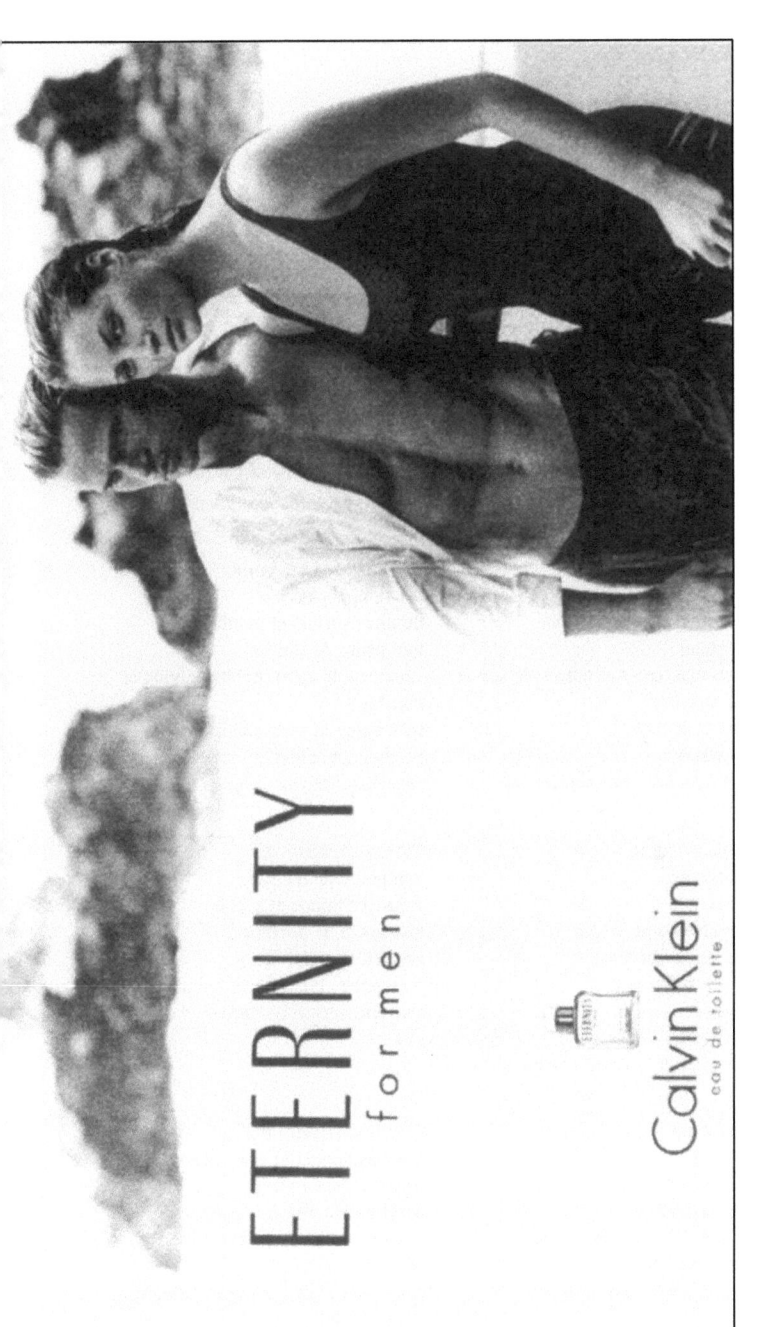

Figure 2.5 Publicité pour *Eternity pour homme* de Calvin Klein

L'homme romantique est personnifié par l'amoureux présenté en couple (publicité *Eternity for men*) ou le séducteur timide (publicité *Azzaro* — fig. 2.1).

Tableau 2.1
Langage non verbal et correspondances olfactives

Parfums féminins Personnages féminins	Parfums masculins Personnages masculins
TYPE SENSUEL regard-je (langoureux) distance intime lèvres entr'ouvertes position verticale de face exploitation de la nudité *concept olfactif : ambré*	TYPE SENSUEL il non oppositionnel (yeux fermés) distance personnelle bouche fermée position horizontale de profil exploitation de la nudité *concept olfactif : tout genre*
TYPE GRAND STANDING regard-je et il oppositionnel distances intime et personnelle sourire retenu vêtements classiques et tenues de soirée cheveux attachés chapeaux et bijoux position statique *concepts olfactifs : floral et ambré*	TYPE GRAND STANDING il non oppositionnel distance sociale et publique tout genre de sourire vêtement de sport, habits de ville et toxedos sans barbe ni moustache position en action *concepts olfactifs : chypré, fougère et cuir*
TYPE ROMANTIQUE il oppositionnel distance intime position de biais et de dos gestuelle mélancolique personnage solitaire visage voilé flou artistique *concepts olfactifs : floral et chypré*	TYPE ROMANTIQUE tout genre de regard distances intime et sociale tout genre de positions gestuelle timide personnage présenté en couple *concepts olfactifs : chypré, fougère et cuir*
TYPE EXCENTRIQUE regard-je distance sociale corps en extension exagération de l'expression faciale vêtements excentriques *concepts olfactifs : floral et ambré*	TYPE EXCENTRIQUE il oppositionnel et non oppositionnel distance personnelle corps en extension exagération de l'expression faciale vêtements sobres *concepts olfactifs : floral et ambré*

Tableau 2.2
Distances entre le(s) personnage(s) et le lecteur

DISTANCE INTIME
Les corps sont proches, on perçoit l'odeur et l'haleine. Le touché et l'odorat dominent, la vue joue un rôle secondaire.

DISTANCE PERSONNELLE
Distance agréable et adaptée à la conversation interpersonnelle. La voix et la vue fonctionnent à un niveau d'intensité modéré et idéal.

DISTANCE SOCIALE
Les inter-actants sont au-delà du pouvoir sur autrui, le contact corporel n'est plus possible. Cette distance garantit le minimum de caractère formel nécessaire aux rapports professionnels et sociaux.

DISTANCE PUBLIQUE
La relation est dépersonnalisée. Cette distance est adoptée par les personnages très importants. La voix est moins naturelle et prend un ton déclaratoire, la gestualité devient oratoire.

Note : E.T. Hall (1970) s'inspirant des données de l'éthologie comparée a décrit un certain nombre de distances adoptées par les «inter-actants» variables selon le type d'interaction. Ces distances concernent principalement le comportement de l'adulte américain appartenant à la classe moyenne, mais elles existent — avec des variations parfois très importantes — dans toutes les cultures (Carontini, 1986).

Le contexte de l'image

Le contexte du visuel publicitaire produit un impact qualitatif important à l'égard de la perception de l'odeur promue. Qu'il s'agisse de scènes extérieures ou intérieures, tous les éléments figuratifs ainsi que l'éclairage ambiant et le chromatisme de l'image contribuent à renforcer un type de concept olfactif.

Bien que les correspondances entre le visuel et l'olfactif dépendent de la richesse des images mentales des percepteurs et que tout soit affaire de culture et de sensibilité, certaines références olfactives sont partagées par une grande majorité de personnes de même culture. C'est pourquoi l'explication visuelle d'un parfum s'inspire souvent d'une fleur (rose, lilas, fleur d'oranger, narcisse), d'une plante (fougère, lavande), d'un fruit (citron) ou d'un paysage évocateur (bord de mer, montagne enneigée, prairie).

La publicité pour *Vent Vert* de Pierre Balmain illustre bien cette forme de «mise en image». Il s'agit d'une scène extérieure où l'on devine une volonté de représenter l'odeur du frais, du naturel. Inspiré du nom du parfum, la toile de fond est un champ de verdure où le mouvement de l'herbe, de la robe et des cheveux permet de mettre en valeur la présence du vent. Le vent constitue un élément primordial à la transmission des odeurs. Lorenz (1970) avance que la notion de vent est un élément déclencheur et nécessaire à l'instinct olfactif de l'être humain et ce, en raison de son expérience avec le monde qui l'entoure. Nous pouvons donc penser que l'expression du vent dans cette illustration contribue à alimenter une signification de type olfactif. Quant à la dominance du vert, elle élimine presque automatiquement les notes ambrées ou trop épicées. Le vert, symbole de fraîcheur et de naturel, guide le renvoi olfactif vers des notes chyprées ou de fougères qui rappellent la menthe, la mousse, l'herbe, etc.

La couleur

Certains chercheurs prétendent que les consommateurs associent les couleurs à des odeurs et à des saveurs. Le rose serait souvent perçu comme sucré, le jaune, comme piquant et l'orangé comme poivré (Favre et November, 1979). Il n'est donc pas étonnant de retrouver le rose rattaché à un parfum que l'on dit romantique, tendre et doux comme *Chantilly*, le jaune à un parfum dit vivifiant tel *Giorgio* et l'orangé à un parfum aux connotations exotiques comme *Opium*.

La personnalité de l'utilisateur inspire souvent la couleur promotionnelle du parfum. Dans la publicité du parfum *Guess* de Georges Marciano, la femme sensuelle se complaît dans un décor diaboliquement rouge qui réchauffe l'atmosphère et accentue l'intensité du parfum annoncé. Dans celle de *Anaïs Anaïs* de Cacharel, les teintes pastel, qui sont un fondu des couleurs d'origine, soulignent l'intimité et la tendresse de la femme romantique et suggèrent des odeurs plus atténuées.

Le tableau 2.3 présente la répartition en pourcentage des couleurs dominantes de l'image publicitaire des parfums masculins et féminins.

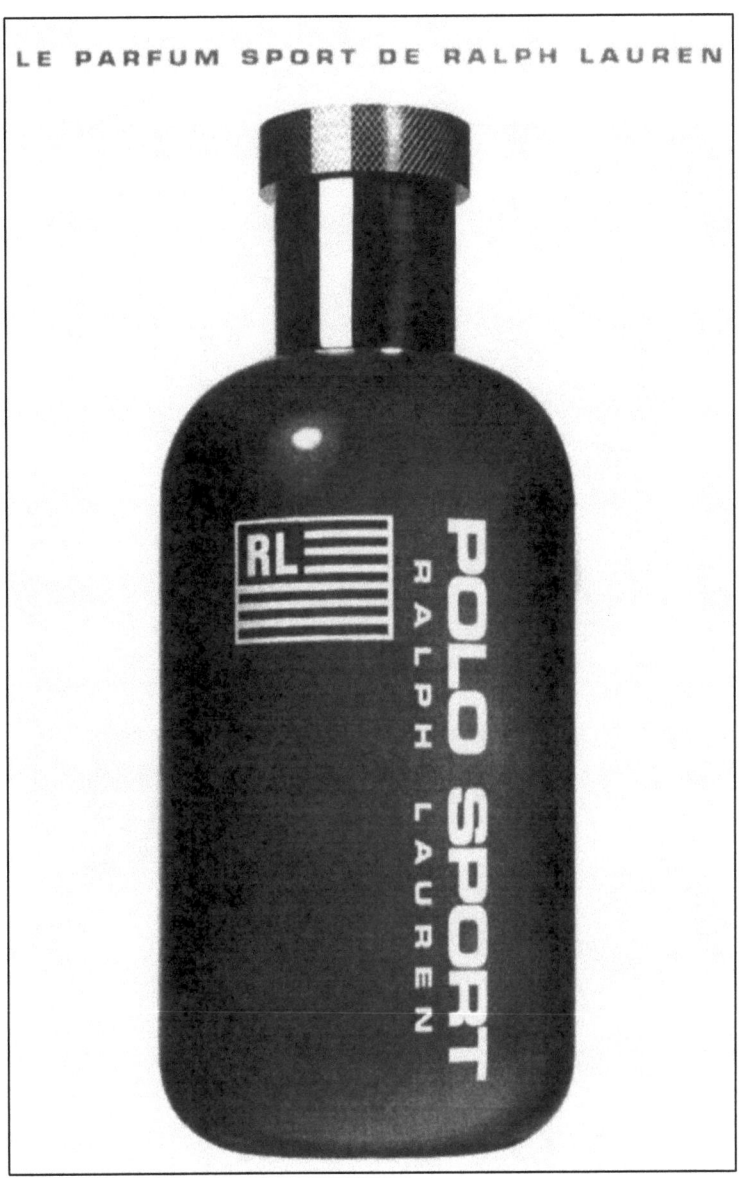

Figure 2.6 Publicité pour *Polo Sport* de Ralph Lauren

Les couleurs révèlent certaines tendances culturelles étroitement liées à notre sensibilité olfactive. Par exemple, le bleu profond de *Polo Sport*, reconnu pour évoquer la fraîcheur, domine dans plus de 19% des publicités de parfums pour homme.

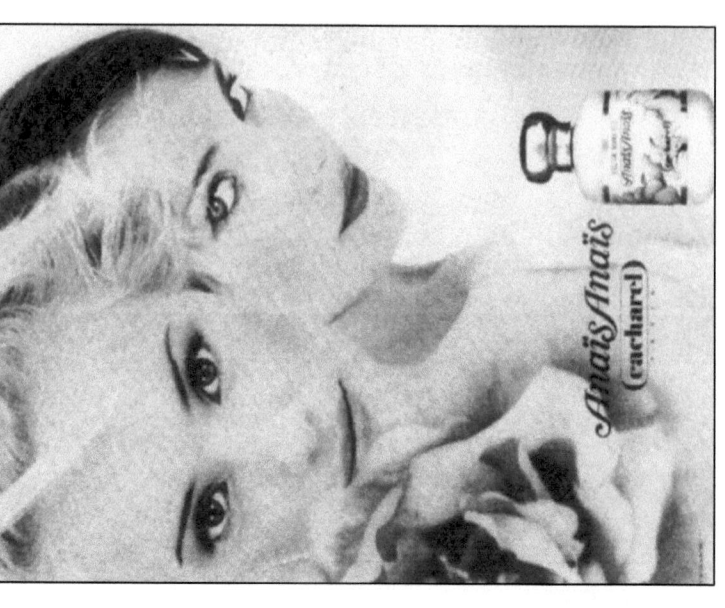
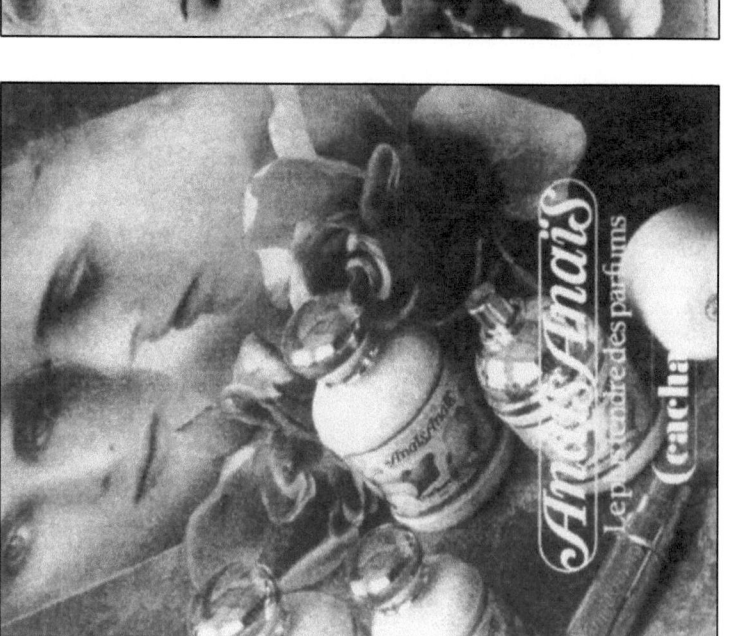

Figure 2.7 Publicités pour *Anaïs Anaïs* de Cacharel

Les teintes de pastel, telles qu'exploitées pour *Anaïs Anaïs*, soulignent l'intimité et la tendresse de la femme romantique. Parce qu'ils sont un fondu des couleurs d'origine, les tons pastel évoquent des odeurs plus atténuées.

La vision de l'odeur 55

La répartition des couleurs révèle certaines tendances culturelles étroitement liées à notre sensibilité olfactive. Par exemple, le rouge qu'on rapproche des odeurs fortes ne domine aucune publicité de parfum masculin dans notre corpus. Il en est de même pour les tons pastel sans doute trop doux et trop sucrés. Le vert, par contre, qui renvoie à des odeurs de boisé, de mousse et de fougère caractérise 12% des illustrations de parfums pour homme et 4% des images de parfums pour femme. Les teintes sombres semblent dominer la promotion des parfums masculins avec le bleu profond en tête (19%), couleur de l'eau et du ciel, reconnu pour évoquer la fraîcheur.

Tableau 2.3
Couleurs de l'image publicitaire des parfums

Couleur dominante	Parfums féminins 100 %	Parfums masculins 100 %	Parfums F et M 100 %
Beige	0,8 %		
Blanc	2,6 %		7,8 %
Bleu	11 %	19 %	7,8 %
Bourgogne	2,2 %	3,6 %	
Brun	4,4 %	5 %	
Gris	2,2 %	12 %	
Jaune	11 %	5 %	
Mauve	3,4 %		
Multicolore	2,6 %		15,4 %
Noir	4,3 %	10,4 %	
Noir et blanc	18 %	19 %	46 %
Ocre	3,4 %	1,8 %	
Orange	6,6 %	5 %	23 %
Rose	7 %	3,6 %	
Rouge	10,3 %		
Sépia	2,2 %	3,6 %	
Tons pastel	4 %		
Vert	4 %	12 %	

Des théoriciens de la chromatographie ont avancé certaines associations entre les couleurs et les odeurs[1]. Le tableau 2.4 en résume l'essentiel.

Tableau 2.4
Associations entre les couleurs et les odeurs

Chroma	Odeur
Bleu	Fraîche
Gris-bleu	Salée
Orangé	Poivrée
Rose	Sucrée
Vert	Mentholée
Violet et lilas	Parfumée

Par ailleurs, la popularité grandissante du noir et blanc, tant pour l'image des fragrances masculines que féminines, atteste d'une nouvelle tendance des parfums à se positionner à partir d'un style. C'est le cas de *Obsession*, de *Escape*, de *Eternity*, de *cK one* et de *cK be* qui portent une seule et même signature, celle de Calvin Klein.

Parce que le noir et blanc est utilisé pour annuler le renvoi odoriférant que la couleur pourrait connoter, il n'est pas neutre en matière de signification olfactive. Ce n'est pas sans raison que les publicités qui jumèlent la promotion des parfums masculins et féminins optent à 46% pour le noir et blanc. En fait, le noir et blanc joue un rôle qualitatif important dans la représentation visuelle des odeurs. Il en atténue l'intensité, mais peut également servir à produire l'effet contraire. Par exemple, dans l'image promotionnelle du parfum *Dolce et Gabbana*, le seul élément en couleur de l'illustration, un flacon au bouchon rouge, semble s'allumer dans la main d'une femme de type sensuel. Le noir et blanc permet ici de rehausser la couleur flamboyante de l'odeur.

---

1. Associations formulées par les théoriciens de la chromatographie (Cheskin, 1971; Déribéré, 1969; Favre et November, 1979).

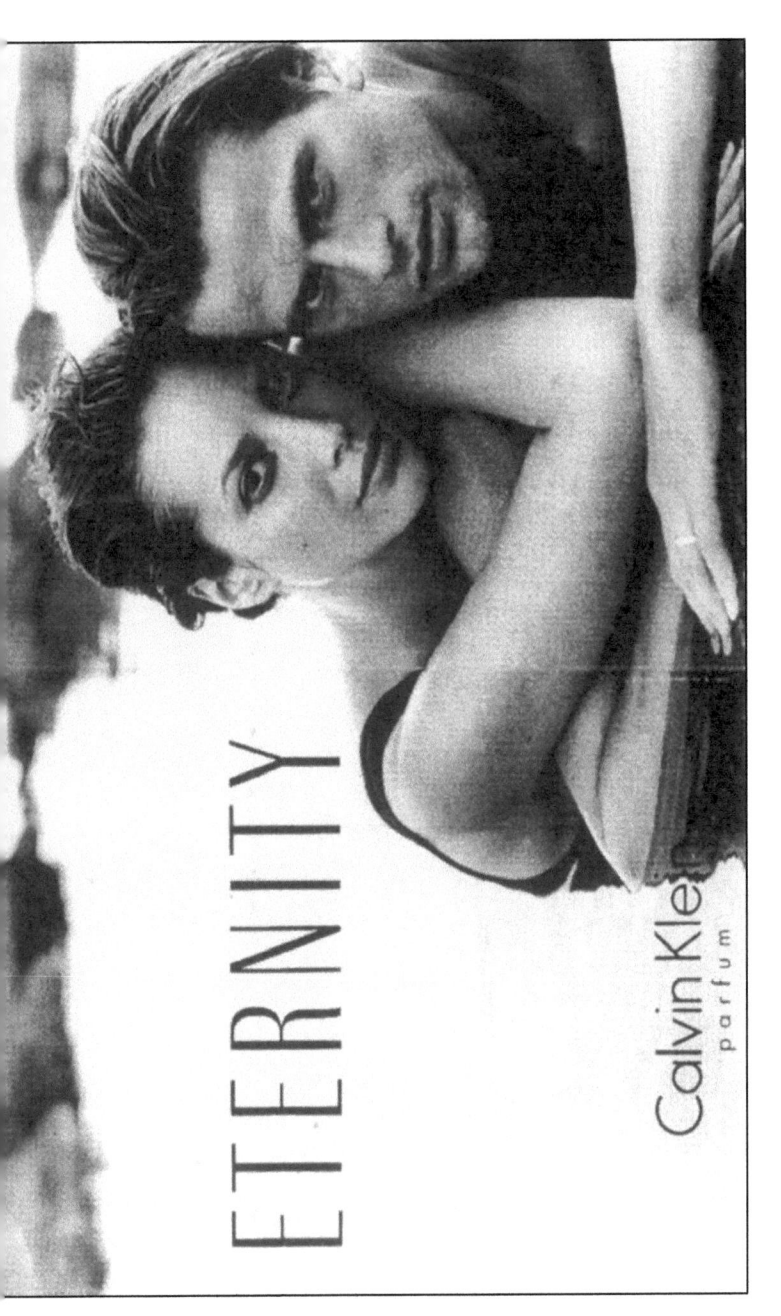

Figure 2.8 Publicité pour *Eternity* de Calvin Klein

Le noir et blanc annule le renvoi odoriférant que la couleur pourrait connoter. Partant, les publicités qui jumèlent la promotion des parfums masculins et féminins optent à 56% pour le noir et blanc.

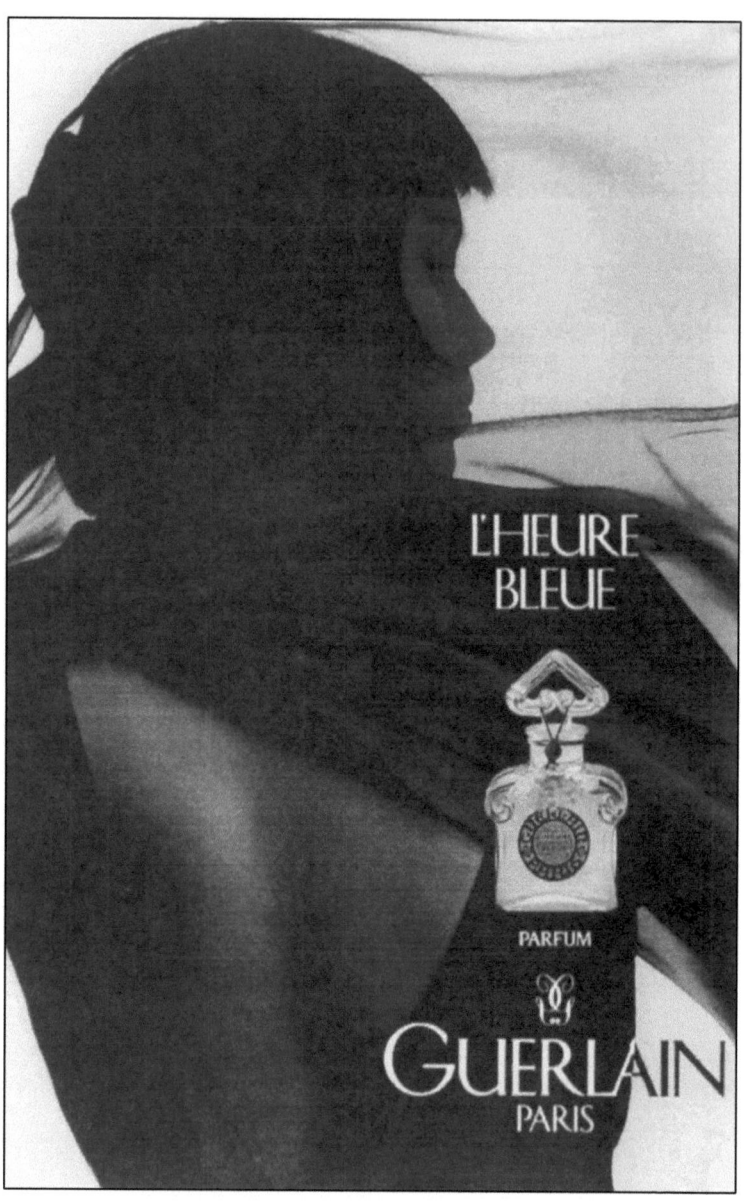

Figure 2.9 Publicité pour *L'Heure bleue* de Guerlain

La présence du vent dans l'image facilite l'accès à l'imagerie olfactive du lecteur. Comme le vent constitue un élément primordial à la transmission des odeurs, il déclenche l'instinct olfactif de l'être humain.

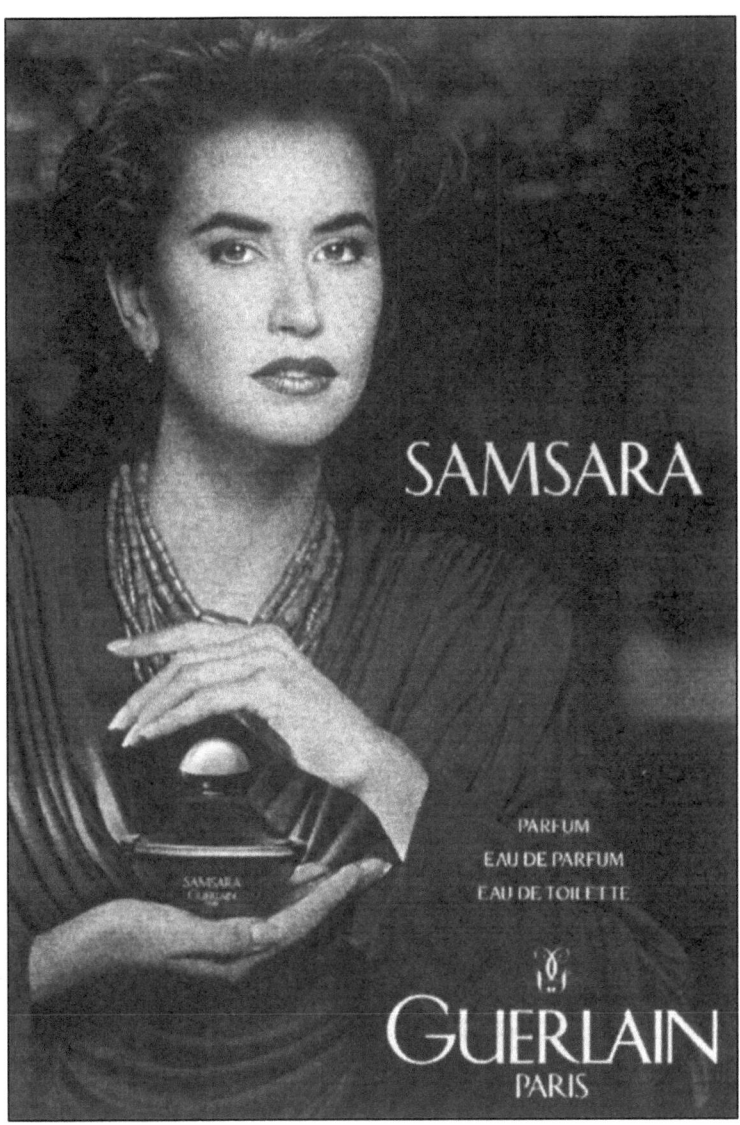

Figure 2.10 Publicité pour *Samsara* de Guerlain

Par habitude, nous associons le rouge à des odeurs beaucoup plus intenses que le bleu. Dans la publicité de *Samsara*, le rouge réchauffe l'atmosphère et met en valeur les notes corsées de la fragrance.

Le décor

L'IPP exploite souvent et de façon remarquable le lien étroit qui existe entre la mémoire et l'odorat. En jouant sur le pouvoir de réminiscence de certaines images, telles un paysage marin ou un jardin de fleurs, l'illustration permet de saisir certaines caractéristiques odoriférantes.

Pour les parfums masculins, la mer est sans conteste la référence préférée des publicitaires. Malgré le fait que les odeurs appartiennent au règne de la subjectivité et que l'odeur de la mer soit désignée comme une odeur de citron dans 30% des cas[1], il n'en demeure pas moins que l'océan renvoie à un même concept olfactif, celui de la fraîcheur. La mer fait figure de fond dans les images promotionnelles de *Byblos*, *Cool Water*, *Escape for men*, *Eternity for men*, *Hermès* et... *Red for men*. Les images de parfums féminins font référence à la mer lorsqu'il s'agit de promouvoir la délicatesse des fragrances. C'est le cas des publicités pour *L'Air du Temps* de Nina Ricci, *Sunflowers* de Elizabeth Arden et *360°* de Perry Ellis où la jeune romantique se laisse effleurer par le vent.

Il est à noter que les décors dans lesquels évolue la femme romantique sont surtout des intérieurs. Ils se rapportent au passé (*Demi-Jour* de Houbigant) ou à la rêverie (*Dune* de Christian Dior). Pour amplifier l'effet romantique, rappelons que ces décors sont souvent soumis à des effets spéciaux, tels que le flou artistique et le traitement sépia.

Lorsque l'illustration se prive de personnage, nous remarquons qu'une mise en scène beaucoup plus élaborée distingue l'image des parfums féminins positionnés comme romantiques. Un exemple nous est donné avec une publicité de *Safari* de Ralph Lauren. Inspiré du nom du parfum, toute une théâtralité de souvenirs d'Afrique évoque une évasion vers l'exotisme, cette même évasion qui, rappelons-le, a marqué le romantisme littéraire des XVIIIe et XIXe siècles[2]. On

---

1. Sans doute par association de perceptions gustatives nous dit Cornu (1990).
2. L'encyclopédie générale, visuelle et thématique Larousse (1991) définit le romantisme en littérature comme prônant le culte du «moi». Il décrit son héros comme troublé, mélancolique et passionné. «Cherchant l'évasion dans le rêve, dans l'exotisme, le passé, il exalte le goût du mystère et du fantastique».

y exhibe des objets fétiches qui concourent, par leur originalité et leur matériau, à rappeler le passé et à renforcer l'exotisme. En effet, l'argent, le laiton et le bois présents dans l'image, comptent parmi les substances les plus évocatrices d'une nostalgie affective, une nostalgie de luxe. Quant à l'ancienneté des objets, elle incarne ce que Baudrillard (1968) appelle le mythe d'origine, ce phénomène d'acculturation qui porte les civilisés vers les signes excentriques dans le temps et dans l'espace à leur propre système culturel vers les signes toujours antérieurs. «Plus vieux sont les objets, plus ils nous rapprochent d'une ère antérieure et de la nature».

Toute la mise en scène révèle ici que la romantique de *Safari* aime l'exotisme, la nature et l'authentique. Son parfum paraît plus favorable aux notes ambrées qu'aux notes fleuries ou chyprées.

Comme nous pouvons le constater, le contexte de l'image publicitaire communique inévitablement des idées et des impressions qui permettent d'imaginer le parfum annoncé.

Dans le cas des publicités de parfums pour homme, cette mise en situation joue un rôle encore plus important que celui des personnages. Il semble en effet que, différant des modèles féminins, les personnalités types masculines n'ont pas tendance à renvoyer aux mêmes concepts olfactifs. Par exemple, si nous comparons l'image publicitaire du parfum *Cool Water* de Davidoff, où l'homme sensuel prend un bain de minuit, à l'image du parfum *Halston* de Lord and Taylor, où l'homme sensuel fait l'objet d'une liaison intime, l'odeur du «monsieur fraîchement lavé» nous vient davantage à l'esprit dans le premier visuel que dans le deuxième où le rapprochement de deux corps nus suggère des notes beaucoup plus intenses. De la même façon, si nous comparons deux publicités présentant des hommes de grand standing, soit celle de *Polo* de Ralph Lauren dont l'illustration met en valeur le sport élitiste du même nom, et celle de *Héritage* de Guerlain, où le personnage se complaît dans un décor intérieur luxueux, nous retenons davantage un concept «fougère» dans la première image que dans la deuxième.

En fait, dans le cas des publicités de parfums masculins, les décors permettent d'établir des correspondances olfactives qui se prêtent beaucoup plus facilement à la conceptualisation qu'on aurait pu le croire au départ.

Par ailleurs, à partir de notre corpus d'analyse, nous remarquons une nette tendance des publicités de parfums pour homme à privilégier les décors extérieurs (40% des cas). En offrant plus de références olfactives au lecteur (le vent, la mer, la plage, le grand air), on vient compenser la difficulté à expliquer un parfum à partir d'un type d'homme tout en favorisant le renvoi à des odeurs moins intenses... l'air n'étant pas confiné à un espace restreint. Au-delà de cette hypothèse, nous observons également une confirmation des rôles culturels traditionnels cherchant à associer l'homme à l'extériorité et la femme à l'intériorité. Fait intéressant à signaler à ce sujet : la personnalité type féminine qui semble exploiter le plus les décors extérieurs est l'excentrique, cette femme émancipée qui défie les traditions.

Le tableau 2.5 résume la répartition en pourcentage des illustrations décontextualisées (avec arrière-plan sans relief) et contextualisées (décor intérieur ou extérieur) pour les publicités de parfums féminins, masculins ou mixtes.

Ce tableau indique une propension pour les décors décontextualisés dans le cas des publicités de parfums féminins. Le choix de la construction de l'image à partir d'un personnage, du flacon ou des deux éléments à la fois peut s'expliquer par la grande valeur indiciaire de ces signes qui, comme nous l'avons constaté précédemment, constituent d'excellents véhicules d'informations olfactives. Il suffit de penser aux notes odorantes inspirées par l'extravagance de Paloma Picasso dans la publicité du parfum du même nom ou à celles dictées par le romantisme du flacon fleuri de la publicité du parfum *No 1 Laura Ashley*.

En ce qui concerne les publicités mixtes, c'est-à-dire celles qui visent soit un parfum unisexe soit un parfum pour homme et un parfum pour femme à la fois, nous remarquons qu'elles évitent les décors intérieurs. En optant à 54% pour le hors contexte et à 34% pour un décor extérieur, ces publicités écartent le risque de projeter des odeurs trop fortes, sans doute susceptibles de n'identifier que la parfumerie féminine.

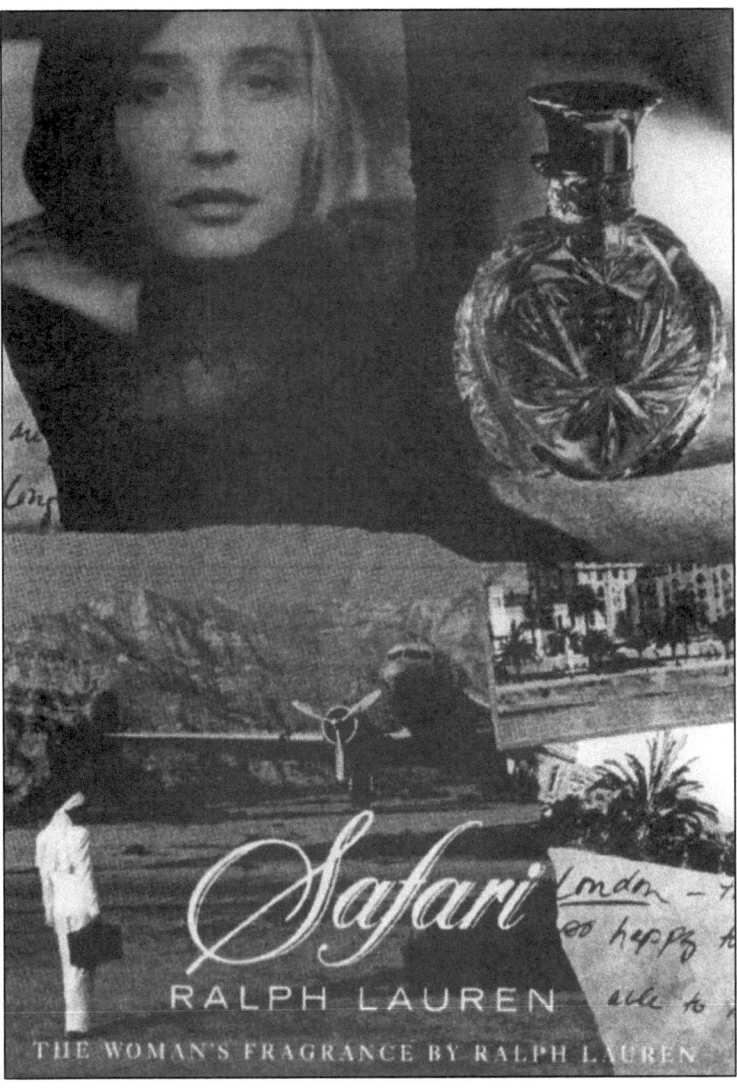

Figure 2.11 Publicité pour *Safari* de Ralph Lauren

L'annonce-magazine de *Safari* de Ralph Lauren illustre bien le décor dans lequel évolue la femme romantique. Il se rapporte au passé et à la rêverie mettant en valeur la nature mystérieuse, mélancolique et passionnée de celle qui cherche l'évasion dans l'exotisme.

Tableau 2.5
Répartition en pourcentage des illustrations
décontextualisées et contextualisées,
décor intérieur et extérieur

	Pubs pour parfums féminins	Pubs pour parfums masculins	Pubs pour parfums masculins et féminins
Nombre total	229 (100 %)	58 (100 %)	13 (100 %)
Sans contexte	125 (54 %)	26 (45 %)	7 (54 %)
Avec contexte extérieur	50 (22 %)	23 (40 %)	5 (38 %)
Avec contexte intérieur	54 (24 %)	9 (15 %)	1 (8 %)

L'argumentaire

Les textes publicitaires de l'IPP sont informatifs ou rhétoriques. Ils personnalisent habituellement le parfum annoncé. Par exemple, les textes informatifs des publicités pour les parfums *Sacré*, *Joy*, *Calèche*, *273* et *Bijan* renseignent sur les éléments constitutifs du parfum et attestent qu'il s'agit de parfums féminins ou masculins. Quant aux textes rhétoriques, ils s'inspirent souvent de la nature abstractive du parfum et, sans tomber dans la référence précise, guident la perception du lecteur vers un type de concept olfactif. Par exemple, le *base-line* pour le parfum *Anaïs Anaïs*, «le plus tendre des parfums» renvoie à une odeur délicate alors que celui de *Catalyst*, «*the climate is changing, disturb the equilibrium*», favorise la perception d'une odeur prononcée.

Les tableaux 2.6 et 2.7 présentent quelques exemples de textes qui font partie des publicités de notre corpus et pour lesquels nous, en tant que lecteur empirique, avons trouvé facile d'établir des correspondances olfactives.

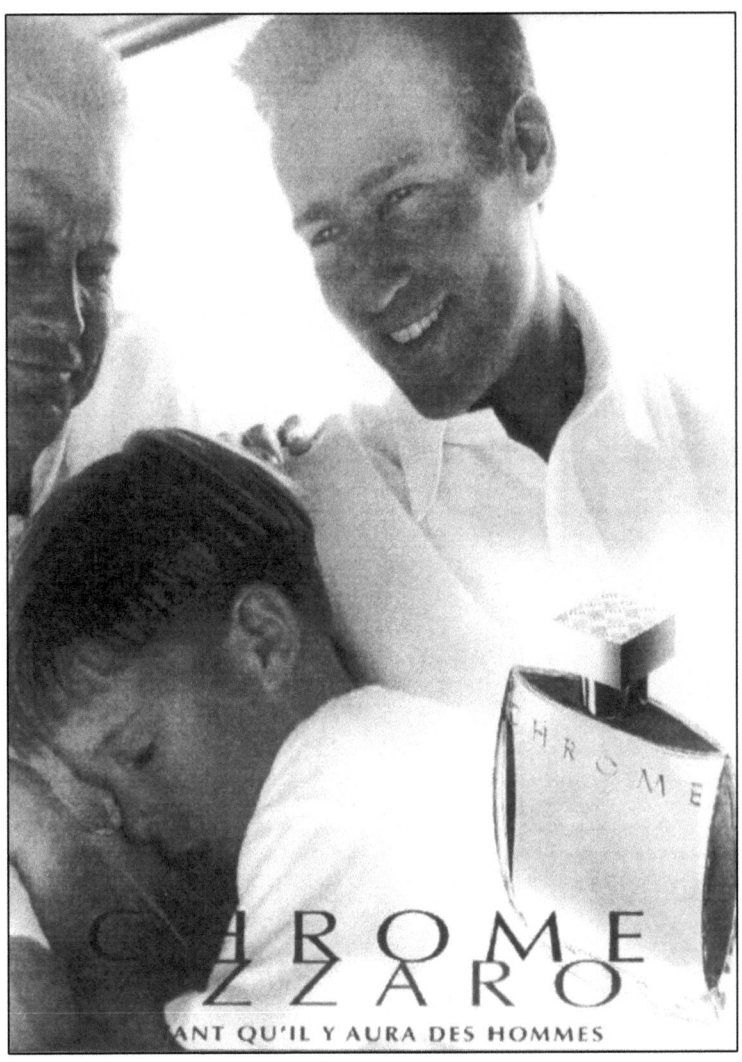

Figure 2.12 Publicité pour *Chrome* de Azzaro

Les publicités de parfums pour homme privilégient nettement les décors extérieurs (40% des cas). Cela vient confirmer les rôles culturels traditionnels cherchant à associer l'homme à l'extériorité et la femme à l'intériorité. Dans la publicité de *Chrome* de Azzaro, un moment de tendresse entre pères et fils est captée à l'intérieur d'un véhicule de transport. La prise de vue intérieure renforce le côté sentimental de la scène, alors que l'idée du voyage ancre la masculinité des personnages dans l'extériorité.

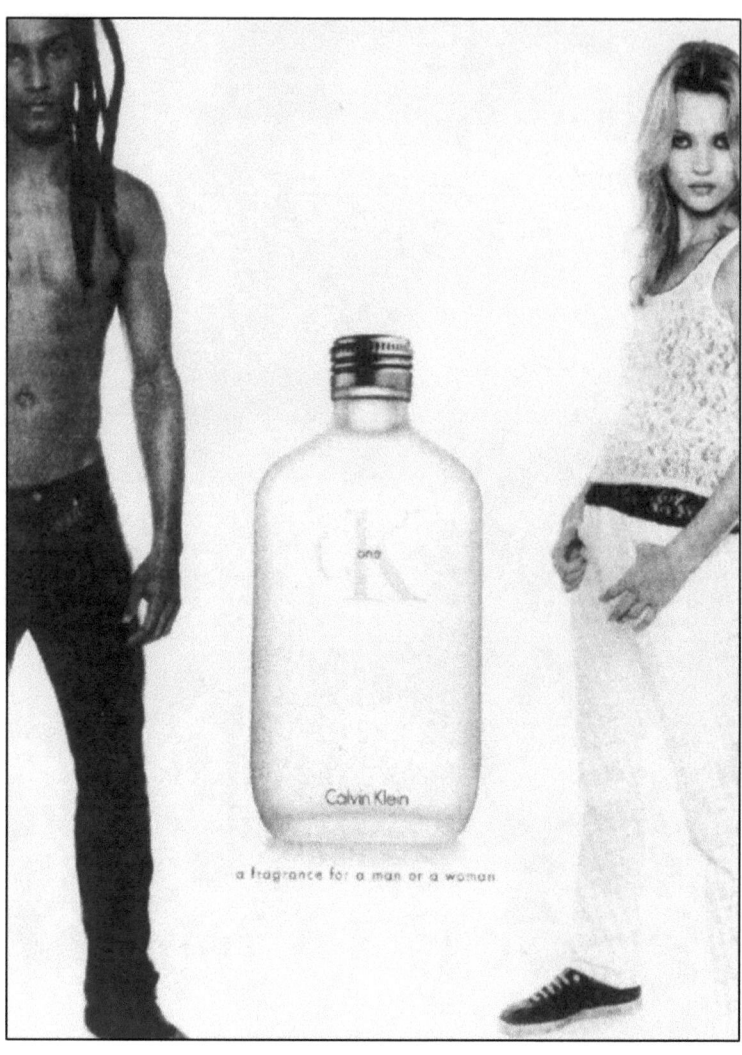

Figure 2.13 Publicité pour *cK one* de Calvin Klein

En optant pour un plan moyen et un décor hors contexte en noir et blanc, cette publicité pour le parfum unisexe *cK one* écarte le risque de projeter des odeurs trop fortes, sans doute susceptibles de n'identifier que la parfumerie féminine.

Tableau 2.6
Textes et correspondances olfactives
pour les publicités de parfums féminins

Sous-titre, base-line ou accroche	Concept olfactif
Toute la tendresse d'un parfum	Parfum léger Type floral
Parfum d'une femme secrète	Parfum discret Type chypré
Provocative, yet casual. Unforgettable	Parfum audacieux Type ambré
Le parfum le plus romantique au monde	Parfum délicat Type floral
La passione di Roma	Parfum brûlant Type ambré
Slip into the night... The intrigue never ends	Parfum sensuel Type ambré
The romantic sensation from Guerlain	Parfum léger Type floral
The costliest perfume in the world	Parfum remarqué Type ambré ou floral
Quand le parfum se fait caresse	Parfum doux Type floral
The clean classic fragrance	Parfum frais Type chypré

Tableau 2.7
Textes et correspondances olfactives
pour les publicités de parfums masculins

Sous-titre, base-line ou accroche	Concept olfactif
Brutes, S'abstenir	Parfum assez prononcé Type ambré
Grey Flannel suits any occasion	Parfum discret Type chypré
When he's lost his heart and then his head, the French say he's... Insensé	Parfum inhabituel Type floral
Le geste des conquérants	Parfum masculin Type cuir
A man's cologne in a Polo tradition	Parfum sportif Type fougère
Pure attraction	Parfum prononcé Type ambré ou chypré
"Smalto. You make me weak."	Parfum étourdissant Type ambré
Virile e Romantico	Parfum subtil Type chypré

L'incohérence olfactive d'une image de marque

L'information olfactive véhiculée par une IPP peut échapper au contrôle du publicitaire et venir diluer l'image de marque d'un parfum. Spécifions que l'objectif publicitaire n'est pas d'amener les lecteurs à respirer mentalement le même parfum à la vue d'une même annonce-magazine, pas plus que de tenter de représenter visuellement l'odeur réelle d'un parfum. Il s'agit plutôt de façonner une image de marque, c'est-à-dire de faire en sorte que tout le lectorat retienne un même concept, une même ambiance, un même style que leur suggère le schéma de transmission.

Afin de démontrer l'importance de reconnaître et de comprendre la dimension olfactive de l'IPP, nous avons retenu deux publicités d'un même parfum qui, par l'antagonisme des personnages, ont pour effet de renvoyer à des odeurs tout à fait différentes affaiblissant ainsi l'image de marque du produit.

Dans la première annonce du parfum *K* de Krizia, la photographie d'une enfant des années 20 aux boucles blondes tenant une rose à la main évoque la femme romantique. Dans le deuxième visuel, une femme excentrique, semblant sortir d'un film de science-fiction avec son regard perçant, son teint blafard presque cadavérique, sa coiffure étrange et sa robe éventail de couleur argentée, suggère une «vamp de l'espace». Elle reprend la personnalité type de la femme sensuelle. La première image nous transporte dans le passé, la deuxième vers le futur.

Bien sûr, nous pouvons spéculer sur l'intention initiale du publicitaire ou de l'équipe marketing et penser qu'on voulait soit cibler des marchés différents, soit créer une image de marque fondée sur le prestige vedettariat avec, d'une part, une future vedette[1] et, d'autre part, une personnalité star. On souhaitait peut-être positionner simplement le produit sur la féminité que garantit le parfum *K*, si l'on s'en tient au titre «*In praise of woman*» dans le premier visuel et de la mise en valeur de l'esthétique féminine dans le deuxième. Mais, peu importe les intentions de départ, peu importe l'incohérence entre l'ancienneté de la scène et le modernisme du flacon qui se côtoient dans la première annonce, il reste que si nous comparons les deux visuels, l'idée que nous construisons de l'odeur diffère d'une publicité à l'autre. Le parfum *K* de Krizia paraît beaucoup plus délicat dans la première annonce que dans la deuxième. Deux concepts olfactifs participent donc à alimenter l'image de marque d'un même parfum, deux concepts qui admettent cependant des perceptions différentes d'un lecteur à un autre.

o o o

En partant du principe qu'il est possible de décrire une annonce-magazine sans nécessairement accéder à l'intention du publicitaire

---

1. Tel qu'indiqué en petits caractères d'imprimerie, l'enfant représenté est Ava Gardner.

et sans couvrir toutes les interprétations des lecteurs, nous avons identifié les principaux marqueurs olfactifs de l'IPP et nous leur avons reconnu certaines correspondances odoriférantes.

Bien que tributaires de l'expérience et de la sensibilité de chaque interprète, ces correspondances, tantôt faciles tantôt difficiles à établir, restent liées aux tendances, aux modes de vie et à l'imaginaire d'une époque et d'une culture. Elle relèvent souvent de l'inconscient. C'est d'ailleurs en cherchant à accéder à cet espace mouvant de l'image publicitaire que nous avons pu trouver des indices qui n'entretiennent pas de liens évidents avec l'olfactif[1], mais qui favorisent la mentalisation d'un sens olfactif commun. Par exemple, certaines corrélations ont pu être établies à partir de la nature symbolique de la relation lecteur/personnage. Ainsi, le type de regard des personnages et la distance simulée entre les interactants stimulent la production de sens olfactifs particuliers. La forme des flacons, le contexte des décors ainsi que la tonalité des couleurs en font de même.

À cela s'ajoutent l'information olfactive pouvant être véhiculée par le style des personnages, la figuration des flacons, le nom des parfums, la griffe, les textes argumentaires, les objets fétiches, les références florales ou végétales, etc. En fait, toute annonce publicitaire ne peut échapper à la possibilité de communiquer, intentionnellement ou non, de l'information olfactive. Même dans le cas d'une publicité comme celle de *Tribù* de Benetton, dont l'illustration ne vise aucunement à expliquer les notes odorantes du parfum, il n'y a pas négation de l'olfactif puisque la griffe Benetton, associée à l'unification de tous les peuples, supporte l'image d'une odeur universelle.

En voulant démontrer l'inhérence d'une dimension olfactive dans l'IPP, nous avons parallèlement remarqué qu'en investissant le temps nécessaire, il était toujours possible de mentaliser l'odeur du parfum promu et que la comparaison entre deux visuels permettait

---

1. Comme pourrait le faire l'icône d'une rose.

de mieux nuancer nos perceptions olfactives[1]. Partant, il paraissait essentiel de considérer le contexte d'interprétation, d'autant plus qu'une annonce-magazine de parfum en côtoie toujours plusieurs autres[2].

La multiplicité et la complexité des variables interprétatives de l'annonce-magazine des parfums justifie la nécessité d'une étude approfondie du phénomène.

Dans la deuxième partie de ce travail, nous exposerons les difficultés de circonscrire l'olfactif de l'IPP, nous ferons ressortir les contraintes méthodologiques que pose son analyse et nous mettrons en relief la complexité du phénomène perceptuel en jeu.

---

1. Cette observation rejoint la théorie de Joannis (1976) pour qui «chaque image se définit en fonction des autres images». L'auteur a d'ailleurs proposé une classification bipolaire des contenus de l'image de marque.
2. La revue *Vogue* de novembre 1993 compte 37 annonces de parfums dont six avec échantillon de parfum.

Références bibliographiques

BAUDRILLARD, Jean (1968), *Le système des objets, la consommation des signes*, Paris, Les éditions Denoël-Gonthier, 232 p.

BOLL, Marcel et Jean DOURGNON (1946), *Le secret des couleurs*, Paris, Presses universitaires de France, Que sais-je, 126 p.

CARONTINI, Enrico (1986), *Faire l'image. Matériaux pour la sémiologie des énonciations visuelles*, Montréal, Université du Québec à Montréal, Les Cahiers du département d'études littéraires, no 7, 106 p.

CHESKIN, Louis (1971), *Marketing : le système de Cheskin*, traduit par Jean-François Bazin, Paris, Les éditions Chotard.

CORNU, Geneviève (1990), *Sémiologie de l'image dans la publicité*, Paris, Les éditions d'Organisation, 158 p.

COSSETTE, Claude (1988), *La Publicité en action : comment élaborer une campagne de publicité*, Québec, Riguil.

COSSETTE, Claude (1989), *Comment faire sa publicité soi-même*, Montréal, Les Publications Transcontinental, Collection Les Affaires, 180 p.

DÉRIBÉRÉ, Maurice (1959), *La couleur dans les activités humaines*, Paris, Les éditions Dunod, 348 p.

DÉRIBÉRÉ, Maurice (1969), *La couleur dans la publicité et la vente*, Paris, Les éditions Dunod, 209 p.

DUBUC, Michelle (1992), *L'odorat*, Montréal, Société pour la promotion de la science et de la technologie, ministère de l'Enseignement supérieur et de la Science, pp. 4-13.

DUPONT, Luc (1990), *1001 trucs publicitaires*, Montréal, Les Publications Transcontinental, Collection Les Affaires, 270 p.

DURDON-SMITH, Jo et Diane de SIMONE (1985), *Le sexe et le cerveau*. Éditions La Presse, Montréal, 270 p.

ECO, Umberto (1987), «Notes sur la sémiotique de la réception» dans *Actes sémiotiques*, (s.l.n.d.), Documents du Groupe de recherches sémio-linguistiques EHESS-CNRS, vol IX, no 81, Institut national de langue française, p. 12.

FAVRE, J.-P. et A. NOVEMBRE (1979), *Color and und et Communication*, Zurich, ABC Éditions, 167 p.

FISETTE, Jean (1990), *Introduction à la sémiotique de C.S. Peirce*, Montréal, Les éditions XYZ, Collection «Études et documents», 86 p.

HALL, E.T. (1971), *La dimension cachée*, Paris, Les éditions du Seuil, Chapitre 10.

HALL, E.T. (1973), *Le langage silencieux*, Paris, Les éditions Mame, 237 p.

HOPSON, Janet (1979), *Scent Signals : The Silent Language of Sex*. Éditions W. Morrow, New York, 191 p.

JAKOBSON, Roman (1963), *Essai de linguistique générale*, Paris, Les éditions de Minuit, 258 p.

JOANNIS, Henri (1976), *De l'étude de motivation à la création publicitaire et à la promotion des ventes*, Paris, Les éditions Dunod, 422 p.

KANDINSKY, Wassily (1970, c1926), *Point, ligne, plan, contribution à l'analyse des éléments picturaux*, Paris, Les éditions Denoël-Gonthier, 161 p.

LELLOUCHE, R. et Y. KRIEF (1983), «La nouvelle déesse baroque» dans *Autrement*, n° 53.

LÉVI-STRAUSS, Claude (1964), *Le cru et le cuit*, Paris, Les Éditions Plon, 401 p.

LORENZ, Konrad (1970), *Trois essais sur le comportement animal et humain*, Paris, Les éditions du Seuil, Les leçons de l'évolution de la théorie du comportement, 241 p.

PEIRCE, Charles Sanders, *Collected Papers*, Vol. I-VI:1 (1931-1935) par C. Hartshorne, P. Weiss, vol. VII-VIII: (1958) par W. Burks (Harvard, Harvard University Press.

PÉNINOU, Georges (1972), *Intelligence de la publicité, étude sémiotique*, Paris, Les éditions Robert Laffont, Médias et messages, 299 p.

ROUDNITSKA, Edmond (1980), *Le parfum*, Paris, Presses universitaires de France, Que sais-je, p. 26.

ROUSSEAU, Jean-Jacques (1974, c1958), *Émile ou de l'éducation*, (1762) Paris, Les éditions sociales, p. 256.

SAINT-MARTIN, Fernande (1987), *Sémiologie du langage visuel*, Montréal, Presses de l'Université du Québec, 305 p.

SPIEGEL, J. et P. MACHOTKA (1974), *Messages of the Body*, New York, Free Press, 440 p.

SWERDLOFF, P. (1975), *L'homme et la femme, le comportement humain*, États-Unis, Les éditions Time-Life International, 176 p.

VETTRAINO-SOULARD, Marie-Claude (1978), *Luxe et publicité*, Paris, Les éditions Retz, 234 p.

VETTRAINO-SOULARD, Marie-Claude (1992), «La communication olfactive» dans *Communication et langages*, Psychologie de la communication, (s.l.), pp. 102-109.

VIARD GODIN, Jean-Luc (1991), «Noms de parfums, quand la magie s'empare du marketing» dans *Info Presse Communications*, mars 1991, p. 36.

VICTOROFF, David (1978), *La publicité et l'image*, Paris, Les Éditions Denoël-Gonthier, 167 p.

Deuxième partie

LA PROBLÉMATIQUE

Cette deuxième partie expose la problématique que présente la reconnaissance théorique du phénomène olfactif de l'image publicitaire des parfums.

Elle est divisée en trois chapitres. Le premier traite de la limite des théories de la signification à pouvoir valider ce phénomène. Le deuxième porte sur les exigences qu'une telle légitimation entraîne sur le plan méthodologique et le troisième rend compte des difficultés à expliquer, à partir d'une théorie de la perception, la mentalisation d'une odeur promue par l'image.

Chapitre 3

Un problème de définition

La mise en relief de l'olfactif dans l'image publicitaire des parfums (IPP) a permis de rendre compte de la multiplicité de ses modes d'expression. Partant de cette observation, nous verrons, tout au cours de ce chapitre, que les principales définitions traditionnellement prisées par les sémiologues ne peuvent expliquer à elles seules toute la complexité dudit phénomène.

Pour en faire la preuve, nous procéderons en trois étapes. Nous proposons d'abord de considérer trois approches qui présentent la capacité de traiter l'espace perceptuel d'un plan iconique. Par la suite, nous exposons les objections qui empêchent de retenir l'une de ces trois approches pour théoriser l'olfactif de l'IPP. Finalement, nous faisons un survol critique des différentes thèses sur la signification afin de montrer leurs limites à pouvoir expliquer le renvoi olfactif de l'image promotionnelle des parfums.

L'ensemble de cette démarche vise deux objectifs : isoler la problématique que pose la reconnaissance de la production d'un «sens olfactif» à partir de l'image et rendre compte de la limite des sémiologies linguistiques à saisir la spécificité de la communication visuelle.

Trois propositions pour aborder le renvoi olfactif de l'image publicitaire des parfums

Première approche : les tensions invisibles

Afin de mieux circonscrire le lieu sensoriel de l'olfactif dans l'image, nous retenons l'expression «espace perceptuel» de Saint-Martin (1987) qui sert à désigner «tout lieu de signification non linguistique construit par la vision». Comme l'explique Saint-Martin,

> la propriété essentielle du langage visuel qui est d'être spatialisé le rend apte à modéliser une très grande variété d'espaces concrets qui ne relèvent

pas uniquement de cet espace visuel construit par l'oeil, mais aussi des divers espaces perceptuels (tactiles, kinesthésiques, thermiques, auditifs, etc.) par lesquels l'être humain construit ses relations avec le réel.Ces espaces ne sont pas dénotés ou connotés par des signes qui ressembleraient, sur un mode mimétique, à des objets isolables dans le monde naturel. Ils sont au contraire construits par des éléments structurels définissant nos divers modes d'expérience et révélés par l'analyse syntaxique elle-même[1].

Saint-Martin (1987) élabore une théorie syntaxique qui devrait permettre non seulement de comprendre les fondements de la lecture des images «visuelles» dans leur dimension iconique et non figurative, mais qui rendrait également possible la reconnaissance d'«espaces perceptuels» qui nous échapperaient sans une analyse approfondie.

La sémiologie topologique proposée par Saint-Martin consiste à déterminer les traits distinctifs et les tensions propres aux éléments plastiques d'une oeuvre picturale qui, par leur caractère corrélatif ou différentiel, deviennent véhicules de sens. L'auteure ne considère donc pas la forme iconique comme élément de base de la communication visuelle. C'est d'ailleurs par le «non lexicalisable» ou le «non figure sur fond» plus ou moins lexicalisable, qu'elle rend compte des espaces perceptuels des représentations visuelles bidimensionnelles ou tridimensionnelles.

Pour faciliter la compréhension de ces propos, reprenons l'un des exemples d'espaces perceptuels cités par l'auteure.

À partir des travaux de Kandinsky (1926), dont la contribution demeure encore prépondérante aujourd'hui, on reconnaît des systèmes de tension qui animent les éléments plastiques et qui font appel à divers champs sémantiques, tels l'espace thermique (chaud-froid), l'espace tactile (lourd-léger), et l'espace kinesthésique (actif-passif, haut-bas). Ces tensions sont invisibles puisqu'elles sont «engendrées par» et non pas «matérialisées dans» des signes inscrits sur le plan pictural. C'est de façon inconsciente que le producteur d'une oeuvre picturale, inspiré de sa propre expérience, procède à la création de ces tensions. C'est aussi de façon inconsciente, et à

---

1. Saint-Martin (1987 : XIV).

partir de sa propre expérience, que le percepteur de l'oeuvre accède à ces espaces perceptuels.

Saint-Martin soutient que la structure compositionnelle d'un plan pictural est déduite d'une série d'équilibrages entre les éléments et les régions qu'ils forment. Ces équilibrages mènent à une forme d'équilibre de niveau supérieur qui fait en sorte que le processus de la perception conduit, lui aussi, à l'élaboration d'un système global de transformations équilibrées qui rejoint le premier. Ainsi, il y aurait un système d'équilibrage propre à un champ visuel donné. Elle rejette ainsi catégoriquement l'esthétique entropique d'Eco (1965) qui défend la thèse de l'expérience sans fin entraînée par la lecture d'une oeuvre.

Il est à noter que l'auteure n'aborde pas le phénomène des espaces perceptuels à partir de la notion de «synesthésie». Il n'est pas question pour elle de perceptions simultanées appartenant à des sens différents. D'ailleurs, sa théorie de la perception repose sur un processus lié à la temporalité, lequel ne saurait accréditer ce phénomène synesthésique. Le texte visuel, nous dit-elle,

> est constitué dans le temps par le processus continu et transformateur de la perception qui génère des mouvements dans les éléments et dans leurs interrelations à partir de propriétés énergétiques liées à ces éléments[1].

Deuxième approche : la synesthésie

Reprise par de nombreux théoriciens de l'image, la synesthésie, définie comme la perception simultanée entre des images mentales appartenant à des sens différents, sert facilement d'explication à tous les phénomènes de correspondances sensorielles identifiées à partir de la vision. Structuralistes ou non, les sémiologues et les sémioticiens y font régulièrement référence. En voici un exemple.

> Non seulement l'image retient l'attention, mais la sensation à partir des traits, des masses ou des couleurs crée dans un premier temps un lieu non linguistique, une sensation vierge de signification; pour le publicitaire, il suffit alors d'injecter du sens pour créer une association entre sensation et signification.

---

1. Saint-Martin (1987 : 233).

Par exemple, dans la publicité *Gitanes*, le bleu (rêve, paradis) et les courbes ascendantes (légèreté, bonheur) sont associés aux volutes de fumée et à la danse tournoyante : la sensation visuelle (bleu et spirale) iconographique «lié à la culture et aux mythes» des paradis artificiels donne un sens : érotisme, exotisme, voyage, luxe, calme et volupté. Or, c'est à partir de sensations visuelles que nous entrons dans d'autres sensations (mouvement, odeurs, bien-être) selon le phénomène des correspondances synesthésiques[1].

Geneviève Cornu[2], l'auteure, poursuit en affirmant que ce phénomène est utilisé dans de nombreuses publicités dont les produits font appel aux sens : parfums, textiles, boissons, aliments, etc.

La thèse des tensions invisibles et de la synesthésie convergent en un point : elles recourent à l'inconscient.

La première reconnaît l'espace perceptuel d'un plan iconique à partir d'un encodage inconscient de la part du producteur et d'un décodage également inconscient de la part du percepteur effectués, non pas d'après des signes visibles mais bien à partir de tensions invisibles qui s'inscrivent automatiquement dans la structure de l'image et qui sont le fruit d'une expérience appartenant à une culture distincte.

La deuxième reconnaît l'espace perceptuel à partir d'éléments visibles dans le plan iconique, mis intentionnellement ou non par le producteur de l'oeuvre, mais qui restent, encore une fois, décodés de façon inconsciente par le percepteur selon le même principe que dans le premier cas, c'est-à-dire à compter d'une expérience enregistrée en mémoire qui agit, cette fois, automatiquement.

Troisième approche : la connotation

Quand nous pensons «espace perceptuel» à partir d'un plan iconique, l'exemple le plus marquant qui nous vient à l'esprit est souvent l'espace thermique engendré par la couleur. Songeons à la

---

1. Cornu (1990 : 86).
2. Nous citerons à maintes reprises G. Cornu au cours de ce travail parce qu'elle consacre tout un chapitre dans *Sémiologie de l'image dans la publicité* aux publicités de parfums et parce qu'elle défend la même approche sémiotique (celle de Peirce) que la nôtre.

chaleur associée au rouge et à la froideur associée au bleu. Si certains chercheurs admettent ce phénomène par l'explication synesthésique, il en va tout autrement pour d'autres qui ne voient là qu'un phénomène connotatif.

> L'estimation perceptive d'une couleur comme chaude ou froide renvoie certes à l'expérience organique thermique ainsi qu'à un aspect de l'espace tactile, conditionné davantage par des causalités extérieures que par des propriétés des chromas. L'expérience nous enseigne que des surfaces matérielles sont littéralement réchauffées à des degrés variables, par les énergies radiantes de la lumière naturelle. À ce titre, une surface noire qui absorbe la plupart des radiations de la lumière peut, lorsqu'elle y est exposée, devenir plus chaude qu'une surface blanche. Par association, la perception visuelle peut lier des caractéristiques contradictoires à des couleurs qui ont été expérimentées dans des contextes différents. De fait, les vert-bleu et noirs sont parfois considérés comme des couleurs froides, les jaunes, les rouges et les blancs, comme des couleurs chaudes. Cependant, les rouges peuvent aussi être considérés comme froids (...). Tous ces témoignages contradictoires nous ont entraînés à ne pas retenir les notions de chaud et de froid comme véritablement opératoires parmi les caractéristiques des couleurs, bien qu'il soit assuré que les connotations de ce type qu'apporte un percepteur détermineront les qualités dynamiques et les mouvements de la région chromatique auxquels elles sont associées. Mais il ne s'agit là que d'une connotation et non pas, selon nous, d'un caractère constant et uniforme attaché aux mécanismes perceptifs[1].

Différant des deux autres thèses permettant d'expliquer l'espace perceptuel, ce postulat n'est pas fondé sur une réaction sensitive, mais sur une mentalisation de ce qui passe par la mémoire, par le sens. La connotation se situe en fait à un deuxième niveau de signification. Rappelons brièvement son fonctionnement.

Tout système de signification comporte[2] :
- un plan d'expression : E
- un plan de contenu : C
- une signification coïncidant avec la relation des deux plans : R

---

1. Saint-Martin (1987 : 76-77).
2. Modèle de L. Hjelmslev repris par R. Barthes (1964) dans «Éléments de sémiologie» in *Communications no 4*.

ERC : système dénotatif comprenant :
- un signifiant dénotatif (E)
- un signifié dénotatif (C)

ERC peut, à son tour, être élément d'un deuxième système qui lui sera extensif :
- le système dénotatif se double d'un système connotatif : (ERC) RC
- le système dénotatif constitue le(s) signifiant(s) ou connotateur(s) d'un signifié de connotation.

Le signifiant correspond à la manifestation du signe (Barthes, 1985) alors que le signifié correspond à sa conceptualisation. Le signifiant est en fait le médiateur du signifié (Hjelmslev, 1968). Les plans du signifiant et du signifié correspondent aux plans de l'expression et du contenu. Un exemple d'après une IPP : l'icône d'une femme (signifiant dénotatif) qui renvoie à l'idée d'une mariée (signifié dénotatif) et qui évoque un parfum léger (signifié de connotation).

Limites de ces approches à pouvoir définir le phénomène olfactif de l'image publicitaire des parfums

Première limite : l'inconscient

Nous ne pouvons définir le renvoi olfactif à partir d'une théorie entièrement fondée sur l'inconscient puisque les qualités odoriférantes venant alimenter l'idée générale qu'un lecteur se fait d'un parfum d'après une image publicitaire peuvent, comme nous l'avons vu au chapitre précédent, être exprimées verbalement. En effet, certaines publicités offrent au lecteur suffisamment d'indices pour lui permettre de dégager les propriétés élémentaires d'un concept olfactif. C'est le cas des publicités qui associent le produit à une fleur précise (*Narcisse, Gardenia-Passion*), à un paysage marin (*Cool Water, Navy, Sunflowers, 360°*), ou à une ambiance fort suggestive (*Anaïs Anaïs, Guess, Samsara*).

Dans ces cas particuliers, le lecteur est souvent en mesure d'actualiser les codes élémentaires proposés. C'est dire que ni la définition d'«espace perceptuel issu de tensions invisibles» (Saint-Martin, 1987), ni celle de la synesthésie basée sur une réaction sensitive automatique, ne peuvent suffire à expliquer l'olfactif de l'image puisque toutes deux se fondent sur une mentalisation inconsciente de l'odeur.

Deuxième limite : l'invisibilité

Uniquement développé à partir de tensions invisibles, l'«espace perceptuel» de Saint-Martin ne peut non plus, à lui seul, expliquer l'expérience perceptuelle qui mène à la représentation mentale d'une odeur de parfum d'après des indices iconiques[1] et iconographiques[2] repérables dans l'image publicitaire.

Troisième limite : le carcan de l'information subsidiaire

La connotation est une sorte de second niveau des signifiés, mais comme le fait remarquer Kerbrat-Orecchioni (1977) en citant Bloomfield, le concept de connotation est l'un des plus équivoques.

> (...) ces faits sémantiques plus flous, ténus, périphériques, que l'on a coutume de regrouper sous l'étiquette problématique de «connotation» — terme dont les variantes synonymiques, plus ou moins métaphoriques, dénoncent assez le caractère incertain de l'objet qu'elles prétendent dénoter : on parle du «halo» des mots, de leur «banlieue», de leur «musique», et même de leur «odeur», «relent», «coloration», «encrassement»... on parle encore d'«auréole connotative», de «signification confuse», de «supplément de sens» — tout comme on dit «supplément d'âme» — et de cet ensemble de facteurs émotifs, subjectifs et insaisissables qui accompagnent la dénotation[3].

---

1. Codes iconiques : graphèmes qui relèvent de la reconnaissance-réflexe d'objets, même figurés de façon schématique.
2. Codes iconographiques : graphèmes qui relèvent de la reconnaissance possible seulement à travers une référence culturelle.
3. Léonard Bloomfield (1970), *Le langage*, Paris, Payot, cité par Catherine Kerbrat-Orecchioni (1977 : 6).

En accord avec l'ambiguïté subjective que soulève la connotation, Carontini et Péraya (1975) plaideront que le signifié de connotation a un caractère à la fois général, global et diffus alors que Barthes (1964) l'appellera un fragment d'idéologie.

Voyons maintenant si l'information subsidiaire peut suffire à définir le renvoi olfactif de l'IPP. Prenons l'exemple de la couleur dans l'image comme connotateur possible de l'olfactif et examinons les problèmes de logique de relation que cette proposition entraîne.

Dans la publicité d'*Opium* d'Yves Saint-Laurent, la couleur dominante est l'orangé. Ce n'est certes pas un hasard. Dans l'optique saussurienne[1], le signe est conçu comme la plus petite unité signifiante. Cernons alors un «petit connotateur-couleur» : les cheveux orangés. Demandons-nous maintenant pourquoi la couleur orangée de la chevelure serait reconnue comme le médiateur du signifié de connotation «épicé»? Prise individuellement, pouvons-nous justifier que la couleur des cheveux puisse signifier une odeur? Quelle règle peut justifier le saut de signification entre la couleur, en tant qu'élément plastique et le signifié de connotation «épicé»? Pourtant, il existe un lien entre la chevelure flamboyante du personnage et l'idée odorante que nous nous faisons d'*Opium*. Nous devons cependant reconnaître la limite de l'articulation logique binaire à pouvoir en rendre compte.

Par ailleurs, si la connotation désigne des informations de type subsidiaire, comme le confirment les deux citations suivantes,

> Dans une logique saussurienne-hjelmslévienne, la connotation paraît comme un débordement, une échappée du système dont on rend compte en imbriquant hiérarchiquement deux fonctions sémiotiques[2].

> Nous appellerons «dénotatif» le sens qui intervient dans le mécanisme référentiel, c'est-à-dire l'ensemble des informations que véhicule une unité linguistique et qui lui permettent d'entrer en relation avec un objet extralinguistique, au cours des processus onomasiologique (dénomination)

---

1. La relation binaire du signe (signans/signatum) que l'on doit à Saint-Augustin a été développée par Ferdinand de Saussure dans son *Cours de linguistique générale* en 1915.
2. Fisette (1990 : 58).

et sémasiologique (extraction du sens et identification du référent). Toutes les informations subsidiaires seront dites connotatives[1].

nous comprenons mal pourquoi la chevelure, dans l'exemple précité, serait considérée comme une information de type secondaire.

En fait, la thèse de la connotation confinerait la signification olfactive des publicités de parfums à un statut de deuxième plan, l'olfactif ne pouvant constituer le sens initial d'un signe. Accepter la thèse de la connotation comme seule explication du phénomène olfactif équivaudrait à nier que l'on puisse positionner un parfum à partir d'un concept olfactif. La publicité de *Vent Vert* de Pierre Balmain, dont la mise en image s'évertue à décrire une odeur de frais et de plein air, permet d'en douter sérieusement.

Quatrième limite : la simultanéité perceptuelle

La synesthésie ne peut expliquer qu'un lecteur puisse se faire une idée d'un parfum à partir d'une publicité qui ne présente aucun indice olfactif évident et/ou qui n'exploite pas la dimension plastique pour évoquer des notes odorantes. Comment, par exemple, pourrait-elle régir le renvoi olfactif d'une publicité comme celle de *Coco* de Chanel[2] où, dans l'obscurité, la chanteuse et actrice Vanessa Paradis incarne un oiseau à grande queue noire ? On ne peut y nier pour autant l'évocation d'un parfum prestigieux (notoriété de la griffe et dominance du noir) aux notes éclatantes (originalité du schéma de transmission et de la tenue vestimentaire du personnage).

Par ailleurs, nous avons vu dans le deuxième chapitre que plusieurs codes culturels, notamment ceux véhiculés par les personnages, favorisaient la perception de certains concepts olfactifs. Or, la synesthésie ne pourrait valider le travail de décodage entrepris par le lecteur pour actualiser ces codes olfactifs puisque le processus implique une succession temporelle d'associations mentales.

Au-delà de son incapacité à pouvoir rendre compte d'une règle générale pour comprendre le renvoi olfactif de l'IPP, la synesthésie pose des problèmes d'ordre épistémologique aux théoriciens de la

---

1. Kerbrat-Orecchioni (1977 : 15).
2. *Coco* de Chanel est un ambré épicé fleuri créé en 1984.

signification qui s'en servent pour justifier certains phénomènes. En effet, lorsque Cornu (1990) prétend, à partir d'une publicité servant à promouvoir le tourisme en Tunisie, que «par le moyen de la synesthésie, nous avons une correspondance entre les couleurs (bleu et blanc), les odeurs (mer, village), les bruits (trot, silence), le tactile (chaleur, fraîcheur), l'atmosphère», elle réduit le phénomène à une explication de type physiologique qui supposerait que, simultanément, les excitations circonscrites dans la région optique du cerveau interviendraient hors de ces limites. Or, comme l'explique Merleau-Ponty (1945), cette façon d'aborder la question reste paradoxale, puisqu'elle ne rend pas compte de l'expérience synesthésique en tant que telle.

Bien sûr, la vue d'une rose peut rappeler l'odeur de la fleur autant que la vue du rouge, par association affective toujours basée sur une expérience préalable, peut venir alimenter l'idée que nous pouvons nous faire d'un parfum. Mais ce phénomène, parce que relié à la notion de sensation, doit-il pour autant être exclu d'un processus de construction du sens? Ne s'agit-il pas davantage d'un acte connotatif, comme le fait remarquer Saint-Martin (1987) plutôt que d'une réaction sensorielle liée à des mécanismes perceptifs?

La limite des théories de la signification à pouvoir valider le signe olfactif de l'image

Postuler un phénomène sémantique oblige à l'expliquer théoriquement. Nous avons donc tenté de reconnaître le renvoi olfactif de l'IPP à partir des différentes théories de la signification prisées par la recherche publicitaire.

Ne retenant que les principaux obstacles rencontrés, nous résumons ci-après l'essentiel de cette démarche qui a surtout permis de mettre en relief la spécificité du phénomène étudié.

Rappelons que toutes ces théories partagent un point en commun, soit le même principe méthodologique voulant que la signification découle d'une mise en relation. En nous reportant aux notions fondamentales sur lesquelles elles reposent, nous pouvons plus facilement saisir l'essentiel de leur logique et de leurs limites. Avant de continuer, il importe de rappeler brièvement ces notions.

Le signe, dans une perspective dichotomique, est constitué de deux instances : le signifiant et le signifié. Le signifiant peut se réduire à la matérialisation du signe et le signifié à sa conceptualisation (Barthes, 1985). Liée à cette relation binaire, une autre notion vient compléter l'entité du signe. Il s'agit du référent qui renvoie à l'objet de la réalité.

Aux notions précitées s'ajoute parfois celle de l'énonciation, qui constitue la prise en considération du contexte de production et de réception des signes. Pour permettre une meilleure compréhension du texte qui va suivre, spécifions que la communication visuelle peut être considérée sous un double point de vue : soit comme message repérable en tant que tel par ses coordonnées matérielles (l'énoncé), soit comme «acte communicationnel au cours duquel le visuel est actualisé par un lecteur dans des conditions spatiales et temporelles précises (l'énonciation)»[1].

La sémiologie de la communication et de la signification

Initiée par de Saussure, la théorie des signes, fondée sur la linguistique structurale, vise la compréhension de tous les systèmes de signes et écarte, dès le départ, le référent pour porter toute l'attention sur la dichotomie signifiant/signifié (Everaert-Desmedt, 1990). Plusieurs courants de recherches sont issus de cette théorie et la plupart, même en tentant de sortir du carcan trop serré de la linguistique, restent liés à cette relation binaire fondamentale.

Ainsi, le signe — tel que défini par les tenants de la sémiologie de la communication, comme Buyssens, Mounin et Prieto, ou par ceux de la sémiologie de la signification comme Barthes, Kerbrat-Orecchioni et Porcher — est avant tout l'union du signifiant et du signifié.

> Le signifiant est un pur *relatum*, on ne peut séparer sa définition de celle du signifié. La seule différence est que le signifiant est un médiateur; la matière lui est nécessaire[2].

---

1. Carontini (1986 : 12).
2. Barthes (1985 : 45).

Cette conception du signe limite également le signifié au monde du langage. Pour Barthes (1964), «il n'y a de sens que nommé» et le monde des signifiés n'est autre que celui du langage. Dans le même ordre d'idées, Carontini et Péraya (1975) diront qu'«il paraît de plus en plus difficile de concevoir un système d'images ou d'objets dont les signifiés puissent exister en dehors du langage». Pour eux, «percevoir ce qu'une substance signifie, c'est fatalement recourir au découpage de la langue». Par ailleurs,

> si en linguistique, la nature du signifié a donné lieu à des discussions qui ont porté sur son degré de réalité, toutes s'accordent cependant pour insister sur le fait que le signifié n'est pas une chose, mais une représentation psychique de la chose[1].

En somme, le signifié correspond à une conceptualisation lexicalisable. Mais comment expliquer un renvoi olfactif d'ordre sensitif à partir d'une telle définition? Prenons le cas d'un lecteur amateur de parfums qui, à partir de l'annonce d'un parfum déjà expérimenté, parvient à se remémorer (respirer de mémoire) l'odeur de celui-ci. On ne peut alors parler d'une conceptualisation proprement dite, puisqu'il s'agit davantage d'une sensation que d'une idéation. De plus, cette sensation n'est pas forcément exprimable verbalement. Afin d'éviter toute redondance, nous limitons ici notre argumentation car elle est élaborée au sixième chapitre, lequel traite des possibilités de parcours de lecture pouvant conduire à une signification olfactive.

Une restriction additionnelle empêche de recourir à la sémiologie de la communication[2] : l'intentionnalité. Dans la perspective de cette sémiologie, l'image publicitaire est avant tout un système de communication où l'émetteur transmet un message à un récepteur grâce à un code commun. Cette approche «élargit le cadre saussurien, en l'ouvrant sur l'énonciation» (Everaert-Desmedt, 1990). Elle fait intervenir un aspect pragmatique.

---

1. Barthes (1985 : 41).
2. Cette approche a marqué la recherche publicitaire des années 70, plus particulièrement avec Georges Péninou (1971) dont la contribution demeure prépondérante aujourd'hui.

Pour notre part, nous ne nions pas la réalité de cette intentionnalité dans le fait publicitaire, mais nous ne pouvons nous y borner. En effet, l'écriture de l'image ne relève pas uniquement d'un système verbal qui renvoie clairement à un message. Elle tient beaucoup plus d'une rhétorique iconique qui nécessite un enchaînement d'idées menant à une interprétation individualisée du message.

> Le langage iconique publicitaire «utilise des signes» (...) qui comportent de nombreuses variantes individuelles, susceptibles de donner lieu à des interprétations différentes[1].

Bien sûr, l'objectif publicitaire dirige la créativité du concepteur mais, malgré cette volonté, l'image promotionnelle reste, en partie, une «oeuvre ouverte». Elle peut, tout en répondant à la nécessité d'émettre clairement un message, mener parallèlement à une interprétation imprévisible. Il suffit de penser à la publicité de la laine isolante Fiberglas Canada qui a eu, au début des années 80, plus d'impact sur la vente de flamants roses en plastique que sur celle du produit pour lequel elle faisait la promotion.

La publicité porte donc en elle des messages conscients et inconscients (Cornu, 1990). Il y a une sorte d'«espace qui échappe aux créateurs d'images et de messages», un espace dans lequel,

> (...) s'introduit la liberté de lecture et de création et «où» l'on découvre la force souterraine d'une archéologie de l'imaginaire qui fonde la dynamique de notre sensibilité culturelle[2].

C'est seulement en tenant compte de cet espace que nous pourrons comprendre l'enracinement originaire des correspondances qui s'établissent entre les formes «visuelle» et «olfactive» des parfums et que nous pourrons valider la possibilité que des publicités comme celle de *Tribù* de Benetton, puissent, nonobstant un détachement à vouloir expliquer des notes odoriférantes, conférer tout de même un sens olfactif.

---

1. Chebat (1989 : 9).
2. Cornu (1990 : 11).

En fait, la limite imposée par l'intentionnalité du message empêche d'admettre la potentialité d'un renvoi olfactif dans ce genre d'annonces.

La sémiologie narrative

Le courant de recherches sémio-linguistiques, désigné comme l'École de Paris, ne peut lui non plus satisfaire aux exigences d'une théorie explicative permettant de reconnaître le renvoi olfactif de l'IPP et ce, malgré l'énorme potentialité qu'offre son cadre théorique.

L'École de Paris ne limite pas le signe à «la plus petite unité significative», mais prend en considération des ensembles signifiants. Comme le souligne Everaert-Desmedt (1990), cette école a poussé très loin l'étude de la forme du contenu et on peut trouver dans les travaux de Greimas et Courtés (1979 et 1985) une grille d'analyse très raffinée permettant d'interroger des objets culturels de toutes sortes, y compris les annonces publicitaires. «Les études portant sur la forme de l'expression sont, par contre, beaucoup moins développées»[1].

Certes, la sémiotique narrative, instituée sous l'impulsion de A.J. Greimas, offre des outils théoriques fort pertinents pour aborder les mécanismes spécifiques de la signification dans l'annonce publicitaire.

> Mais, selon le principe d'immanence propre à la linguistique structurale, l'analyse est menée en considérant le texte comme un système clos, en s'interdisant tout recours aux faits extra-linguistiques. Il s'agit d'expliquer le texte uniquement à partir de ses relations internes, en faisant abstraction des circonstances de sa production et de sa réception[2].

Or, pouvons-nous couvrir toute la dimension olfactive de l'IPP en nous limitant à l'énoncé? Ce serait alors nier qu'un sens olfactif

---

1. «On peut citer les essais de F. Thurlemann (1982) et de J.M. Floch (1985), qui cherchent à repérer l'articulation élémentaire de l'expression dans les «langages planaires» (...), comme une annonce publicitaire, (...)» (Everaert-Desmedt, 1990 : 15-16).
2. Ibid.

puisse être produit à partir d'une publicité qui n'exploite l'olfactif ni sur le plan de l'expression, ni sur celui du contenu? Pour reprendre l'exemple de l'annonce-magazine du parfum *Tribù*, nous ne pourrions valider un renvoi olfactif à partir de la silhouette de deux africaines marchant dans le désert. Pourtant, avec un thème comme l'unification de tous les peuples, la griffe Benetton propose une odeur simple qui convient à tout le monde. Même un lecteur non ciblé par les annonceurs, pourrait identifier des qualités odorantes à ce parfum. Invité à comparer la publicité de *Tribù* à celle du parfum *Paloma Picasso*, il aurait sans doute tendance à imaginer *Tribù* comme un parfum délicat.

En tenant compte du contexte de réception, c'est-à-dire des circonstances qui entourent la lecture ainsi que de la sphère de connaissances du lecteur, nous pouvons reconnaître cette forme de proposition latente qui, une fois prise en charge par le destinataire, peut se transformer en informations sur l'odeur du parfum promu.

Faisant abstraction de l'énonciation, c'est-à-dire du contexte de production et de réception de l'énoncé, la sémiotique narrative présente certaines limites à rendre compte du phénomène olfactif de l'IPP. Nous devons admettre, toutefois, qu'en effleurant l'essentiel du problème, nous réduisons notre argumentation à un aspect fort limité de cette sémiotique.

o o o

L'objectif de ce chapitre consistait avant tout à faire ressortir la spécificité de l'objet d'étude en tentant de définir le renvoi olfactif de l'IPP. L'échec prévisible devait servir à répertorier les exigences auxquelles devra se conformer une théorie explicative. Nous savons maintenant que cette théorie devra :
- valider la possibilité d'un signifié qui ne correspond pas à une représentation psychique ou lexicalisable d'une chose[1];
- admettre l'existence de codes olfactifs involontairement élaborés par le locuteur;

---

1. P. ex., un sentiment vague ou une émotion.

- considérer le contexte de l'énonciation;
- tenir compte du plan de l'expression sans pour autant exiger qu'un indice olfactif y soit cristallisé;
- défendre le statut premier de l'information olfactive communiquée par l'image.

Afin d'assurer une explication cohérente du phénomène étudié, il importe d'abord de relever l'ensemble des problématiques qui lui sont rattachées. Aussi, dans le prochain chapitre, nous soulèverons les problèmes d'ordre méthodologique auxquels nous devrons faire face pour accéder à l'olfactif de l'image alors que dans le chapitre suivant, nous relèverons les problèmes d'ordre perceptuel reliés à l'interprétation d'un plan iconique motivé par une odeur.

Références bibliographiques

ANGENOT, Marc (1985), *Critique de la raison sémiotique*, Montréal, Presses de l'Université de Montréal, 129 p.

BARTHES, Roland (1964), «Éléments de sémiologie» dans *Communications*, no 4, 90 p.

BARTHES, Roland (1985), *L'aventure sémiologique*, Paris, Les éditions du Seuil, 329 p.

BENVENISTE, Émile (1966), *Problèmes de linguistique générale I*, France, Les éditions Gallimard, 349 p.

BENVENISTE, Émile (1969), «Sémiologie de la langue» dans *Semiotica 1*, Bloomington.

BLOOMFIELD, Léonard (1967, c1933), *Language*, London, G. Allen et Unwin, Coll. Unwin University Books, 566 p.

CARONTINI, Enrico (1986), *Faire l'image. Matériaux pour une sémiologie des énonciations visuelles*, Montréal, Université du Québec à Montréal, Les Cahiers du département d'études littéraires, no 7, 106 p.

CARONTINI, Enrico et Daniel PÉRAYA (1975), *Le projet sémiotique, éléments de sémiotique générale*, Paris, Jean-Pierre Delarge éditeur, Coll. Encyclopédie universitaire, 173 p.

CHEBAT, Jean-Charles (1989), «Les iconoclastes : une analyse critique des approches sémiotiques à l'image publicitaire» publié dans *Semiotic Inquiry/Recherche sémiotique sur l'image publicitaire*, Département des Sciences administratives, Université du Québec à Montréal, octobre 89, Document de travail : 46-89.

CORNU, Geneviève (1990), *Sémiologie de l'image dans la publicité*, Paris, Les éditions d'Organisation, 158 p.

COSSETTE, Claude (1975), «La sémiologie de l'image fonctionnelle» dans *Communication de masse et consommation de masse*, Sillery, Les éditions Boréal, 365 p.

ECO, Umberto (1965), *L'Oeuvre ouverte*, Paris, Les éditions du Seuil, 316 p.

ECO, Umberto (1972), *La structure absente*, Paris, Mercure de France, 447 p.

ECO, Umberto (1985), *Lector in fabula, ou la Coopération interprétative dans les textes narratifs*, Paris, Les éditions Bernard Grasset, 315 p.

EN COLLABORATION (1967), «Regards sur la sémiologie contemporaine» dans *Actes du Colloque de sémiologie tenu à l'Université de Saint-Étienne les 24, 25 et 26 novembre 67*, St-Étienne, 203 p.

EVERAERT-DESMEDT, Nicole (1990), *Le processus interprétatif, introduction à la sémiotique de Ch. S. Peirce*, Liège, Pierre Mardaga éditeur, 152 p.

FISETTE, Jean (1990), *Introduction à la sémiotique de C.S. Peirce*, Montréal, Les éditions XYZ, Collection «Études et documents», 86 p.

GREIMAS, A.J. et J. COURTÈS (1979 et 1985), *Sémiotique, dictionnaire raisonné de la théorie du langage*, 2 vol., Paris, Hachette, 423 p.

GUIRAUD, Pierre (1971), *La sémiologie*, Paris, Presses universitaires de France, Que sais-je, 122 p.

HJELMSLEV, Louis (1971, c1968), *Prolégomènes à une théorie du langage*, Paris, Les éditions de Minuit, 231 p.

JAKOBSON, Roman (1963), *Essai de linguistique générale*, Paris, Les éditions de Minuit, 258 p.

JOHNSON, Henry C.L. (1968), *Love is Red, Power is Blue, Sex is Pink: What Color Are You?* in *Marketing — Communication*, mai 68,

KANDINSKY, Wassily (1970, c1926), *Point, ligne, plan, contribution à l'analyse des éléments picturaux*, Paris, Les éditions Denoël-Gonthier, 161 p.

KERBRAT-ORECCHIONI, Catherine (1977), *La connotation*, Lyon, Presses universitaires de Lyon, 255 p.

MARTINET, André (1972, c1960), *Éléments de linguistique générale*, Paris, Armand Colin, 221 p.

MERLEAU-PONTY, Maurice (1945), *Phénoménologie de la perception*, Paris, Les éditions Gallimard, 521 p.

PÉNINOU, Georges (1971), *Le manifeste publicitaire*, Paris, Les éditions Robert Laffont, 300 p.

PÉNINOU, Georges (1972), *Intelligence de la publicité, étude sémiotique*, Paris, Les éditions Robert Laffont, Médias et messages, 299 p.

SAINT-MARTIN, Fernande (1987), *Sémiologie du langage visuel*, Sillery, Presses de l'Université du Québec, p. XIV.

SAUSSURE de, Ferdinand (1969, c1931), *Cours de linguistique générale*, Paris, Les éditions Payot, 331 p.

TODOROV, Tzetan (1970), «L'énonciation» dans *Langages*, no 17.

Chapitre 4

Un problème méthodologique

Pour faire ressortir la spécificité de l'image publicitaire des parfums (IPP), nous proposons de mettre en relief la problématique méthodologique qui se pose lorsque nous voulons aborder sa dimension olfactive. Pour ce faire, nous choisissons de montrer les limites de deux méthodes d'analyse reconnues qui, de prime abord, semblent aptes à remplir ce mandat.

Les deux méthodes retenues ont été sélectionnées pour leur notoriété, pour la similitude des objets étudiés avec les nôtres et pour la divergence de leurs visées analytiques.

La première méthodologie est celle développée par Barthes (1967) dans son célèbre ouvrage intitulé *Le système de la mode*. Ce livre de méthode a pour objet l'analyse structurale du vêtement féminin, tel que décrit par les journaux de mode. En étudiant l'objet dans le discours, soit le vêtement de mode à travers le magazine, Barthes fait ressortir toute l'importance de la contextualisation élaborée par le locuteur et favorise ainsi une approche inspirée du monde de l'émetteur. En plus de l'originalité de cet angle d'analyse, nous devons reconnaître la similitude des champs d'étude en cause. Premièrement, le vêtement de mode et le parfum appartiennent au même monde de l'esthétique moderne et, deuxièmement, l'outil promotionnel dont il est question dans l'une et l'autre des recherches est le même : l'annonce-magazine.

La deuxième méthodologie est celle élaborée par Lévi-Strauss (1964) dans *Le cru et le cuit* pour étudier les mythes. D'une part, l'olfactif pose, sensiblement de la même façon que pour les mythes, des problèmes d'ordre méthodologique en raison de son ambiguïté référentielle. D'autre part, la théorie anthropologique du sens définie par Lévi-Strauss présente un intérêt particulier du fait qu'elle se fonde sur des oppositions perceptives. Quant à l'angle d'observation, il est entièrement différent de celui adopté par Barthes puisqu'il privilégie le monde du récepteur, ce qui permet d'aborder l'image d'un autre point de vue.

Aborder l'image du point de vue de la production — application de la méthode barthésienne

Loin de nous l'intention de procéder à l'exégèse du *Système de la mode* de Barthes. Notre démarche vise plutôt à faire ressortir la particularité du phénomène olfactif de l'IPP en montrant les limites de la méthode barthésienne à pouvoir en rendre compte.

Le problème de l'objet d'étude

Du point de vue méthodologique, Barthes nous dit que c'est la pureté structurale de l'objet qui a guidé son choix d'étudier le vêtement de mode à travers le discours écrit. Le «vêtement-écrit» n'aurait aucune fonction pratique ou esthétique contrairement au «vêtement-réel» qui se trouve embarrassé de finalités pratiques, comme la protection, la pudeur ou la parure, ou encore au «vêtement-image» qui garde une valeur esthétique.

Dès le départ, nous devons admettre une différence fondamentale à l'égard de l'objet d'étude. Nous ne pouvons limiter notre regard au texte écrit pour comprendre la proposition olfactive latente de l'image. Comme nous l'avons vu au deuxième chapitre, les graphèmes scripturaires se résument, la plupart du temps, au nom du parfum. Or, ce nom, bien que porteur de sens olfactif, n'est pas toujours associé ou associable à l'olfactif.

Nous ne pouvons donc pas traiter d'une signification olfactive dans l'IPP en nous contentant du seul code scripturaire.

Par ailleurs, ce serait manquer de rigueur que d'appliquer le modèle d'analyse du *Système de la mode* à un texte visuel, alors que celui-ci a été conçu spécifiquement pour l'écrit. Barthes défend d'ailleurs son choix en faisant une distinction fondamentale entre l'écrit et l'image. Pour lui, tout regard jeté à l'image implique fatalement une décision de la part du destinataire, alors qu'il n'en est pas de même pour l'écrit. L'auteur soutient que le sens d'une image n'est jamais sûr, contrairement à celui de l'écrit qui exprime une seule pensée.

Bien que nous ne soyons pas d'accord avec la position de Barthes (1967 : 24), lorsqu'il dit que «l'image fige une infinité de possibles; la parole fixe un seul certain», nous reconnaissons plus de polysémie[1] dans l'image que dans le texte. Il n'en demeure pas moins que le sens du texte peut mener à des interprétations différentes, surtout dans le cas qui nous intéresse ici. Nous avons indiqué précédemment combien les noms de parfums sont maintenant inusités. Sans l'image pour en fixer le sens, ces noms arrivent difficilement à expliquer le parfum promu alors que dans *Le système de la mode*, c'est le contraire qui se produit, dans la mesure où c'est le texte écrit qui ancre le sens.

Le problème taxinomique

Si nous reprenons les distinctions de Barthes relatives au vêtement de mode et que nous tentons de substituer le référent «parfum» au référent «vêtement de mode», nous relevons une fois de plus des différences importantes qui empêchent de comparer les objets d'étude et de s'inspirer du modèle barthésien.

Par exemple, en observant de plus près les trois structures qui servent à composer l'objet générique du vêtement de mode, soit la structure plastique (vêtement-image), la structure verbale (vêtement-écrit) et la structure technologique (vêtement réel), il nous est impossible de substituer l'objet générique du parfum sans rencontrer d'énormes difficultés.

Sur le plan iconique, l'équivalent «vêtement-image» devrait être, en principe, le «parfum-image». Or, nous ne pouvons pas parler de la représentation d'un parfum en tant que telle dans l'image puisque le référent-parfum, dans son rapport à la réalité du monde existant, est une substance liquide qui devient volatile dès qu'on l'utilise. Ce n'est donc pas le parfum qui est mimétiquement représenté dans l'image, mais bien le flacon qui le contient. Même si le flacon peut être comparé à un vêtement, en tant que réalité existante captée par la photographie et représentée dans l'image, il reste que l'odeur du liquide qu'il contient n'est pas représentée dans un rapport analogique comme dans le cas du vêtement. Il ne faut pas oublier que c'est précisément cette odeur, c'est-à-dire ni le flacon ni le liquide, qui constitue la réelle identité du produit. Le flacon joue un rôle

---

1. Caractère d'un signe qui possède plusieurs contenus, plusieurs valeurs.

pratique et symbolique. Dans l'image comme dans la vie, il est véhicule de sens et agit comme logotype.

Quant à la structure verbale retenue par Barthes comme le «vêtement-décrit», il serait tentant d'y associer l'image qui, nous en conviendrons, vise à expliquer le parfum. Cependant, comme l'image n'utilise pas les mêmes conventions pour y arriver, il ne saurait être question de substituer d'emblée l'écriture visuelle au langage verbal.

Finalement, la troisième structure, dite technologique et qui correspond au «vêtement réel», est celle qui soulève la plus importante objection.

En principe, nous devrions substituer l'«odeur réelle» du parfum au «vêtement réel». Or, comme l'odeur ne peut être représentée avec transparence dans l'image, sa représentation dépend à la fois de l'intention du locuteur et surtout de l'interprétation du récepteur. Cette représentation n'entretient donc pas de lien analogique avec l'odeur réelle du parfum annoncé. L'idée odoriférante qu'un lecteur peut se faire d'un parfum jamais senti à partir d'une publicité n'est pas quelque chose qui existe nécessairement dans le réel. Cette structure technologique ne peut donc, elle non plus, être retenue dans notre étude.

Le problème du décodage

Barthes souligne que dans le cas de la mode, il y a passage de la structure technologique aux structures iconique et verbale, et que ce passage ne peut être que discontinu.

> Le vêtement réel ne peut être transformé en «représentations» qu'au moyen de certains opérateurs que l'on pourrait appeler des *shifters*, puisqu'ils servent à transposer une structure dans une autre, à passer d'un code à un autre code[1].

---

1. Barthes (1967 : 16).

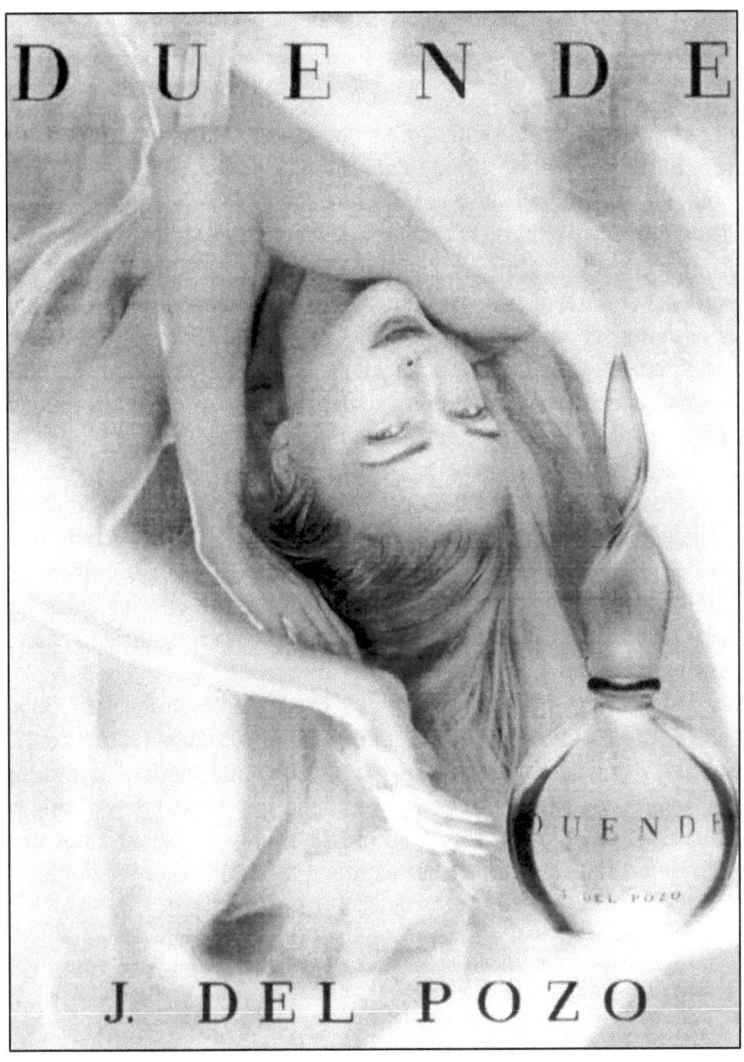

Figure 4.1 Publicité pour *Duende* de J. Del Pozo

Le parfum ne peut être représenté avec transparence dans l'image puisque, dans son rapport à la réalité du monde existant, il est une substance liquide qui devient volatile. Ce n'est donc pas le parfum qui est mimétiquement montré, mais bien le flacon qui contient le liquide odoriférant. Étant le premier représentant du parfum, le flacon inspire souvent les créateurs d'images. Dans la publicité de *Duende*, la forme vaporeuse de l'écrin est reprise par la gestuelle du personnage.

Il existerait même trois sortes de *shifters* : du réel à l'image, du réel au langage et de l'image au langage. Dans cet ouvrage, nous pourrions difficilement reprendre ce modèle. Premièrement, l'odeur d'un nouveau parfum n'est pas visible dans l'image. Deuxièmement, l'odeur n'est pas toujours décrite verbalement, à tout le moins pas souvent et surtout pas clairement. Troisièmement, l'idée odorante construite par un lecteur n'est pas toujours exprimable avec des mots, puisque pas toujours consciente. Outre ces structures de base qui ne peuvent convenir à notre recherche, la matrice fondamentale, proposée par Barthes pour comprendre le mode opératoire du décodage de l'image, pose également de sérieux problèmes.

Cette matrice appelée OSV (objet-support-variant) convient parfaitement à l'étude de Barthes, mais se veut beaucoup trop limitée pour traiter du renvoi olfactif de l'IPP. En raison de l'ambiguïté que soulève la notion d'objet dans le cas des parfums, il est assez difficile de reprendre ce modèle sans en modifier d'abord les éléments.

Puis, si nous reprenons l'exemple classique de Barthes où l'objet (cardigan) est support d'une signification variable (sport contre habillé) et où le cardigan-fermé signifie habillé, nous remarquons que la présupposition du variant dépend d'une cause interne dans le processus de signification. Comme le souligne Chebat dans une analyse critique des approches sémiotiques de l'image publicitaire

> l'idée que le «cardigan-fermé» signifie «habillé» peut paraître étrange aux psychosociologues travaillant dans le domaine de la théorie de l'attribution. On présuppose ici une cause «interne» dans le processus de signification; le consommateur portant un «cardigan-fermé» entend délibérément signifier «habillé»; la cause peut tout aussi bien être «externe» : la pluie par exemple. Que reste-t-il alors du processus de signification[1]?

On peut penser qu'il s'agit pour Barthes d'une opposition paradigmatique plutôt que d'une opposition pragmatique, il n'en demeure pas moins que cette cause interne reflète l'intention communicationnelle du locuteur qui est le fondement de la sémiologie de la signification. La légitimation de la signification olfactive

---

1. Chebat (1989 : 5).

des publicités de parfums ne peut s'y restreindre, puisqu'il est essentiel de tenir compte non seulement de la mise en contexte mais également du contexte de réception.

De la même façon, nous ne pourrions adopter la matrice signifiante proposée par Barthes (1967 : 70) puisqu'elle privilégie la plus petite unité de signification possible. Par exemple, pour exprimer l'allure sport ou habillé du cardigan, c'est l'ouverture du col qui devient la matrice. Or, dans le cas de l'IPP, la matrice qui supporte le concept olfactif n'est pas nécessairement inscrite dans l'image. Elle dépend du contexte de réception. Rappelons le cas de l'annonce-magazine du parfum *Tribù* de Benetton où une proposition latente attend d'être actualisée par un lecteur.

Dans cette annonce, non seulement les signes pris séparément n'ont pas le pouvoir d'exprimer l'odeur du parfum, mais l'image dans son entier non plus. Tant qu'elle reste confinée au monde du locuteur et tant qu'elle est vue strictement à partir de ses structures internes, la publicité de *Tribù* ne peut prétendre communiquer de l'information olfactive puisque le concepteur publicitaire n'a pas cherché à expliquer visuellement les notes odorantes du parfum et rien dans l'image ne renvoie, par convention, à des odeurs de parfums en tant que telles.

Barthes (1967 : 303) nous dit que «la mode ne photographie pas seulement ses signifiants mais aussi ses signifiés». En fait, l'exhibition du vêtement s'accompagne toujours de valeurs culturelles et sociales. Dans le cas des publicités de parfums, nous pourrions presque renverser l'énoncé précédent et dire que le parfum ne photographie que ses signifiés ou presque, rarement ses signifiants.

D'un côté, le parfum n'est jamais exposé en tant que tel et, de l'autre, ses qualités intrinsèques sont très peu exploitées. Ce sont surtout les signifiés (valeurs culturelles et sociales) du parfum qui sont mis en image, sauf dans certains cas où l'on choisit de positionner le produit à partir d'un concept olfactif (p. ex., *Vent Vert* de Pierre Balmain).

En plus des différences marquantes quant aux objets d'analyse, il nous paraît important de rappeler que la question de la mode qui semble unir les deux champs d'intérêt présente des distinctions importantes. Contrairement au vêtement de mode qui passe, le parfum, lui, doit rester. À l'inverse de l'image du vêtement de mode qui popularise les tendances vestimentaires de l'heure, l'image du parfum défie le temps en tentant de positionner une odeur à vie. Il va sans dire que les stratégies visuelles élaborées pour chacun des deux champs d'intérêt diffèrent énormément.

Pour toutes les raisons énumérées ci-dessus, la méthode de Barthes ne peut répondre aux exigences théoriques de ce travail. La vision assez synchronique du modèle développé dans *Le système de la mode* ne permet pas d'accéder à l'espace olfactif qui différencie les publicités de parfums. Nous tenons toutefois à préciser que ce système offre un cadre théorique très intéressant, surtout lorsqu'il s'agit de limiter notre regard aux occurrences énonciatives de l'image.

Par ailleurs, il faut reconnaître que même si nous ne retenons pas le modèle proposé dans *Le système de la mode*, celui-ci a tout de même servi à mieux cerner la spécificité de notre objet d'étude et, dans l'ensemble, la contribution de la théorie barthésienne à cet ouvrage reste importante. L'apport de Barthes réside non seulement dans le recours à ses nombreuses notions sémiologiques, mais surtout et avant tout dans l'héritage de son regard phénoménologique sur le monde, lequel est constamment motivé par l'intention de voir ce qui ne se voit pas.

Aborder l'image du point de vue du récepteur – application de la méthode lévi-straussienne
La pertinence

Dans *Le cru et le cuit*, Lévi-Strauss démontre, à l'aide d'une série d'oppositions, comment toute la matière mythologique est au coeur même du processus culturel. Ce qui ressort de cet ouvrage, c'est l'originalité de la méthode qui mène à une anthropologie du sens à partir d'oppositions de type perceptible (le cuit, le cru, le pourri, etc.).

À partir d'une analyse exhaustive de la mythologie indigène de l'Amérique tropicale inspirée d'un mythe d'origine, Lévi-Strauss a réussi à dégager, non pas tellement ce qu'il y a dans les mythes, mais le système des axiomes et des postulats définissant le meilleur code possible, capable de donner une signification commune à des élaborations inconscientes, qui sont le fait d'esprits, de sociétés et de cultures choisis parmi ceux qui offrent, les uns par rapport aux autres, le plus grand éloignement[1].

À titre d'exemple, l'auteur a pu conclure, en comparant certaines coutumes primitives à celles du monde occidental, que les mythes entretenant ces traditions reposaient tous sur l'opposition «du cuit et du cru» ou sur celle «de la culture et de la nature».

De prime abord, nos objectifs rejoignent sensiblement ceux visés par Lévi-Strauss. Lévi-Strauss prétend non pas montrer comment les hommes pensent les mythes mais tente de comprendre comment les mythes se pensent chez les hommes et à leur insu. De la même façon, nous ne cherchons pas à savoir comment les publicités de parfums sont interprétées par les lecteurs, mais de comprendre comment, à leur insu et, souvent même à celui des créateurs d'images, se construit mentalement leur perception odoriférante du parfum promu.

Nous sommes en parfait accord avec l'auteur lorsqu'il précise que les «sujets parlants», qui produisent et transmettent les mythes ne peuvent prendre conscience de leur structure et de leur mode d'opération de façon normale. La même chose se produit dans le cas de l'interprétation des publicités de parfums et des publicités en général.

En partant de l'originale position lévi-straussienne, à savoir que «ce ne sont pas les contenus qui sont inconscients mais bien les formes», et en adoptant la même attitude empirique et comparative qu'exige sa méthode, nous pourrions découvrir dans l'IPP les tendances et la sensibilité de notre époque.

Par exemple, nous pourrions confirmer l'observation de Cornu (1990) à l'effet qu'il existe une forte proportion d'IPP relatives au sacré, à la mort et à l'au-delà, non pas en liant le phénomène à un héritage culturel dû aux origines même du parfum comme le fait l'auteure[2], mais plutôt en établissant un rapport entre le rituel de la

---

1. Lévi-Strauss (1964 : 20).
2. Il est à noter que nous ne réfutons pas cette approche, bien au contraire.

mort et la disposition des attributs allégoriques, les couleurs et les formes. Les meilleurs exemples de notre corpus sont *Anaïs Anaïs* de Cacharel, *Poison* de Christian Dior, *No 1 Laura Ashley*, *Escada* de Margaretha Ley, *Samsara* de Guerlain et *Ysatis* de Givenchy où la mise en image met le parfum dans une situation d'offrande, où les couleurs associées à la mort, comme le rouge, le violet, le noir et le gris, priment et où les formes et la disposition des accessoires rappellent plus souvent qu'autrement des actes de rituels.

En adoptant la même méthode, c'est-à-dire en cherchant le sensible dans la forme et non dans le contenu, nous pourrions également relever comme trait commun aux publicités de parfums pour homme, les décors extérieurs, et comme trait commun aux publicités de parfums féminins, les décors intérieurs et faire un parallèle avec le modèle traditionnel voulant que la femme soit confinée au foyer et l'homme, le contraire.

Nul doute que la méthode de Lévi-Strauss permet de rendre compte de l'espace informel d'une pratique signifiante[1] comme l'IPP. Nul doute également que les objectifs visés par cette méthode présentent des affinités très étroites avec les nôtres, surtout lorsqu'il s'agit de revendiquer l'usage des manifestations de l'activité mentale de l'être humain comme compréhension des phénomènes. Malgré tout, il reste que le phénomène olfactif de l'IPP ne peut être entièrement expliqué à partir des résultats de l'application d'une telle méthode. En effet, par ses fondements mêmes, cette méthode présente des restrictions majeures.

Les limites

Comme nous l'avons vu au deuxième chapitre, une analyse exhaustive de plusieurs publicités de parfums, appuyée sur des

---

1. C'est-à-dire toute pratique découlant d'une transformation d'une matière donnée à un produit déterminé effectuée à partir d'un travail humain en utilisant des moyens de production (Carontini et Péraya, 1975).

oppositions privatives ou qualitatives[1], permet d'illustrer la dimension olfactive de l'IPP et d'en comprendre grosso modo le fonctionnement. Toutefois, même si nous reconnaissons, à partir d'une expérience culturelle commune, l'existence de codes visuels qui renvoient à des concepts olfactifs particuliers, il n'en demeure pas moins que les mécanismes opérationnels qui mènent à la mentalisation de ces concepts olfactifs n'ont pas été démontrés théoriquement, non plus explicités d'après une théorie des signes.

Dans *Le cru et le cuit*, Lévi-Strauss étudie toutes les séquences des mythes à partir de leurs transformations soit à l'intérieur de ceux-ci, ou, en élucidant les rapports d'isomorphisme entre des séquences extraites de plusieurs mythes provenant de la même population. Sa méthode se fonde sur la linguistique structurale et réduit l'organisation d'une pratique signifiante à deux axes : l'axe syntagmatique et l'axe paradigmatique.

Dans l'axe syntagmatique, on pratique le découpage en unités signifiantes qui sont soumises à certaines règles d'enchaînement; c'est le domaine de la combinatoire et de la syntaxe. Dans l'axe paradigmatique, on pratique le classement par oppositions binaires, par associations. Le système paradigmatique, c'est la mémoire, le dictionnaire.

Si nous essayons de reprendre ces deux concepts pour aboutir à la démonstration d'un renvoi olfactif dans l'IPP, nous nous heurtons à plusieurs problèmes fondamentaux.

Premièrement, comme l'écriture iconique est au centre de notre recherche et qu'elle possède la particularité d'être lisible dans plusieurs directions, il s'avère difficile de pouvoir la justifier comme axe syntagmatique sans apporter d'importantes nuances. Comme l'expliquent Carontini et Péraya,

> le spectateur d'un tableau perçoit le message comme un tout et peut en jouant sur les dimensions spatiales et temporelles se choisir plusieurs tracés

---

1. P. ex., la publicité en noir et blanc pour *Eternity* (fig. 2.8) évoque un parfum léger en raison de l'absence d'indices olfactifs explicites comparativement à la publicité du parfum *Paloma Picasso* (fig. 8.1) qui, par son personnage sophistiqué et son «rouge dominant», suggère une odeur plus prononcée.

de lecture, portant son attention sur tel ou tel élément, alors que dans le langage verbal la succession chronologique est liée à sa nature même[1].

Si l'on peut s'accommoder d'une telle objection et apporter des correctifs qui permettront de parler de syntaxe visuelle, le problème ne s'en trouve pas résolu pour autant. La difficulté majeure avec l'olfactif de l'IPP est qu'il prend forme surtout à partir des signifiés, rarement à partir des signifiants. Il dépend de l'interprétation du lecteur puisque, habituellement, ce n'est pas le visible qui véhicule un sens olfactif. Il suffit de penser aux personnages associés aux différentes marques de parfums qui, par leur allure et leur gestuelle, portent en eux la potentialité de signifier quelque information odoriférante. Cette potentialité exige toutefois un premier décodage de la part du lecteur, décodage qui permet de lier le personnage à un style de vie, de comportement. Une fois établie, la référence renverra, suivant l'expérience du lecteur, à des odeurs particulières.

En restreignant notre analyse à l'énoncé visuel concret, c'est-à-dire à l'*in praesentia* de l'image, nous n'avons pas suffisamment accès à l'univers mental de l'interprète. Étant donné que tout se joue à ce niveau, il serait inadéquat de procéder à l'analyse empirique des publicités de parfums pour trouver une légitimation théorique au signe olfactif.

Pour ce qui est du traitement de l'*in absentia* de l'image, l'axe paradigmatique du modèle structuraliste pose aussi de grandes difficultés. Cet axe permet d'établir les écarts différentiels, c'est-à-dire les éléments qui donnent le sens à un signe. L'axe paradigmatique repose sur des oppositions binaires ou radiales s'appuyant sur un modèle taxinomique. Or, dans le cas de la signification olfactive qui nous intéresse, il ne saurait être question d'équivalence visuelle qui fonctionne à partir d'un renvoi de type dictionnaire puisque, pour l'interprète, il peut s'agir d'une expérience nouvelle[2].

Le signe olfactif n'est plus un substitut d'un monde existant, puisque l'idée odoriférante construite d'après l'énoncé visuel

---

1. Carontini et Péraya (1975 : 71).
2. Précisons que l'expérience est nouvelle non pas dans l'acte de se souvenir et d'associer des odeurs déjà senties à des références visuelles, mais bien dans l'acte de se faire une idée du parfum promu sans l'avoir jamais senti auparavant.

n'entretient pas toujours de lien analogique avec le parfum promu, pas plus qu'avec une autre odeur qui existe vraiment. Bien sûr, la mentalisation du parfum prend son ancrage dans les potentialités du contenu sémantique de l'image, lesquelles favorisent l'accès à l'imagerie mentale du lecteur. Mais comme dans la plupart des cas, c'est uniquement à partir de cet accès que peut être construite la représentation olfactive du parfum. Le sens olfactif dépend de l'expérience de chacun et ne peut être véritablement ordonné sous un axe paradigmatique.

Pour Lévi-Strauss, «la connaissance esthétique est résolument mimétique» (Guilberme Merquior, 1977), c'est-à-dire qu'elle naît d'un rapport avec le monde physique qui nous entoure. Comme nous l'avons vu précédemment, Lévi-Strauss va même jusqu'à estimer que la description de l'imaginaire collectif passe davantage par ses formes et ses fonctions que par ses thèmes. Il situe plus le symbolisme au niveau des signifiants qu'à celui des signifiés (Barthes, 1985). La position de Lévi-Strauss en est une des plus fermes à ce sujet : il ne saurait y avoir d'arbitraire dans les oeuvres de l'esprit. D'ailleurs, sur la quatrième de couverture de son ouvrage *Le cru et le cuit*, il stipule que

> même là où l'esprit humain semble le plus libre de s'abandonner à sa spontanéité créatrice, il n'existe, dans le choix qu'il fait des images, dans la manière dont il les associe, les oppose ou les enchaîne, nul désordre et nulle fantaisie. Pas plus, donc, que les sciences physiques ne peuvent ménager une place à l'arbitraire dans les oeuvres de la nature, pas plus, si l'homme doit devenir un jour objet de connaissance scientifique, il ne saurait y avoir de l'arbitraire dans les oeuvres de l'esprit.

Dans son ensemble, nous partageons la pensée de Lévi-Strauss et nous reconnaissons que le décodage d'une image repose sur des connaissances déjà assimilées, consciemment ou non. Comme lui, nous ne croyons pas au jaillissement prétendu libre de l'invention et nous admettons la supposition de lois agissant à un niveau plus profond. Pourtant sa théorie de la connaissance ne nous satisfait pas entièrement. Elle peut, certes, expliquer une partie du processus conduisant à la construction d'une perception olfactive à partir d'une IPP, mais elle ne peut rendre compte de toute sa complexité.

En fait, ce que propose Lévi-Strauss est un modèle où la connaissance s'établit à partir d'un rapport mimétique avec le monde qui nous entoure. La démarche cognitive s'explique par deux articulations logiques de pensée : la déduction et l'induction. Les signes extérieurs sont interprétés en appliquant des règles déjà assimilées et l'accès conscient ou inconscient à ces règles, s'effectue en vivant quotidiennement des expériences qui deviennent des résultats (des règles) pouvant régir la pensée. La connaissance s'établit toujours en fonction d'un monde déterminé.

Or, dans le cas de l'interprétation d'une IPP, le lecteur peut acquérir une connaissance totalement nouvelle, une connaissance de type olfactif qui n'a pas d'équivalent dans le monde existant, une connaissance créée à partir de sa propre imagination.

Bien sûr, les déductions élaborées d'après l'image permettent d'interpréter le visuel; bien sûr, ces déductions donnent accès à des connaissances nouvelles; bien sûr, celles-ci reposent toujours sur la réalité du monde extérieur puisque acquises par induction ou par déduction. Pourtant, dans le cas d'une connaissance odoriférante inventée, il existe quelque chose de totalement différent. En effet, cette connaissance est purement hypothétique puisque jamais expérimentée auparavant. Elle renvoie à une odeur qui n'existe probablement pas. Il n'est donc plus question d'homologie avec le monde extérieur uniquement mais aussi d'homologie avec son propre monde intérieur.

o o o

En reprenant le modèle d'analyse de Barthes élaboré dans *Le système de la mode* ainsi que celui de Lévi-Strauss dans *Le cru et le cuit*, nous avons mis en relief le caractère typique et irrégulier de notre objet d'étude, caractère qui oblige à aborder l'image sous un autre angle que ceux de sa production ou de sa reconnaissance.

Nous ne pouvons retenir une méthodologie qui limite l'image publicitaire à un système clos et/ou régi par l'intentionnalité du locuteur. Nous ne pouvons non plus parler de codes visuels comme supports de l'olfactif.

Nous devons aborder l'image publicitaire des parfums comme le lieu déclencheur d'une sémiosis (transformation des signes) pouvant conduire à des connaissances de nature olfactive et nous intéresser plus particulièrement au processus interprétatif en cause.

Étant en mesure de mieux observer le phénomène olfactif, nous allons maintenant envisager en quoi sa reconnaisance pose problème sur le plan perceptuel.

Références bibliographiques

BARTHES, Roland (1957), *Mythologies*, Paris, Les éditions du Seuil, 213 p.
BARTHES, Roland (1967), *Le système de la mode*, Paris, Les éditions du Seuil, 315 p.
BARTHES, Roland (1985), *L'aventure sémiologique*, Paris, Les éditions du Seuil, 329 p.
CARONTINI, Enrico et Daniel PÉRAYA (1975), *Le projet sémiotique, éléments de sémiotique générale*, Paris, Jean-Pierre Delarge éditeur, Coll. Encyclopédie universitaire, 173 p.
CHEBAT, Jean-Charles (1989), «Les iconoclastes : une analyse critique des approches sémiotiques à l'image publicitaire» publié dans *Semiotic Inquiry/Recherche sémiotique sur l'image publicitaire*, Département des Sciences administratives, Université du Québec à Montréal, octobre 89, Document de travail : 46-89.
CORNU, Geveniève (1990), *Sémiologie de l'image dans la publicité*, Paris, Les éditions d'Organisation, 158 p.
COSSETTE, Claude (1975), «La sémiologie de l'image fonctionnelle» dans *Communication de masse et consommation de masse*, Sillery, Les éditions Boréal, 365 p.
GUILBERME MERQUIOR, José (1977), *L'esthétique de Lévi-Strauss*, Paris, Presses universitaires de France, 143 p.
GUIRAUD, Pierre (1971), *La sémiologie*, Paris, Presses universitaires de France, Que sais-je, 122 p.
HELBO, André (1979), *Le champ sémiologique, perspectives internationales*, Bruxelles, Les éditions Complexe, A1 à T10.
KERBRAT-ORECCHIONI, Catherine (1977), *La connotation*, Lyon, Presses universitaires de Lyon, 255 p.
LÉVI-STRAUSS, Claude (1964), *Le cru et le cuit*, Paris, Les éditions Plon, 401 p.
MARTINET, André (1972, c1960), *Éléments de linguistique générale*, Paris, Armand Colin, 221 p.
METZ, Christian (1977), *Le signifiant imaginaire*, France, Christian Bourgeois éditeur, 177 p.
PRIETO, Louis (1964), *Principes d'une noologie. Fondements de la théorie fonctionnelle du signifié*, Paris, Les éditions du Mouton.
SAUSSURE de, Ferdinand (1969, c1931), *Cours de linguistique générale*, Paris, Les éditions Payot, 331 p.
TODOROV, Tzetan (1970), «L'énonciation» dans *Langages*, no 17.

Chapitre 5

Un problème d'ordre perceptuel

Dans le chapitre précédent, nous avons mis en lumière les problèmes méthodologiques que pose la reconnaissance de l'olfactif de l'image publicitaire des parfums (IPP). Vue sous l'angle de la production, l'image est limitée à un système clos régi par l'intentionnalité du concepteur. Elle devient ainsi le support de codes olfactifs qui empêchent de traiter les significations pouvant échapper au locuteur. Quant au point de vue de la réception, il limite l'interprétation du signe olfactif à une démarche déductive ou inductive qui ne peut valider une signification hypothétique issue, non pas d'un rapport mimétique avec le monde extérieur, mais bien de l'univers intérieur d'un lecteur isolé.

L'IPP doit être considérée comme une oeuvre, en partie ouverte, qui attend d'être actualisée par un lecteur. Elle doit être vue comme le lieu déclencheur potentiel d'une lecture olfactive, c'est-à-dire d'une interprétation pouvant conduire à de l'information olfactive, à une signification olfactive.

Comme «toute théorie du signe, explicitement ou non, ne peut qu'être liée à une théorie de la perception» (Bouissac, 1986), il importe, avant de tenter de valider le signe olfactif de l'IPP, d'analyser l'ensemble du processus perceptuel impliqué lors d'une lecture olfactive.

Ce chapitre sera donc entièrement consacré à la dimension perceptuelle reliée à l'instrumentation sensorielle et intellectuelle engagée dans la lecture des publicités de parfums. Il servira de tremplin pour approcher le monde complexe de l'interprétation et permettra éventuellement de mieux traiter des processus cognitifs en cause. L'analyse du phénomène perceptuel se fera en trois étapes.

La première vise à identifier les grandes lignes de la mécanique physiologique impliquée dans le fonctionnement des sens de la vue et de l'odorat, notamment avec l'olfaction des parfums. Cette démarche cherche avant tout à assurer une certaine cohérence entre la réalité physiologique de la lecture visuelle et/ou olfactive de l'image promotionnelle des parfums et sa théorisation phénoménologique.

La deuxième a pour objectif de comprendre le fonctionnement de la perception des odeurs, c'est-à-dire de comprendre l'élaboration de ce qui passe par le sens, par la mémoire.

La troisième consiste à distinguer et à répertorier différentes voies perceptuelles pouvant être empruntées lors de l'interprétation des publicités de parfums. Cette démarche présente un intérêt capital puisque les résultats obtenus serviront par la suite à qualifier les possibilités de lectures olfactives et à les associer aux signes déclencheurs de l'IPP. Pour cette raison, il s'avère important d'y porter une attention toute particulière.

Les mécanismes physiologiques de la vision et de l'odorat

La vision

Nous savons que la vision dépend de deux organes : l'oeil et le cerveau. Le premier a pour fonction de recevoir l'information visuelle provenant de notre environnement, tandis que le second va analyser et interpréter cette information.

> Les gens pensent habituellement qu'ils voient les choses, c'est-à-dire que les objets sont tels qu'ils les voient: mais la réalité n'est pas si simple. Ce qui se passe en réalité, c'est que les rayons lumineux réfléchis par les choses et qui parviennent jusqu'à l'oeil, sont codés en impulsions chimico-électriques qui arrivent jusqu'au cerveau par le nerf optique: le cerveau interprète alors ces impulsions selon un processus encore mal connu[1].

L'organe perfectionné qui communique les informations nécessaires à la perception visuelle du monde qui nous entoure, c'est l'oeil. Le globe oculaire est constitué de la cornée, de la pupille, de l'iris, du cristallin, de la rétine et du nerf optique.

---

1. Cossette (1975 : 111).

> Les rayons lumineux provenant d'un objet pénètrent dans l'oeil, en traversant une couche de tissus transparents semblable à un filtre, la cornée. Ils passent ensuite par la pupille, cette ouverture foncée au centre de l'iris. (...), la pupille se dilate ou se contracte automatiquement, de façon à régler exactement la quantité de lumière pénétrant dans l'oeil.
>
> La lumière traverse ensuite une lentille bombée (...), le cristallin pour se concentrer surtout en un point de la rétine, nommé fovéa.
>
> La rétine (...) est formée de millions de cellules sensibles à la lumière, les cônes et les bâtonnets qui renferment des pigments colorés. Lorsque les molécules de ces pigments sont touchées par un rayon lumineux, elles se scindent et cette réaction biochimique déclenche l'émission d'un signal vers le cerveau.
>
> Les signaux émis par les millions de cônes et de bâtonnets sont ensuite acheminés à travers un réseau de fines terminaisons nerveuses, jusqu'aux deux nerfs optiques. Ces derniers s'entrecroisent, puis atteignent une région du cerveau nommée cortex visuel[1].

C'est dans cette zone du cerveau, le cortex, que les milliards de signaux électriques émis à chaque instant par l'oeil sont décodés pour former les images. Les scientifiques ne savent toujours pas comment s'effectue cette tâche complexe. La seule certitude que nous avons actuellement, c'est que l'image rétinienne est très différente de l'objet réellement observé. Elle n'est en fait qu'un ensemble de points lumineux, sans signification.

> À partir de ces informations, le cerveau arrive toutefois à déduire les différentes caractéristiques des objets observés: les lignes, les angles, les textures, les contrastes, les déplacements et les couleurs. En réunissant et en comparant les éléments perçus par les deux yeux, le cerveau est également capable d'évaluer le relief des objets et leur profondeur[2].

Pour interpréter l'information reçue, le cerveau a aussi besoin de faire appel à des connaissances déjà acquises sur l'objet regardé, ainsi que sur l'environnement dans lequel cet objet s'exprime.

---

1. Groulx (1992 : 4-5).
2. Ibid. p.6.

Une fois décodée et interprétée par le cortex visuel, l'image sera finalement transmise à l'ensemble du cerveau. Elle suscitera ainsi des émotions ou des pensées, auxquelles nous pourrons réagir par des actions appropriées. En somme, bien que l'oeil soit indispensable au processus merveilleux de la vision, le cerveau l'est peut-être encore plus. L'oeil regarde, mais c'est le cerveau qui voit[1].

L'idée de l'expérience visuelle comme procédé symbolique semble quelque peu surprenante pour la bonne raison que le monde perçu, c'est-à-dire le monde visuel, est tellement extérieur que l'on ressent un choc à l'idée qu'il est, en fait, logé dans notre crâne sous la forme d'une représentation interne qui remplace le monde extérieur. «Les objets propres de la perception visuelle n'existent pas en dehors de l'esprit» (Strauss, 1935). «Ce ne sont pas les choses, mais les images mentales des choses et l'idée que nous nous en faisons qui sont associées dans notre esprit» (Guiraud, 1966). Il va sans dire qu'il est extrêmement difficile, et même guère naturel, de séparer la perception d'un objet de l'objet lui-même.

Si toute perception visuelle est subjective, nous pouvons penser que c'est de façon encore plus marquante lorsque le regard se pose sur une image. Eco (1972) montre à quel point le rapport code-message ne concerne plus le signe iconique mais sa perception. «Les signes iconiques reproduisent certaines conditions de la perception de l'objet mais après les avoir sélectionnées sur la base des codes de reconnaissance». L'exemple d'Eco (1972) sur l'image d'une bière montre bien les difficultés que pose un signe iconique qui n'a aucun élément matériel commun avec les choses à apparaître comme égal aux choses.

> Quand je vois un verre de bière sur une affiche publicitaire, je «perçois» de la bière, mais je ne la «sens» pas; je sens par contre des stimuli visuels, des couleurs, des rapports spatiaux, etc.; je coordonne tout cela jusqu'à obtenir une structure perçue qui va me permettre de penser «de la bière glacée dans un verre».

«Qu'y a-t-il donc dans cette image de commun avec un verre de bière pour que se produise la reconnaissance d'un verre de bière?»

---

1. Groulx (1992 : 7).

fait remarquer Cossette (1975). Seulement le reflet d'un réseau de rayons lumineux à un point donné qui est le même que le serait le faisceau de rayons depuis l'original jusqu'à ce point. Ce double de la réalité qu'est l'image est construit à partir de l'oeil du récepteur, de son mental, selon un mode assez subjectif.

L'odorat

C'est également de façon subjective que, pour les quatre autres organes des sens, l'être humain transforme en signal nerveux, puis en perception, une forme d'énergie d'excitation extérieure (Goudot-Perrot, 1990). Par exemple, même si elle porte sur des sensations, l'olfaction reste un acte personnalisé qui requiert un jugement de la part de l'actant. Bien que tout le monde sente le même parfum, chacun le perçoit différemment. La perception exige donc qu'il faille juger un objet, et ce jugement n'est pas lui-même une sensation mais une activité de l'esprit consécutive à une sensation (Roudnitska, 1980). Cependant, avant de poursuivre notre réflexion à ce deuxième niveau d'analyse, arrêtons-nous d'abord au fonctionnement de l'odorat.

Aussi étonnant que cela puisse paraître, l'acuité olfactive est 10 000 fois plus grande que celle du goût. En fait, le nez peut détecter une multitude d'odeurs alors que les papilles gustatives ne peuvent distinguer que quatre saveurs : le salé, le sucré, l'acide et l'amer.

Comment le nez parvient-il à détecter toutes ces entités impalpables que sont les odeurs? Le processus est encore mal connu, mais l'on s'accorde à dire que les odeurs proviennent de molécules volatiles qui flottent dans l'air, que celles-ci pénètrent dans le nez et se dissolvent dans le mucus qui les conduit dans une région des fosses nasales appelée «tache olfactive». Cette région comporterait plus de 10 millions de cellules sensorielles. Ces cellules olfactives, pourvues de cils microscopiques, permettent aux molécules d'odeur de se fixer et c'est à partir de ce moment que des informations sont transmises au cerveau sous forme de signaux nerveux.

> Une fois reçu par les cellules sensorielles, le message est transmis le long du nerf olfactif vers un centre nerveux situé juste au-dessus du nez : les bulbes olfactifs. On croit que ceux-ci sont balisés, c'est-à-dire que les

différentes odeurs en stimulent différentes régions. Des signaux nerveux sont ensuite émis, à partir des bulbes en direction de la région la plus primitive du cerveau : le paléocortex. Deux voies peuvent alors être suivies. La première rejoint l'hypothalamus, où se situent les centres de la régulation hormonale qui contrôlent, entre autres, l'appétit, la température du corps et la sexualité. La seconde voie rejoint la matière grise ou néocortex, lequel constitue le siège de la pensée[1].

Comme l'indique Gibbons (1986), ceci explique que, lorsque nous avons faim, l'odeur de la nourriture provoque une réponse hormonale qui prépare le système digestif. Il en est de même lorsque nous éprouvons un désir sexuel. L'odeur de la personne convoitée déclenche une réponse hormonale qui prépare à l'acte sexuel. Sans doute cela explique-t-il que le parfum soit considéré dans nos sociétés aseptisées comme l'instrument de capture par excellence. N'offre-t-il pas un compromis civilisé à un comportement d'abord primitif?

Quoi qu'il en soit l'olfaction est, comme la vision, un acte perceptuel. Il n'est donc pas question d'odeur sentie mais plutôt de sujet qui sent. Dans les deux cas, «percevoir» veut dire «signifier une relation». À chaque percepteur son image, ou son odeur, et à chaque image ou odeur, son percepteur.

La mémoire des odeurs

On dit que «les odeurs permettent d'apprendre mieux et de mieux retenir» (Ackerman, 1991). Aussi, un parfum suffit-il souvent à raviver un souvenir que l'on croyait oublié. La littérature abonde d'ailleurs de délicieux exemples en ce sens. Il suffit de penser à l'odeur que prenait la madeleine de Proust lorsqu'il la trempait dans le thé de ses jeunes années.

La senteur apparaît comme un indice de reconnaissance et un catalyseur mémoriel tout à fait exceptionnel. En fait, il semble que la mémoire des odeurs soit particulièrement tenace. D'ailleurs, il n'y a à peu près pas de mémoire à court terme en ce qui concerne les odeurs mais bien une mémoire à long terme (Morris, 1986). La

---

1. Dubuc (1992 : 5-6).

mémoire olfactive fonctionne donc différemment des mémoires visuelle et auditive.

> Afin de l'évaluer, on a fait sentir une centaine d'odeurs à un groupe de personnes, qui les ont «apprises» une par une. Un an plus tard, on leur a fait sentir à nouveau les odeurs mémorisées, ainsi qu'un nombre identique de nouvelles odeurs. En même temps, on a réalisé une expérience similaire avec des images, afin d'évaluer la mémoire visuelle des sujets. Les résultats sont frappants : les personnes avaient oublié presque toutes les images au bout de quatre mois, mais se rappelaient encore 60 pour cent des odeurs au bout d'un an[1].

La capacité à reconnaître une odeur après un grand laps de temps est apparemment impressionnante. Toutefois, les scientifiques restent sceptiques devant ceux qui disent pouvoir se rappeler les odeurs à volonté. En fait, lorsqu'on essaye de se remémorer une odeur, c'est une image qui nous vient à l'esprit. Par exemple, si l'on tente de se souvenir de l'odeur du citron, c'est l'image du citron nous qui vient à l'esprit (Dubuc, 1992).

Quoi qu'il en soit, la mémoire des odeurs ne ressemble à aucune autre. L'étude de son fonctionnement reste à élucider, mais déjà quelques données permettent de comprendre pourquoi il en est ainsi. Nous avons vu que les odeurs sont perçues par les cellules sensorielles des fosses nasales, après quoi un signal nerveux est produit et envoyé aux bulbes olfactifs, puis au paléocortex, la région la plus primitive du cerveau.

> C'est dans ces deux structures que la plupart des informations olfactives seraient mémorisées. L'hippocampe et l'amygdale joueraient aussi un rôle dans l'apprentissage de l'odorat et la mémoire olfactive. De plus, des connexions nerveuses lient étroitement le système olfactif à l'ouïe et à la vue. C'est pourquoi, lorsqu'on se remémore une odeur, celle-ci appelle tout le contexte émotionnel dans lequel elle a été perçue[2].

Par ailleurs, si le doute persiste sur le fait que certains puissent se remémorer mentalement des odeurs, il reste à comprendre les

---

1. Dubuc (1992 : 11).
2. Ibid.

hallucinations olfactives courantes chez les schizophrènes de même que les habiletés mentales des chimistes créateurs de parfums qui opèrent de façon strictement intellectuelle.

> Après avoir imaginé une forme olfactive, un thème de parfum, nous inscrivons en colonne sur notre feuille, et de mémoire (c'est-à-dire sans avoir besoin d'en vérifier sensoriellement les odeurs respectives), les noms des produits odorants qui, conjugués esthétiquement dans des proportions que nous choisissons intuitivement, nous paraissent devoir conduire à la forme olfactive que nous avons imaginée[1].

Roudnitska (1980) explique cette habileté créatrice qu'ont les compositeurs de parfums par leur grande capacité à combiner les images mentales emmagasinées dans leur esprit.

> Les images tiennent dans l'olfaction une place très importante puisque la mémoire olfactive suscite les images non consécutives auxquelles le compositeur de parfums fait constamment appel.
> ....
> Dans notre connaissance du monde extérieur, le rôle des images est capital et dans toute activité intellectuelle, leur influence dépasse de beaucoup celle des sensations présentes. Si le rôle des images est considérable dans l'activité mentale, dans l'activité artistique, il est primordial[2].

Qu'il soit possible ou non de se remémorer une odeur mentalement, une exigence demeure : la conceptualisation d'une odeur doit passer par l'imagerie mentale du sujet concerné. Attention toutefois de ne pas confondre souvenirs, représentations imaginatives et sensations présentes. «Le souvenir est le matériau de la mémoire. Il consiste en la conservation d'une image, d'une idée ou d'une impression» (Michaux, 1974).

> La représentation mentale est le prolongement en nous de la sensation, l'image est un souvenir de sensation. On distingue les images consécutives, qui prolongent immédiatement la sensation (...) et les images non

---

1. Crochet (1978).
2. Roudnitska (1980 : 16).

consécutives qui apparaissent spontanément plus ou moins longtemps après la sensation ou bien que l'on évoque volontairement[1].

En fait, l'imagerie «concerne la représentation interne des impressions sensorielles associées à des objets qui ne sont pas physiquement présents» (Fortin et Rousseau, 1989). L'image est en quelque sorte l'étape intermédiaire entre le percept et le concept. Elle est un acte et non pas une chose. L'image mentale ne doit donc pas être vue comme le lieu de la signification, mais bien comme un instrument de figuration de la signification (Denis, 1989).

«L'imagerie représente le phénomène non observable par excellence» (Fortin et Rousseau, 1989). C'est pourtant en tentant de comprendre son fonctionnement que nous pourrons légitimer une signification olfactive dans le visuel publicitaire des parfums, puisque c'est grâce à son accès que peut prendre forme cette signification.

Les modalités perceptives de l'olfactif de l'image publicitaire des parfums

Dès lors qu'on prétend que «l'odorat est le sens de l'imagination» (Le Guérer, 1988) et que «l'amour du parfum s'accompagne d'une capacité mythifiante» (Delbourg-Delphis, 1983), il n'est pas étonnant que les parfumeurs positionnent depuis toujours leurs produits à partir d'une librairie imaginaire extrêmement riche.

Nous avons vu, au deuxième chapitre, qu'à partir de cette librairie imaginaire se profilaient plusieurs marqueurs de l'olfactif dans l'IPP : le flacon, le nom du parfum, la gestuelle des personnages, la couleur, l'ambiance du décor, etc. En partant de quelques-uns des déclencheurs potentiels de «lectures olfactives» dont, bien sûr, l'échantillon de parfum, il est intéressant de simuler des scénarios et de répertorier diverses modalités perceptives de la communication pouvant conduire à une signification olfactive. Toutefois, nous prenons garde de bien spécifier que ce ne sont pas les supports visuels et/ou odorants qui déterminent le genre de signification, mais

---

1. Roudnitska (1980 : 16).

plutôt l'action engendrée par ces éléments déclencheurs sur l'interprète. Ainsi, les exemples proposés ne peuvent être généralisés. Ils ne servent qu'à démontrer les différentes possibilités interprétatives des publicités de parfums.

Du visuel à l'olfaction : la sensation

Dans un premier temps, observons ce qui caractérise la communication olfactive dans le cas d'une lecture visuelle qui mène l'interprète à l'olfaction[1], c'est-à-dire à respirer de mémoire le parfum annoncé. Bien que certains scientifiques restent sceptiques devant le fait que l'on puisse reconstituer en mémoire une odeur (Dubuc, 1992), nous ne pouvons écarter cette possibilité d'autant plus qu'elle fait déjà partie de la littérature sur la communication olfactive des publicités de parfums, comme le démontre le court extrait qui suit.

> Les amateurs peuvent même imaginer ces parfums de grand renom, c'est-à-dire les respirer en mémoire; dans ce cas, il y a communication entre la vue, le nom et l'odorat. Rares sont les produits qui ont acquis une telle dimension culturelle. Les grands parfums signent ainsi une marque, une époque, avant d'être dans l'histoire individuelle le parfum d'un être cher ou d'un événement. Ce phénomène culturel souligne le lien très étroit entre l'odorat et la mémoire[2].

Examinons donc ce qui se produit dans le cas où l'interprète se remémore un parfum de grand renom en voyant une annonce-magazine.

Très schématiquement, apparaît d'abord l'action d'un stimulus visuel qui détermine une excitation, laquelle est traduite en message nerveux puis conduite au cerveau pour être décodée. Même s'il porte sur une sensation, le décodage n'est pas lui-même une sensation. Il est un jugement, une activité de l'esprit qui suit la sensation, soit une perception. Dans le cas présent, ce jugement permettra à l'interprète d'identifier le parfum de grand renom et

---

1. L'olfaction est la fonction par laquelle nous percevons une odeur (Petit Robert).
2. Cornu (1990 : 124).

c'est à partir de ce moment-là qu'il pourra respirer de mémoire ledit parfum.

En psychologie cognitive, on attribuerait ce parcours à deux types de mémoire particuliers. En premier lieu, la mémoire à court terme ou sensorielle qui permet de garder pendant un très court laps de temps l'information sensorielle (la vision de l'image), et la mémoire à long terme dite déclarative qui se subdivise en deux systèmes : la mémoire sémantique, qui contient l'information nécessaire à l'utilisation du langage (décodage du nom du parfum), et la mémoire épisodique qui comprend les souvenirs d'événements et d'expériences personnelles passées (décodage de l'image et rappel de l'odeur).

Le cheminement proposé par la psychologie cognitive est donc celui de la sensation à la perception, à la représentation olfactive, l'existence de l'imagerie olfactive étant reconnue par cette discipline (Fortin et Rousseau, 1989).

Par ailleurs, notons qu'en psychologie cognitive on dissocie difficilement les images mentales visuelles des images mentales relevant d'autres sens. Pour expliquer le phénomène de remémoration du goût ou de l'odeur, on utilise, par exemple, l'expression «mémoire sensorielle» mais cette fois dans une acception différente, soit pour désigner la rétention à long terme des caractéristiques sensorielles d'une stimulation. D'autre part, on donnera au terme «représentation» plusieurs sens. Certains chercheurs diront de la représentation qu'elle se rapporte tantôt à une activité mentale, tantôt aux produits de cette activité, tantôt à l'état de disponibilité des connaissances en mémoire, tantôt à l'état d'actualité du présent cognitif. D'autres associeront toujours la représentation à un traitement de l'esprit, traitement qui s'opère en fonction des caractéristiques physiques des objets perçus ou traitement dirigé par les concepts relevant de connaissances générales.

En dépit de la multiplicité des acceptions assignées au terme «représentation», aucune ne formalise le phénomène qui consiste à respirer de mémoire un parfum déjà connu. Il est difficile d'appeler ce phénomène «représentation» alors qu'il semble s'agir d'une sensation.

Dans son étude phénoménologique, Merleau-Ponty (1945) offre matière à réflexion pour pallier cet inconvénient. Tout d'abord, il stipule que l'étude de la perception passe par la compréhension de la sensation. Il réfute la thèse voulant que la sensation précède la perception et refuse du même coup l'idée de la pensée objective qui repose sur le concept même de «sensation».

> La pure sensation, définie par l'action des stimuli sur notre corps, est l'«effet dernier» de la connaissance, en particulier de la connaissance scientifique, et c'est par une illusion, d'ailleurs naturelle, que nous la mettons au début et la croyons antérieure à la connaissance[1].
> ....
> Puisque la perception est l'initiation au monde et que, comme on l'a dit avec profondeur, il n'y a rien avant elle qui soit esprit[2], nous ne pouvons mettre en elle des relations objectives qui ne sont pas encore constituées à son niveau[3].

La perception une fois comprise comme interprétation, la sensation qui a servi de point de départ est définitivement dépassée nous dit Merleau-Ponty, toute conscience perceptive étant déjà au-delà. Ainsi, «la sensation n'est pas sentie» (Lagneau, 1977) et «la conscience est toujours conscience de l'objet» (Merleau-Ponty, 1945). La sensation étant ainsi remise en question, Merleau-Ponty dira du «pur sentir» qu'il cesse d'avoir place dans le monde objectif. Il définira la «sensation pure» comme l'épreuve d'un état de soi-même. À titre d'exemples, il cite le gris des yeux fermés ou encore les sons qui vibrent dans notre tête. N'est-ce pas un peu ce qui se passe lorsqu'une personne arrive à sentir mentalement un parfum sans que des excitations olfactives extérieures n'aient eu besoin d'être traduites par son cerveau? Mais ce «pur sentir», défini par Merleau-Ponty comme un «choc indifférencié, instantané et ponctuel», nous oblige à renoncer à cette dénomination et à nous en tenir au terme «sensation», puisque le phénomène dont il est ici question a été provoqué par la vue d'un objet extérieur. Rappelons cependant que nous ne pouvons pas parler ici de perception, puisque «le quelque chose perceptif est toujours au milieu d'autre chose, il fait

---

1. Merleau-Ponty (1945 : 46).
2. Merleau-Ponty fait référence à l'ouvrage de Paliard intitulé *L'illusion de Sinnsteden et le problème de l'implication perceptive*, p. 383.
3. Op. cit., p. 297.

toujours partie d'un champ» (Merleau-Ponty, 1945). Or, l'odeur remémorée ne résulte pas d'un stimulus extérieur venant d'être interprété par le sens de l'odorat.

Bien sûr, les stimuli visuels sont à l'origine de ce phénomène de remémoration. Mais, une fois interprétés et transformés en perception, ceux-ci deviennent une manière dont le lecteur est affecté, c'est-à-dire une sensation. Nous pouvons donc penser que la communication olfactive, dans le cas du lecteur qui se remémore mentalement l'odeur du parfum promu, s'effectue selon le parcours suivant : de la stimulation externe (indices visuels), à l'interprétation (association avec bagage culturel, expérience, etc.), à la perception (représentation d'une odeur), à la sensation olfactive (phénomène psychophysiologique interne).

Du visuel à l'olfactif : la construction mentale

Nous avons vu qu'un message visuel peut être interprété de différentes façons. Admettons qu'un lecteur arrive, au vu d'une publicité, à imaginer «olfactivement» un parfum selon le concept olfactif[1] choisi pour positionner le produit. Pour faciliter la compréhension, partons de l'annonce du parfum *Vent Vert* de Pierre Balmain, où tout participe à projeter un concept olfactif «frais et vert». Il faut reconnaître que cette image comporte des signes qui renvoient directement à des données olfactives : le nom du parfum, les grandes herbes vertes, le vent exprimé par l'inclinaison des éléments visuels, la nature et sa couleur vivifiante.

Regardant cette annonce, un lecteur peut donc se représenter assez facilement *Vent Vert* comme un parfum avec une note verte (fougère, fleuri vert ou chypre vert). C'est presque par automatisme qu'il aboutira à cette interprétation. En réalité, il ne fait que décrypter le message du locuteur et, comme l'explique Roudnitska, un sujet qui n'a qu'à se rappeler des odeurs a recours à son imagination reproductrice et non pas à son imagination active. Il n'a pas à créer. Certes, son esprit actif construit constamment, mais c'est

---

1. L'olfactif définit tout ce qui est relatif à l'odorat (Petit Robert).
   Le concept olfactif correspond à la représentation mentale abstraite d'une odeur (Roudnitska, 1980).

par le glissement d'une idée vers une autre que cela se produit. Autrement dit, on ne constate aucun saut entre l'ancien et le nouveau.

Par ailleurs, il est clair que deux interprètes n'observeront pas en même temps, ni de la même façon les signes plastiques ou iconiques de la publicité. Toutefois, en faisant l'inventaire de la description imagée de l'odeur promue et en partant du principe que le créateur publicitaire a tenu compte de la compétence de ses lecteurs, nous pouvons penser que ces derniers pourront aboutir à des représentations assez proches les unes des autres et, en l'occurrence, assez voisines de celle de l'annonceur qui a pris soin d'imaginer son texte visuel pour une clientèle capable de l'actualiser. Après tout, «prévoir son lecteur modèle ne signifie pas uniquement espérer qu'il existe, cela signifie aussi agir sur le texte de façon à le construire»[1].

Le lecteur qui parvient à s'expliquer l'odeur du parfum dans le même sens que celui de l'annonceur, interprète en quelque sorte la publicité suivant le parcours prévu, soit de la stimulation visuelle, à la perception, à la représentation.

Du visuel à l'olfactif : la création

Spécifions encore une fois que ce n'est pas l'image publicitaire qui détermine la nature de la signification olfactive, mais bien l'interprétation qu'en fera le lecteur. Par exemple, un amateur de parfum ou encore un connaisseur en design de la mode n'interprétera pas l'image de la même façon qu'un néophyte. Rappelons également que le concept olfactif exploité dans l'image n'entretient pas nécessairement de lien analogique avec l'odeur réelle du parfum.

Cela dit, qu'en est-il du lecteur qui se retrouve face à une publicité proposant une senteur absolument nouvelle, sans référence naturelle (citron, lilas, lavande, rose, etc.)?

Encore une fois, la pensée en fonction, le lecteur pourra traiter les informations reçues et les associer à des sensations déjà emmagasinées. À cette étape et suivant les stratégies exploitées par l'annonceur, il sera probablement en mesure de coupler le parfum à un style (classique, fantaisiste, etc.), à une ambiance (reposante, intime,

---

1. Eco (1979 : 72).

sociale, etc.), à une manière d'être (romantique, sensuelle, aventurière, etc.).

Suivant les besoins de son activité mentale, il pourra, en puisant dans l'immense réserve des combinaisons accumulées ou possibles, édifier de nouvelles structures et ainsi imaginer une odeur tout à fait originale. En fait, cette «odeur imaginée» est une pure création de l'esprit. Elle n'a non seulement aucun référent réel mais, plus encore, elle n'a aucun référent dans la réalité de chacun, la réalité étant constituée de tous les outils conceptuels communs susceptibles de décrire le réel, ce que l'on appelle le «symbolique» (Deshaies, 1992). Elle dénote donc une discontinuité dans le processus mental, un saut entre l'ancien et le nouveau. Elle est innovation. Dans un tel cas, la signification olfactive se distingue par son caractère créatif.

De l'odeur à l'image de marque : la perception

La publicité, dans sa volonté de créer rapidement une image de marque à un parfum, utilise depuis quelques années une nouvelle technologie d'impression qui permet de recourir à des échantillons parfumés[1]. Non seulement les publicitaires choisissent-ils de laisser une empreinte visuelle du parfum mais également une empreinte olfactive. Mais, dans ce cas, que se produit-il au juste dans la tête du lecteur? Trois scénarios sont possibles.

Premier scénario : le lecteur peut ne pas porter attention à l'échantillon parfumé et interpréter uniquement le visuel publicitaire. Deuxième scénario : il peut choisir de s'attarder sur l'image et ensuite, sentir l'échantillon. Troisième scénario : il peut vite regarder l'image, sentir l'échantillon puis revenir à l'image.

Éliminons le premier scénario puisqu'il relève uniquement de la perception visuelle et intéressons-nous aux deux autres possibilités qui ajoutent une dimension sensorielle liée à l'odorat.

Comme l'explique Geneviève Cornu,

---

1. Inventées à la 3M il y a une dizaine d'années, les bandes aromatiques contiennent de microscopiques boules de parfum. Vous grattez ou déchirez le revêtement et les boules sont éventrées. Le premier parfum à se prévaloir de cette technologie dans la publicité a été *Giorgio* (Ackerman, 1990).

> Lorsque je respire un parfum, le premier moment est une sensation, c'est-à-dire un phénomène physiologique à base de neurones et de molécules. La sensation suscite immédiatement mon imagination; je vais imaginer au moyen d'images mentales : ce sont les souvenirs personnels (un paysage, une personne...), les images transmises par la culture (souvenirs de l'histoire, de la géographie, d'images scientifiques, cinématographiques...) ou par la publicité elle-même (îles, bois, Orient...).
> ....
> On constate que le parfum qui était tout d'abord une sensation est devenue une perception[1].

Il serait donc fort légitime de penser qu'un lecteur, investi par les images de rêve que lui propose l'IPP, associe d'emblée ces images à l'odeur suggérée. Sa perception de l'odeur reposera moins sur son imagerie mentale que sur celle du créateur publicitaire. Autrement dit, il n'aura pas besoin d'accrocher ses propres images à la sensation puisqu'on lui en proposera d'autres «façonnées d'avance». Il n'aura pas besoin non plus de se faire une idée de l'odeur à partir du visuel et d'accrocher ses propres images olfactives puisqu'il sentira le parfum grâce à l'échantillon.

Même à partir de publicités ostentatoires où seul le flacon est mis en valeur, nous devrions retrouver ce même phénomène, à moins bien sûr, que la forme du flacon et le nom du parfum ne puissent guider l'imagerie mentale de l'interprète.

Finalement, que le lecteur choisisse de «regarder l'image avant de sentir l'échantillon» ou de «sentir l'échantillon avant d'examiner l'illustration», une chose demeure : la perception résultant du premier choix influencera la perception résultant du deuxième choix, car à chaque interprétation le lecteur acquiert de nouvelles connaissances qui servent de références aux futures interprétations.

○ ○ ○

En accord avec le fonctionnement physiologique des sens de la vue et de l'odorat, nous avons tenté de dégager les opérations par lesquelles un lecteur pouvait percevoir une publicité de parfum.

---

1. Cornu (1990 : 117).

Cette démarche a permis de rendre compte qu'il existe plusieurs modalités perceptuelles pouvant conduire à une signification de type olfactif et que la nature même de cette signification pouvait varier considérablement.

Par exemple, pour un lecteur amateur de parfum capable de respirer de mémoire l'odeur du parfum annoncé, il pourrait s'agir d'une sensation[1] alors que pour un lecteur novice dans le domaine de la parfumerie, la signification olfactive pourrait prendre la forme d'une représentation mentale résultant d'une construction ou d'une création de l'esprit. Finalement, dans le cas des publicités odoriférantes et pour un lecteur qui respire pour la première fois l'odeur promue, la signification olfactive prendrait plutôt l'allure d'une perception, davantage alimentée par l'imagerie mentale du créateur publicitaire que par sa propre imagerie.

Ce ne sont là que quelques scénarios servant à démontrer la multitude des parcours interprétatifs et à répertorier quatre formes de significations olfactives pouvant en résulter : la sensation, la construction normative, la création et la perception.

Compte tenu des multiples modalités interprétatives, il incombe désormais d'étudier l'olfactif en vertu de l'action de l'IPP sur le lecteur et d'accorder cette visée avec une théorie de la perception. Cette théorie devra respecter l'hétérogénéité des lectures olfactives, tenir compte de l'aspect temporel dans le processus interprétatif de l'olfactif, admettre un monde référentiel non prédéterminé et répondre de l'acquisition de nouvelles connaissances à partir de soi.

---

1. Le mot «sensation» est ici utilisé dans le sens défini par Merleau-Ponty (1945), c'est-à-dire, non pas comme «l'action des stimuli sur notre corps» mais «la manière dont je suis affecté(e)», l'état de moi-même.

Références bibliographiques

ACKERMAN, Diane (1991), *Le livre des sens*, Paris, Grasset et Fasquelle, 373 p.

BOUSSIAC, Paul (1986), «*Iconicity and Pertinence*» in *Toronto Semiotic Circle Prepublication series*, no 1, Victoria, Victoria University, 636 p.

CORNU, Geveniève (1990), *Sémiologie de l'image dans la publicité*, Paris, Les éditions d'Organisation, 158 p.

COSSETTE, Claude (1975), «La sémiologie de l'image fonctionnelle» dans *Communication de masse et consommation de masse*, Sillery, Les éditions Boréal, 365 p.

CROCHET, Jean-Louis (1978), «La protection des compositions de parfumerie par le droit d'auteur» dans *Parfums, cosmétiques, arômes*, no 23, septembre-octobre 1978. Conférence aux Journées olfactives de Barcelone.

DELBOURG-DELPHIS, Marylène (1983), *Le sillage des élégantes, un siècle d'histoire des parfums*, Poitiers, Les éditions J.-C. Lattès, 241 p.

DENIS, Michel (1989), *Image et cognition*, Paris, Presses universitaires de France, 281 p.

DESHAIES, Bruno (1992), *Méthodologie de la recherche en sciences humaines*, Laval, Les éditions Beauchemin ltée, 400 p.

DUBUC, Michelle (1992), *L'odorat*, Montréal, Société pour la promotion de la science et de la technologie, ministère de l'Enseignement supérieur et de la Science, pp. 4-13.

ECO, Umberto (1972), *La structure absente*, Paris, Mercure de France, 447 p.

ECO, Umberto (1985), *Lector in fabula, ou la Coopération interprétative dans les textes narratifs*, Paris, Les éditions Bernard Grasset, 315 p.

FORTIN, Claudette et Robert ROUSSEAU (1989), *Psychologie cognitive, une approche du traitement de l'information*, Québec, Presses de l'Université du Québec, 382 p.

FRANSCASTEL, Pierre (1983), *L'image, la vision, l'imagination*, Paris, Les éditions Denoël-Gonthier, 248 p.

FRISBY, John P. (1981), *De l'oeil à la vision*, Paris, Fernand Nathan éditeur, 160 p.

GIBBONS, Boyd (1986), «*The Intimate Sense of Smell*» dans *National Geographic*, Septembre 86, pp. 324-344.

GIBSON, J. (1968), «Perception picturale» dans *Signe, image, symbole*, Bruxelles, Les éditions de la Connaissance.

GOUDOT-PERROT, Andrée (1990), *L'homme sensoriel ou la physiologie des sensations*, Paris, Honoré Champion éditeur, 122 p.

GROULX, Michel (1991), *La vision*, Montréal, Société pour la promotion de la science et de la technologie, ministère de l'Enseignement supérieur et de la Science, pp. 4-13.

GUIRAUD, Pierre (1966), *La sémantique*, Paris, Presses universitaires de France, Que sais-je, 126 p.

LAGNEAU, Gérard (1977), *La sociologie de la publicité*, Paris, Presses universitaires de France, Que sais-je, 125 p.

LE GUÉRER, Annick (1988), *Les pouvoirs de l'odeur*, Paris, Les éditions François Bourin, 307 p.

MERLEAU-PONTY, Maurice (1945), *Phénoménologie de la perception*, Paris, Les éditions Gallimard, 521 p.

MICHAUX, Léon (1974), *La mémoire*, Paris, Les éditions Hachette, Collection Télos, 147 p.

MORRIS, Edwin T. (1986), *Fragrance*, New York, Ed. Scribner's.

PIAGET, Jean et P. FRAISSE, E. VURPILLOT, R. FRANCES (1967), *Traité de psychologie expérimentale VI : la perception*, Paris, Presses universitaires de France, 236 p.

ROUDNITSKA, Edmond (1980), *Le parfum*, Paris, Presses universitaires de France, Que sais-je, 127 p.

SERRES, Michel (1985), *Les cinq sens*, Paris, Les éditions Grasset, 381 p.

STRAUSS, Erwin (1989, c1935), *Du sens des sens*, Grenoble, Les éditions Jérôme Millon, 643 p.

THEVENAZ, Pierre (1966), *De Husserl à Merleau-Ponty*, Neufchatel, Les éditions de La Baconnière, Être et penser, Cahiers de philosophie, 115 p.

Troisième partie

LA LECTURE OLFACTIVE

    Cette troisième partie s'applique à reconnaître théoriquement le phénomène olfactif de l'image publicitaire des parfums. Elle est formée de quatre chapitres lesquels constituent l'essentiel de ce livre.
    Dans le premier chapitre, le phénomène est légitimé à partir d'une théorie de la perception. Dans le deuxième, il l'est sur le plan sémantique.
    Une fois traduit en signes, le phénomène olfactif est compris dans son acception d'acte communicationnel pour finalement être particularisé en fonction de ses divers modes d'émergence.

Chapitre 6

La perception de l'olfactif

Ce chapitre vise à légitimer le phénomène olfactif de l'image publicitaire des parfums (IPP) sur le plan perceptuel. Il propose une théorie explicative qui rencontre les exigences énumérées au chapitre précédent.

Dans un premier temps, nous dressons un tableau récapitulatif des plus importantes théories de la perception afin de faire ressortir leurs fondements et leurs limites respectives. Cette démarche permet de cheminer vers une théorie de la perception conciliable avec nos objectifs. Après avoir expliqué la théorie retenue, nous démontrons sa capacité à pouvoir traiter notre objet d'étude.

Les courants théoriques de la perception et leurs limites

Si nous remontons jusqu'à l'antiquité et notamment à Aristote, nous remarquons que la perception était fondée sur un monde divisé en deux parties : le monde de l'esprit et le monde hors de l'esprit[1]. Avec la pensée cartésienne, on parlera plutôt de l'homme qui perçoit et d'un monde extérieur qui est perçu en ajoutant que la sensation doit précéder la perception. Par la suite, de l'action physiologique essentiellement figurative de la perception va naître le terme «conception» utilisé pour décrire le résultat d'une activité intellectuelle.

Plus tard, l'empirisme anglais mettra l'accent sur les données sensorielles. Avec John Locke[2] et Stuart Mill[3] sera avancée une

---

1. Aristote, *Premiers analytiques*, Traduit par J. Tricot, Paris, Vrin, 1947.
2. John Locke, *An Essay Concerning Human Understanding*, Londres, George Routledge and Sons, 1690.
3. John Stuart Mill, *A system of Logic*, Londres, George Routledge and Sons, 1843.

théorie associationniste fondée sur la sensation. Puis, une grande révolution américaine fera passer le problème de la connaissance par l'intuition à la connaissance par l'action. Reposant sur la psychologie du stimuli-réponse, le behaviorisme entraînera alors avec lui un mouvement important : le pragmatisme.

La psychologie moderne serait une réaction à la psychologie empiriste et behavioriste. C'est John Dewey qui sera le premier à réellement critiquer ce mouvement en remettant en question la notion d'«acte réflexe» (Deledalle, 1990).

En fait, pour Dewey, la sensation n'est pas première. C'est l'acte qui est premier (p. ex., l'acte de voir). Dewey distingue deux niveaux dans l'acte : l'acte global et l'acte précis où la sensation est liée. Fait important à noter, l'acte global dépend directement du contexte (p. ex., un même bruit est différent selon qu'on chasse ou qu'on lise).

Wolfgang Köhler, cofondateur du gestaltisme, contestera lui aussi le behaviorisme. Il opposera un modèle dynamique au modèle mécaniste en mettant l'accent sur le rôle actif dans la perception. Selon Köhler, nous ne saisissons pas les formes mais quelque chose de concret (Katz, 1955). En somme, les structures sont en nous. Quant à la forme, elle est «une unité concrète, individuelle et caractéristique existant comme une entité détachée et ayant une forme pour l'un de ses attributs». En fait, la gestaltthéorie est une conception réaliste de la connaissance (Rainville, 1988).

Mais comme le fait remarquer Deledalle[1], si la forme de Köhler n'est pas une propriété des choses, comment cette entité concrète et caractéristique des choses peut-elle s'expliquer? Ou elle est caractéristique des choses ou bien elle est simplement une production de l'esprit?

La première réponse semble avoir été fournie par Wittgenstein. En faisant une distinction entre le passage de la perception à la reconnaissance, ce dernier tient compte de la «notion temporelle» (Deledalle, 1990). Il parle, en effet, de l'aspect «a-disposition» dans

---

1. Questionnement soulevé par Gérard Deledalle lors d'une conférence donnée le 21 novembre 1991, à l'Université du Québec à Montréal, dans le cadre d'un séminaire offert aux étudiants en doctorat de sémiologie.

la reconnaissance des choses, mais surtout fait la distinction entre la vue des objets et la vue des relations.

Malheureusement, toute la logique de Wittgenstein sera soutenue par une «logique de l'objet», plus précisément par une «logique du langage»[1], plutôt que par une «logique de ce qui permet d'entrer en relation avec l'objet». Or, «comme tout langage a ses limites» (Deledalle, 1990), Wittgenstein dira que «les constantes logiques ne sont les représentants de rien» et que «pour la logique des faits il n'y a pas de représentant possible»[2]. En même temps qu'il reconnaîtra que l'on puisse soutenir deux réalités, Wittgenstein ne pourra exprimer clairement pourquoi il en est ainsi.

La réponse à l'interrogation de Köhler (la forme est-elle caractéristique des choses ou produit de l'esprit?) et la réplique à la question de Wittgenstein (comment expliquer deux réalités visuelles?) pourraient nous aider à comprendre la perception du signe olfactif de l'image publicitaire des parfums. Rappelons que le signe olfactif n'est pas toujours caractéristique des choses ni uniquement produit de l'esprit et que la signification olfactive peut prendre plusieurs formes, donc proposer plusieurs réalités pour une même image de parfum.

La clé des réponses recherchées peut nous être donnée par Charles Sanders Peirce.

La perception chez Charles S. Peirce

Chez Peirce, «c'est dès le niveau de la perception que se joue l'activité intellectuelle» (Chenu, 1984). Il n'y a donc pas de perception immédiate des objets, mais plutôt une conception des objets. C'est dire qu'il n'est pas question de nature intuitive en ce qui a trait à la connaissance sensorielle dans la perception, mais bien d'une interprétation de ce que nous recevons de l'extérieur. Peirce considère, par exemple, que

---

1. N'importe quel langage, le français ou l'algèbre.
2. Ludwig J. Wittgenstein (*Tractatus logico-philosophicus*) cité par Lock (1992 : 8-9).

la perception de l'espace n'a pas à être expliquée autrement que comme une conception, qui permet de ramener à l'ordre et à la simplicité, la multiplicité et la complication presqu'inconcevable des impressions sensibles produites par l'excitation des terminaisons nerveuses[1].

Peirce adopte ainsi une position anticartésienne puisqu'il avance que tout acte mental, cognitif qui vise à connaître l'univers n'a jamais un rapport de transparence avec la chose qu'il veut connaître. Le sujet ne domine plus la pensée, il est dans la pensée (Fisette, 1990). Il s'agit là d'une approche contraire à la thèse cartésienne où l'esprit accède à la vérité grâce à l'intuition. Avec Peirce, le savoir est pensé comme une recherche, ce qui oblige à retenir les principes de faillibilité et de continuité.

Ainsi, la connaissance ne part plus du vide, elle ne peut prendre forme qu'à partir de connaissances pré-existantes. La pensée ne commence donc jamais à zéro. Elle est un flux qui entre dans un flux de pensées déjà existant. Pour Peirce, ce flux de la pensée, c'est-à-dire l'interdépendance entre les différentes pensées, est un flux rythmé par une cadence logique. En fait, la connection des différents points de cette pensée est une logique fondée sur l'hypothèse. Pour bien saisir cette logique, tentons d'abord d'en comprendre les fondements.

La phanéroscopie

Pour expliquer comment l'être humain vit tout phénomène, Charles Sanders Peirce élabore une théorie qui met en relation trois termes appartenant à des modes d'être fondamentaux. Selon Peirce, trois catégories de «phanérons» suffisent à rendre compte de toute l'expérience humaine. Par phanéron (du grec «phanein» = apparaître et «phanero» = ce qui brille), l'auteur entend

---

1. Charles S. Peirce (C.P. 5.219). La notation décimale fait référence aux écrits compilés dans les *Collected Papers* par C. Hartshorne et P. Weiss (1931-35) pour les Tomes 1 à 6, et par W. Burks (1958) (Harvard University Press) pour les Tomes 7 et 8. Les références sont présentées de la façon suivante : le premier chiffre indique le numéro du volume et le nombre suivant indique le paragraphe.

la totalité collective de tout ce qui de quelque manière et en quelque sens que ce soit, est présent à l'esprit, sans considérer aucunement si cela correspond à quelque chose de réel ou non[1].

Autrement dit, un «phanéron» est tout ce qui peut apparaître à l'esprit qui correspond à quelque chose de réel ou non. Ce concept ressemble à celui d'une idée, mais Peirce (C.P. 1.285) ne retient pas ce mot parce qu'il est employé par les philosophes anglais dans un autre sens (psychologique) impropre à son dessein.

À partir de la définition du «phanéron», Peirce a élaboré une théorie pouvant s'appliquer à tout genre de phénomène. Pour comprendre un phénomène, écrira-t-il, il convient de recourir à trois démarches : l'observation, la discrimination et la généralisation. Ce principe est à la base même de sa théorie phanéroscopique.

Pour Peirce, il existe trois modes d'être. «Ce sont l'être de la possibilité qualitative positive, l'être du fait actuel et l'être de la loi qui gouvernera les faits dans le futur» (C.P. 1.287). La phanéroscopie[2] distingue donc trois catégories fondamentales de phénomènes : la priméité (*firstness*), la secondéité (*secondness*) et la tiercéité (*thirdness*)[3]. Afin de mieux saisir la définition de ces trois catégories, soulignons que celles-ci correspondent à trois aspects de l'expérience humaine. «À la priméité correspond la vie émotionnelle; à la secondéité, la vie pratique; et à la tiercéité, la vie intellectuelle» (Everaert-Desmedt, 1990).

Mais examinons de façon plus spécifique, comment Peirce conçoit ces trois catégories qui serviront à saisir la pensée, c'est-à-dire le «signe», comme nous le verrons plus loin dans ce livre (voir fig. 6.1).

---

1. Charles S. Peirce (C.P. 1. 284), *Écrits sur le signe*, rassemblés, traduits et commentés par Gérard Deledalle (1978 : 67).
2. «Ou phénoménologie. C'est en 1904 que Peirce (1839-1914) substituera phanéroscopie à phénoménologie» (*Écrits sur le signe*, p. 67).
   Phénoménologie : philosophie descriptive de l'expérience (Calvet de Magalhaes, 1981).
3. Les noms des catégories viennent de la conception kantienne de la logique laquelle repose sur le raisonnement mathématique (Deledalle, 1990).

138   L'image publicitaire des parfums

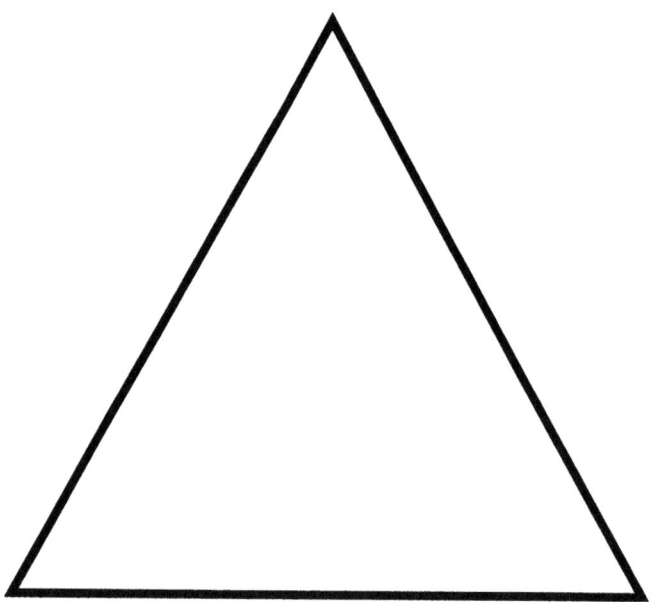

Figure 6.1   Catégories phanéroscopiques de Peirce

La priméité est le mode d'être qui consiste dans le fait qu'un sujet est positivement tel qu'il est, sans considération de quoi que ce soit d'autre. Un exemple :

> le mode d'être une rougéité, avant que quelque chose dans l'univers fut rouge était néanmoins une possibilité qualitative positive. Et la rougéité en soi, même si elle est incarnée, est quelque chose de positif et de *sui generis* (C.P. 1.25).

En fait, la priméité est une potentialité abstraite. C'est la catégorie de la condition d'émergence d'un phénomène, la catégorie de «la qualité, du sentiment : qualités sensorielles comme une odeur, un goût, un son, une couleur, une matière» (Everaert-Desmedt, 1990).

La secondéité est le mode d'être de l'existence individuelle, du fait tel qu'il est, de la réaction. «C'est la catégorie du réel, (...) de l'expérience, (...) de l'existence d'une chose, d'un événement, d'une idée, d'une situation, ou d'un rêve dont nous prenons conscience» (Fisette, 1990). C'est la catégorie du singulier, de ce qui se produit en un lieu et un temps précis.

La secondéité implique la priméité, puisque l'être de la possibilité va s'actualiser dans un objet ou un événement.

La tiercéité est le mode d'être qui permet à un phénomène d'être généralisé. C'est la médiation par quoi un premier (une possibilité) et un second (une réalité) sont mis en relation. C'est la catégorie de la «représentation», de la culture et du langage, de la pensée et de la loi.

La tiercéité comprend la secondéité et la priméité. Comme elle est l'être de la convention, de la règle, elle comprend forcément les faits qui régissent cette règle et les qualités qui caractérisent les faits.

Le jugement perceptuel et la connaissance

La phanéroscopie énoncée par Peirce est, en fait, une classification conceptuelle des phénomènes. Le phanéron doit donc être distingué du percept, c'est-à-dire de l'objet de la perception. Alors que le percept a une existence qui lui est propre, le phanéron prend forme uniquement en présence du percept.

Le percept est ce qui nous apparaît comme brutalement imposé. Il apparaît forcément sous un aspect physique. Le percept ne peut ainsi être constitué que de deux sortes d'éléments, ceux de la priméité et ceux de la secondéité (C.P. 7.630). Pour qu'il y ait «représentation», il faut qu'il y ait jugement perceptuel. C'est dire que l'idée de «représentation» est un élément de tiercéité, ce qui implique l'idée de déterminer une chose et de réréfer à une chose.

Pour Peirce, toute connaissance comporte deux éléments :

> quelque chose qui est représenté — ce dont nous avons conscience — et quelqu'action ou passion du soi par quoi s'accomplit la représentation, c'est-à-dire un élément objectif et un élément subjectif[1].

Aussi, «la présence d'un percept dans la conscience ne constitue pas un acte de connaissance» (Deledalle, 1990).

Le réalisme peircien «s'attache à admettre l'irréductibilité de l'indétermination à l'oeuvre dans la connaissance» (Tiercelin, 1993). Ce réalisme se définit comme «ce qui est immédiatement fatal à l'idée d'une chose existant indépendamment de toute relation que l'esprit peut avoir» et, comme «le refus d'envisager la connaissance comme le réel sous l'angle de quelque chose d'absolument déterminé» (Tiercelin, 1993).

Toutes les théories avancées par Peirce, c'est-à-dire le rejet de l'intuition, la critique du cartésianisme, sa théorie de l'induction, sa sémiotique se commandent les unes les autres et ont toutes en leur centre l'idée d'un *process of learning* (Chenu, 1984), d'un processus d'apprentissage sans début ni fin auquel l'être humain est assujetti.

Trois particularités viennent ainsi marquer la connaissance chez Peirce. Premièrement, elle est issue d'une logique qui prend racine dans le principe social (C.P., 2.654), deuxièmement, elle découle toujours d'un processus réparti temporellement et, troisièmement, elle reste toujours liée à l'extérieur, même si elle peut émaner de soi. Par exemple, Peirce traite les faits, généralement considérés internes, comme des connaissances induites par soi-même mais inférées par l'extérieur. Ainsi, la colère ou toute autre émotion est vue comme une certaine qualité du monde, non comme un état

---

1. Chenu (1984 : 101).

personnel. «L'attribution de l'émotion résulte d'une inférence, à partir de la reconnaissance de ce que cette façon de voir le monde a de circonstantiel et de singulier» (Chenu, 1984).

Chez Peirce, la connaissance s'acquiert en avançant des hypothèses. Devant une quantité énorme de solutions possibles, l'esprit opère des sauts cognitifs et s'arrête, par instinct, à un critère de plausibilité, une sorte d'«*insight*» (Carontini, 1988). L'induction n'est plus première. C'est l'abduction qui est le point de départ en postulant une potentialité de cas ou de règle et c'est elle qui, à différents degrés[1], vient caractériser l'arrêt interprétatif. Pour bien saisir en quoi consiste l'abduction, comparons-la aux inférences plus connues : la déduction et l'induction.

La déduction consiste à appliquer une règle générale à un cas particulier et à obtenir un résultat. Cette structure de raisonnement s'inscrit à l'intérieur d'un mécanisme de pensée infaillible où la connaissance ne se produit qu'à partir de connaissances préalables. C'est ce qui se passe lorsqu'un lecteur décode le message olfactif du publicitaire. En fait, en analysant ce qui se trouve dans les prémisses visuelles, le lecteur aboutit à une conclusion. La logique de la pensée déductive est d'ordre analytique et la connaissance qui en résulte, solide. Ajoutons que la déduction appartient à la tiercéité, puisqu'elle applique une règle générale.

Avec l'induction, c'est l'inverse qui se produit. Nous partons d'un cas pour en faire une généralité. L'induction est un mode expérimental qui oblige à analyser un certain nombre de cas afin de dégager des caractéristiques communes susceptibles d'aboutir à une règle.

Par exemple, la lecture de plus de 300 IPP a permis d'avancer que la publicité des parfums féminins privilégiait des scènes intérieures, alors que celle des parfums masculins favorisait des scènes extérieures. Avant d'en arriver à cette conclusion, il a fallu constater le phénomène puis en vérifier la fréquence. Suivant les trois catégories peirciennes pouvant rendre compte de l'expérience

---

1. Les degrés d'abduction affectant le résultat d'une interprétation seront abordés au huitième chapitre portant sur la structure communicationnelle du signe olfactif.

humaine, «l'induction est seconde, dans la mesure où son point de départ est un cas individuel, une réalisation particulière» (Fisette, 1990).

L'abduction consiste à partir d'un résultat, à en proposer une règle explicative, à en obtenir un cas et à généraliser la règle en vérifiant si celle-ci s'applique à d'autres cas. En fait, nous allons du conséquent à l'antécédent, de l'effet à la cause sachant que l'effet peut avoir plusieurs causes.

«L'abduction est toujours un risque puisqu'elle ne repose pas sur une opération logique rigoureuse» (Everaert-Desmedt, 1990). Prenons l'exemple d'un lecteur qui tente de comprendre le message olfactif d'une publicité comme celle de *Tribù*. L'image, détachée de sa fonction référentielle, surprend le lecteur. Devant l'inconfort ressenti, celui-ci se sent obligé de formuler une hypothèse explicative. Son sentiment se transforme alors en pensée. Le lecteur met ensuite son hypothèse à l'épreuve en vérifiant si elle peut être falsifiée par quelque marque de l'IPP. Une fois retenue, l'hypothèse devient un cas.

Le syllogisme abductif comprend quatre phases :

- l'étonnement devant un fait;
- la formulation d'une hypothèse explicative;
- l'application de l'hypothèse;
- la reconnaissance d'un résultat comme cas d'une règle postulée.

L'abduction ne part pas d'une hypothèse, mais tente d'y parvenir. Non seulement est-elle nécessaire à l'inférence, mais elle en est le fondement (*ground*). À l'origine de toute opération de l'esprit, l'abduction appartient au domaine de la possibilité, de la priméité.

Alors que l'induction et la déduction supposent une règle et un cas, l'abduction naît de ce qui surprend. Elle est donc le seul mode de raisonnement qui apporte vraiment une connaissance. Cette connaissance est faillible, certes, mais nouvelle (Proni, 1981).

Recours à la théorie peircienne pour comprendre la perception de l'olfactif par l'intermédiaire de l'image

La thèse peircienne privilégie le concept de l'action plutôt que celui de la représentation, admet un monde existant non déterminé puisqu'en évolution, tient compte de l'aspect temporel via le processus interprétatif et reconnaît la possibilité d'acquérir des connaissances sur une base hypothétique.

En résumé, elle peut nous aider à expliquer toutes les modalités perceptuelles qui peuvent résulter des différentes possibilités de lecture d'une publicité de parfum.

Pour nous en convaincre, abordons plus en détail les scénarios élaborés au chapitre précédent en mettant l'accent sur leur problématique.

Premier scénario : la lecture qui conduit à une sensation

Si nous admettons qu'un amateur de parfum peut respirer de mémoire une fragrance déjà sentie, nous devons reconnaître que la vue d'une publicité d'un parfum de renom puisse déclencher chez un tel interprète une sensation olfactive. Se pose alors le problème de définir cette sensation en termes de phénomène perceptuel. Comme la perception est toujours fonction d'un monde perçu et que la sensation olfactive dont il est ici question ne résulte pas d'une source extérieure odorante, il s'avère inapproprié de partir des différentes acceptions assignées au terme «représentation».

La théorie élaborée par Charles Sanders Peirce offre une solution intéressante pour pallier cet inconvénient. Conformément à la catégorisation phanéroscopique, il est possible de substituer au terme «représentation» celui de «phanéron» lequel, rappelons-le brièvement, est défini comme tout ce qui peut apparaître à l'esprit et qui correspond à quelque chose de réel ou non. En partant des définitions de l'auteur, le phénomène précité pourrait se justifier par un phanéron appartenant à la première catégorie.

Le lecteur qui réussit à respirer de mémoire le parfum annoncé maîtrise nécessairement les codes iconiques et/ou scripturaires de l'IPP. En fait, c'est à travers les filtres de la tiercéité (le nom du parfum ou le flacon-logotype) qu'il accède à la secondéité (souvenir de l'expérimentation de l'odeur) et à la priméité (rappel de la sensation olfactive). La reconnaissance de la marque d'un parfum d'après des indices visuels (flacon et/ou nom) exige qu'il ait été mis en contact avec ce parfum plus d'une fois, qu'il en ait mémorisé toutes les qualités odoriférantes et qu'il soit resté sensible à la potentialité abstraite des qualités olfactives de ce parfum.

Deuxième scénario : la lecture qui conduit à une conceptualisation normative

Dans le cas d'une lecture qui permet d'imaginer le même concept olfactif que celui souhaité par le publicitaire, un problème se pose lorsqu'il s'agit d'expliquer le renvoi olfactif des énoncés qui ne décrivent pas nécessairement l'odeur.

C'est ici que la théorie peircienne intervient de façon fondamentale. Parce qu'elle conduit l'interprète de la perception à l'action, par le biais de la pensée, cette thèse rend possible l'émergence, au cours du processus interprétatif déclenché par un percept (l'IPP), d'une idée (phanéron) pouvant initier à son tour une interprétation susceptible de mener à une signification de nature olfactive.

Ainsi, un lecteur peut concevoir «olfactivement» un parfum dans le même sens que celui souhaité par le publicitaire si d'une part, l'IPP offre suffisamment d'indices communs au locuteur et au lecteur, et si, d'autre part, le lecteur en question s'engage dans une action interprétative.

Par exemple, la publicité du parfum *Eternity* pour femme de Calvin Klein, avec ses personnages romantiques (mère et fille enlacées et somnolant après la baignade), son paysage marin (vent, cheveux mouillés et parsemés de grains de sable) et sa tonalité en noir et blanc (effet qui atténue la perception des notes odoriférantes), offre suffisamment d'indices pour évoquer un concept aux notes délicates. Même en positionnant *Eternity* d'après un style — un *look* —, le publicitaire procède à une sélection sémique liée à son expérience olfactive. Cette expérience, cristallisée dans l'image, peut, comme dans ce cas-ci, être partagée par une grande majorité de personnes. Il suffit alors qu'un lecteur possède sensiblement la même expérience olfactive que le publicitaire pour que la scène de genre décrite plus haut lui rappelle des souvenirs de vacances qui déclencheront, à leur tour, une interprétation pouvant cheminer vers un concept olfactif aux notes délicates.

La thèse peircienne soutient qu'il n'existe pas de production de signification en dehors de la pragmatique, c'est-à-dire d'une action dans un contexte. La signification dépend en fait de l'action du percept sur l'interprète. Grâce à ce principe, l'interprétation olfactive «normative» d'un parfum peut être validée sans qu'il soit nécessaire de recourir à la notion de codes olfactifs ou de système d'équivalence dans l'IPP.

Troisième scénario : la lecture qui conduit à une conceptualisation créative

Le troisième scénario proposé est celui d'une lecture qui mène à une conceptualisation créative du parfum. Cette lecture échappe à la volonté du publicitaire soit parce qu'elle n'a pas été prévue par celui-ci, soit parce qu'elle converge vers un sens olfactif différent de celui qu'il espérait ou soit parce qu'elle fait partie d'une stratégie laissant au lecteur le soin d'imaginer une odeur sur mesure.

De la même façon que dans le cas précédent, le lecteur réussit à se faire une idée de l'odeur du parfum sans l'avoir sentie au préalable, sauf qu'il le fait à partir d'indices faibles comme nous le verrons plus loin.

Dans les deux cas, un problème théorique d'ordre perceptuel se pose. Il touche la référenciation à l'objet de la réalité. En effet, comment pouvons-nous parler de la représentation d'une odeur à partir d'une image sans jamais l'avoir expérimentée?

Dans le deuxième scénario, l'idée olfactive construite par le lecteur rejoint celle qui a inspiré le publicitaire. Par conséquent, cette idée correspond à une certaine réalité olfactive commune aux deux protagonistes. En fait, l'odeur explicitée visuellement n'entretient pas nécessairement de lien analogique avec l'odeur réelle du parfum, mais reste liée à une réalité symbolique, c'est-à-dire à une réalité reconnue par la majorité comme pouvant exister dans le monde.

Dans le troisième scénario, on ne trouve plus cette réalité symbolique olfactive partagée par le publicitaire et le lecteur. On assiste plutôt à l'émergence d'un concept olfactif personnalisé qui satisfait à la pure création de l'esprit d'un lecteur isolé.

Se pose alors un problème d'ordre perceptuel rattaché à la nécessité habituelle de se rapporter au monde existant : celui de reconnaître qu'il puisse émerger une connaissance à partir de soi, une connaissance qui n'est pas liée au réel[1], et qui ne répond pas non plus à la définition courante d'une connaissance perçue, c'est-à-dire pouvant répondre au registre de l'imaginaire.

Selon Lacan, l'individu est entraîné à forcer le réel et à le transformer en réalité symbolique ou imaginaire[2] (Deshaies, 1992). Or, en face d'une IPP sans échantillon de parfum, le lecteur n'est pas entraîné à forcer le réel puisqu'il n'est pas en relation avec l'odeur du parfum promu. Il est entraîné à transformer la réalité symbolique de cette odeur pour en faire une perception personnelle. Dans le cas du troisième scénario proposé, cette perception est purement hypothétique. Elle apporte une connaissance faillible sur une marque de parfum qui existe, sur un flacon de parfum qui existe, mais non sur une odeur qui existe réellement. Cette perception odorante du parfum reste une connaissance non seulement hypothétique, mais surtout sans «référent» dans le monde existant.

La logique peircienne peut soutenir une telle possibilité puisque la connaissance abductive qui la distingue n'est pas une équation avec le réel, mais plutôt le résultat d'un travail de construction progressif et intersubjectif du réel. «Avec la sémiotique peircienne, peu importe le système signifiant, il renvoie toujours à un monde réel, imaginaire, matériel ou idéal» (Véron, 1980).

o o o

---

1. Le réel pris dans l'acception de ce qui est «vraiment» le monde extérieur, soit l'extériorité dans sa forme absolue — ce qui n'est pas «moi» ou tout ce qui est de la catégorie de l'autre, du monde, des choses ou de l'univers (Deshaies, 1992).
2. Dans le cas de l'imaginaire, il s'agirait de notre manière personnelle de réagir à l'interprétation et à la conceptualisation du monde extérieur.

La phénoménologie peircienne a permis d'éclairer notre compréhension du phénomène olfactif de l'IPP, notamment en ce qui concerne la forme que peut prendre l'information olfactive interprétée par un lecteur.

Dans les prochains chapitres, nous verrons comment s'opère le processus de signification impliqué dans l'émergence de cette information olfactive.

Références bibliographiques

ARISTOTE, *Premiers analytiques*, Traduit par J. Tricot, Paris, 1947.
CARONTINI, Enrico (1988), «Inférence et encyclopédie : notes à propos de la théorie de l'abduction chez Ch. S. Peirce et de son usage sémiotique», (s.l.), 31 p.
CHENU, Joseph (1984), *Peirce, Textes anticartésiens*, Paris, Les éditions Aubier Montaigne, 318 p.
DELEDALLE, Gérard (1979), *Théorie et pratique du signe, introduction à la sémiotique de Charles S. Peirce*, Paris, Les éditions Payot, 207 p.
DELEDALLE, Gérard (1990), *Lire Peirce aujourd'hui*, Bruxelles, Éditions universitaires De Boeck, 217 p.
DESHAIES, Bruno (1992), *Méthodologie de la recherche en sciences humaines*, Laval, Les éditions Beauchemin ltée, 400 p.
ECO, Umberto (1985), *Lector in fabula, ou la Coopération interprétative dans les textes narratifs*, Paris, Les éditions Bernard Grasset, 315 p.
EVERAERT-DESMEDT, Nicole (1990), *Le processus interprétatif, introduction à la sémiotique de Ch. S. Peirce*, Liège, Pierre Mardaga éditeur, 152 p.
FISETTE, Jean (1990), *Introduction à la sémiotique de C.S. Peirce*, Montréal, Les éditions XYZ, Collection «Études et documents», 86 p.
KANT, Emmanuel (1931), *Critique de la raison pure, Tome I*, Ernest Flammarion éditeur, Paris, 358 p.
KATZ, David (1955), *Introduction à la psychologie de la forme*, Paris, Marcel Denière éditeur.
LEROUX, Ernest (1923), *Le pragmatisme américain et anglais*, Paris, Librairie Félix Alcan, 429 p.
LOCK, Grahame (1992), *Wittgenstein, Philosophie, logique, thérapeutique*, Paris, Presses universitaires de France, 125 p.
LOCKE, John (1690), *An Essay Concerning Human Understanding*, Londres, George Routledge and Sons, Chap. XXI.
MILL, John Stuart (1843), *A system of Logic*, Londres, George Routledge and Sons, Ch. 2.
PEIRCE, Charles Sanders, *Collected Papers*, Vol. I-VI:1 (1931-1935) par C. Hartshorne, P. Weiss, vol. VII-VIII: (1958) par W. Burks, Harvard, Harvard University Press.
PEIRCE, Charles Sanders, *Écrits sur le signe (i.1885-1911)* rassemblés, traduits et commentés par Gérard Deledalle (1978) Paris, Les éditions du Seuil, 261 p.
PRONI, G. (1981), «*L'abduzione in Peirce*», in *Versus*, no 28.
RAINVILLE, Maurice (1988), *L'expérience et l'expression : essai sur la pensée de Merleau-Ponty*, Montréal, Les éditions Bellarmin, 127 pages.

RAINVILLE, Maurice (1988), *L'expérience et l'expression : essai sur la pensée de Merleau-Ponty*, Montréal, Les éditions Bellarmin, 127 pages.
TIERCELIN, Claudine (1993), *C.S. Peirce et le pragmatisme*, Paris, Presses universitaires de France, 124 p.
VÉRON, Eliséo (1980)., «La sémiosis et son monde» dans *Langages*, no 58, 1980, pp. 61-91.

Chapitre 7

Le signe olfactif

Au troisième chapitre, nous avons indiqué les difficultés que posait la définition de l'olfactif de l'image publicitaire des parfums (IPP) d'après différentes propositions sémiologiques. Par la suite, nous avons abordé la question des modalités perceptuelles impliquées lors d'une lecture olfactive de l'image et/ou de l'image hybride (avec échantillon parfumé) et avons reconnu l'apport de la thèse philosophique de Charles Sanders Peirce comme solution aux problèmes d'ordre perceptuel rencontrés.

Dans le présent chapitre, nous tenterons de définir le signe olfactif d'après la sémiotique liée à cette même thèse philosophique. En fait, en élaborant sa logique phanéroscopique, Peirce a beaucoup réfléchi sur le signe. Après sa mort, on a recueilli l'ensemble de ses observations pour bâtir une sémiotique (Tiercelin, 1993). Fondée sur une logique ternaire des relations, nous croyons que cette théorie peut, à son tour, valider le mécanisme de production de la signification olfactive de l'IPP.

Pour en faire la démonstration, nous procédons en trois étapes. Dans un premier temps, nous exposons synthétiquement la sémiotique peircienne, en passant par la conception du signe et par sa hiérarchie catégorielle. Nous indiquons ensuite la contribution spécifique de cette sémiotique par rapport à une théorie de l'interprétation et, plus particulièrement, à l'analyse de notre objet d'étude. Finalement, nous exploitons ce cadre théorique dans le but de résoudre les problèmes de définition rencontrés au troisième chapitre.

Le fonctionnement de la sémiotique peircienne

La sémiotique proposée par Peirce rend compte d'un processus d'acquisition de savoirs basé sur un rapport trichotomique entre un premier, appelé représentamen, un second, appelé un objet et un troisième, appelé interprétant (voir fig. 6.1). Le véhicule qui communique à l'esprit quelque chose de l'extérieur est le représentamen. Celui-ci représente une autre chose, son objet. Quant à l'interprétant, c'est le moyen qu'utilise un sujet pour procéder à une interprétation. Pour Peirce, le signe est

> un véhicule qui communique à l'esprit quelque chose de l'extérieur. Ce pour quoi il est mis est appelé son objet; ce qu'il communique, sa signification; et l'idée à laquelle il donne naissance, son interprétant (C.P. 1.339).

Ce en quoi diffère la conception triadique de Peirce de la conception binaire habituelle réside dans le fait qu'il «pose au centre de sa sémiotique, sur un même pied, les termes correspondant au signifiant, au signifié et au référent» (Everaert-Desmedt, 1990). Ces trois composantes, prises simultanément, permettent d'aborder la situation d'énonciation.

Ainsi, on ne se place plus dans une logique du «sens» (place du signe dans une structure)[1] mais dans une logique de la signification (le signe contextualisé). Pour cette raison, «le signe peircéen n'est jamais réductible à sa relation à un code qui l'engendrerait» (Fisette, 1990). Alors que la tradition sémiologique[2] définit le signe comme une unité fixée par diverses relations, notamment par la différence (Fisette, 1990), la sémiotique peircienne se fonde sur un processus dynamique et circulaire (Carontini, 1988), un mouvement constant de déplacement et de transformation des signes.

---

1. Définition proposée par Claude Lévi-Strauss.
2. Suivant un usage de plus en plus répandu, Fisette (1990) reprend la distinction suivante entre ces termes qui sont souvent considérés comme équivalents : «la sémiologie, projetée par Ferdinand de Saussure dans son célèbre *Cours*, renvoie à une théorie linguistique des signes tandis que la sémiotique (du *semeiotic* employé par Peirce), renvoie à une théorie des signes qui ne soit pas soumise au code de la langue. En ce sens, la majeure partie des écoles européennes, dont les représentants les plus connus sont Hjelmslev, Benveniste, Barthes et Greimas, se rattacheraient plutôt au pôle sémiologique».

Le processus illimité de la sémiose

Le signe n'est plus réduit à une entité dans une structure. Nous sommes placés non pas dans une logique spatiale mais plutôt dans une logique temporelle. Le signe ne fait plus partie d'un espace donné, il fait partie d'un flux temporel constamment enrichi d'apprentissages nouveaux.

Pour Peirce, toute pensée est faite de signes et il n'y a pas d'idée isolée car il ne saurait y avoir de signe isolé. «Suscitée par une pensée antécédente, toute pensée appelle une autre pensée qui l'interprète» (Everaert-Desmedt, 1990). Le phénomène de l'interprétance fonctionne de la façon suivante : un représentamen pris en consisération par un sujet, déclenche chez ce sujet un interprétant qui se transforme à son tour en représentamen et renvoie, par l'intermédiaire d'un autre interprétant, au même objet que le premier représentamen, permettant ainsi à ce premier de renvoyer à l'objet, et ainsi de suite, à l'infini. Jamais un signe n'a de rapport transparent à son objet.

On comprend alors pourquoi la notion de sémiosis[1] *ad infinitum* vient caractériser la sémiotique peircienne. Il va sans dire qu'en théorie, la sémiosis est illimitée.

Toutefois, dans la pratique, il peut en être autrement. Comme l'explique Eco (1985), «un signe, en produisant des séries de réponses immédiates (interprétant énergétique), établit peu à peu une habitude [*habit*], une régularité de comportement chez son interprète». Dans ce cas, le processus sémiotique est court-circuité par ce que Peirce appelle un interprétant logique final. Il correspond à l'attitude que nous avons de donner telle signification à tel signe dans tel contexte qui nous est familier. L'habitude est la tendance à agir de façon semblable dans des circonstances semblables dans le futur (C.P. 5.487) et l'interprétant final, c'est cette habitude comme résultat (C.P. 5.491).

L'habitude fige momentanément le renvoi infini d'un signe à d'autres signes. C'est l'habitude qui rend possible la communication entre deux interlocuteurs puisqu'elle leur permet de s'ajuster au

---

1. Transformation des signes.

même diapason et d'échanger des idées à partir d'un registre similaire. Parce qu'elle permet de fixer le sens d'un objet, cette notion d'habitude vient ancrer la logique peircienne dans le principe social (Véron, 1980).

Par ailleurs, comme l'interprétant final (l'habitude) résulte toujours de l'action des signes antérieurs, il peut être analysé suivant les trois articulations logiques de pensée définies au chapitre précédent : la déduction, l'induction et l'abduction. Ainsi, les signes conventionnels[1] établis *a priori* sont interprétés par déduction; les signes-types formés *a posteriori*[2] sont interprétés par induction et les signes inexplicables dans le cadre de nos connaissances antérieures sont interprétés par abduction.

L'articulation triadique de la sémiosis

Comme nous l'avons vu, l'action du signe met en relation trois composantes qui répondent aux catégories phénoménologiques : le représentamen (priméité), l'objet (secondéité) et l'interprétant (tiercéité).

À chaque terme, auxquels certains auteurs font correspondre des dimensions particulières (syntactique, sémantique et pragmatique), Peirce applique encore une fois le modèle phanéroscopique pour créer trois subdivisions. Nous résumons les trois types de trichotomies qui en résultent.

La première trichotomie concerne le représentamen, défini comme le «quelque chose qui est mis pour quelque chose pour quelqu'un» (Calvet de Magalhaes, 1981). Elle comprend :

- le qualisigne (1.-.-), priméité de la priméité, appréhendé comme une possibilité qualitative (C.P. 1.533);

- le sinsigne (2.-.-), secondéité de la priméité, marque une chose ou un événement particulier. Comme il se distingue par ses qualités, il implique des qualisignes (C.P. 2.235);

---

1. P. ex., un mot de passe.
2. P. ex., la fumée comme symbole du feu.

- le légisigne (3.-.-), tiercéité de la priméité, a pour fondement une loi, une règle, une convention ou une habitude. Le légisigne ne peut agir qu'en se matérialisant dans des signes qui se présentent alors comme des répliques.

La deuxième trichotomie du signe s'applique à la relation qu'entretient le représentamen avec son objet. Elle comprend :

- l'icône (-.1.-), la priméité de la secondéité, a un rapport de similitude avec l'objet simplement en vertu des caractères qu'il possède. Le représentamen d'un icône peut être un qualisigne, un sinsigne ou un légisigne;

- l'indice (-.2.-), la secondéité de la secondéité, présente un rapport de contiguïté avec l'objet en raison «d'une convention ou d'une expérience acquise» (Helbo, 1983). Le représentamen d'un indice ne peut pas être un qualisigne. Il est très souvent un sinsigne mais peut aussi être un légisigne;

- le symbole (-.3.-), la tiercéité de la secondéité, renvoie à l'objet qu'il dénote en vertu d'une loi (C.P. 2.249), d'une association d'idées générales (Helbo 1983). Le représentamen d'un symbole est obligatoirement un légisigne.

La troisième trichotomie du signe concerne l'interprétant. C'est sans doute la notion d'interprétant qui constitue l'originalité décisive de la théorie peircienne (Tiercelin, 1993). L'interprétant est le signe qui renvoie le représentamen à son objet parce qu'il entretient le même rapport avec le même objet. Dans la relation triadique, il joue le rôle de médiateur. Sa fonction est fondamentale dans la signification puisqu'un percept peut devenir un signe seulement en vertu de ce qu'il reçoit une interprétation, c'est-à-dire, en vertu de ce qu'il détermine un autre signe du même objet (C.P. 5.569). La dernière trichotomie comprend :

- le rhème (-.-.1), priméité de la tiercéité, reste une possibilité qualitative, c'est-à-dire qu'il est compris comme représentant telle ou telle sorte d'objet possible (C.P. 2.250). Il ne fait appel à rien d'autre qu'à lui-même pour relier le représentamen à l'objet. Le rhème n'a pas de valeur de vérité. Il permet de reconnaître de possibles caractéristiques du représentamen;

- le dicisigne ou dicent (-.-.2), secondéité de la tiercéité, établit une liaison de type indiciel entre le représentamen et l'objet. C'est un signe de fait, d'existence réelle qui fournit une information sur l'objet (Helbo, 1983). Il implique un rhème pour décrire le fait en question;

- l'argument (-.-.3), tiercéité de la tiercéité, formule la règle qui relie le représentamen et l'objet. C'est un signe de raison, de loi. Il a toujours comme représentamen un légisigne et comme objet un symbole.

Le tableau 7.1 résume la relation triadique du signe.

Tableau 7.1
Trichotomie du signe chez Peirce

	Priméité	Secondéité	Tiercéité
Représentamen (priméité)	Qualisigne (1.-.-)	Sinsigne (2.-.-)	Légisigne (3.-.-)
Objet (secondéité)	Icône (-.1.-)	Indice (-.2.-)	Symbole (-.3.-)
Interprétant (tiercéité)	Rhème (-.-.1)	Dicisigne (-.-.2)	Argument (-.-.3)

La catégorisation des signes

Dans le processus sémiotique, il existe un principe hiérarchique. Chaque signe (vu de l'intérieur) étant constitué de trois composantes (elles-mêmes des signes), neuf unités forment les différentes combinaisons potentielles de signes. Comme la priméité ne comprend qu'elle-même, que la secondéité comprend la priméité et que la tiercéité comprend à la fois la secondéité et la priméité, un représentamen premier (un qualisigne) ne peut renvoyer à un objet second (indice) ou ternaire (symbole).

Tableau 7.2
Les dix classes de signes chez Peirce

Représentamen (1)	Objet (2)	Interprétant (3)	Classes de signes
1	1	1	Qualisigne iconique rhématique
2	1	1	Sinsigne iconique rhématique
2	2	1	Sinsigne indiciaire rhématique
2	2	2	Sinsigne indiciaire dicent
3	1	1	Légisigne iconique rhématique
3	2	1	Légisigne indiciaire rhématique
3	2	2	Légisigne indiciaire dicent
3	3	1	Légisigne symbolique rhématique
3	3	2	Légisigne indiciaire dicent
3	3	3	Légisigne symbolique argumental

En tenant compte de cette hiérarchie, on obtient dix catégories de signes possibles.

Par ailleurs, bien que le mot «catégorie» soit ici utilisé, il s'agit de «pures positions logiques» (Fisette, 1990) que l'on peut traduire par des niveaux différents d'interprétation auxquels nous pouvons soumettre un même phénomène. Le tableau 7.2 en dresse la liste.

Après avoir exposé synthétiquement la théorie de la sémiose de Peirce, nous sommes maintenant en mesure d'indiquer la contribution spécifique de celle-ci à une théorie de l'interprétation et plus particulièrement en rapport avec l'analyse de notre objet d'étude.

L'originalité de la sémiotique peircienne
Une sémiotique pragmatique

Avec Peirce, la compréhension de la signification d'un signe passe par la compréhension du processus cognitif par lequel le signe est interprété et par lequel il incite à l'action. Ainsi, la sémiotique n'est plus un simple instrument qui permet d'analyser les différents signes qui composent notre univers social puisque nous devenons nous-mêmes le lieu et le temps où s'opère la sémiosis (Fisette, 1990).

Différant des autres théories de la signification, celle de Peirce ne tente pas d'analyser un objet signifiant comme un système clos, extérieur à l'interprète. La sémiotique peircienne tient compte à la fois de l'objet signifiant et de son contexte d'interprétation. Autrement dit, elle tient compte des sujets empiriques et traite la signification d'un point de vue pragmatique.

Cette approche est singulière puisque la tendance a toujours voulu que les pratiques signifiantes soient étudiées à partir de leur propre structure objective et à partir de sujets idéalisés. Cette théorie remet donc en cause les modèles logiques sur lesquels se fonde la conception de la sémiologie[1]. Plus important encore, elle remet en

---

1. Comme le souligne Eco (1985), les théories de la signification ont plutôt laissé dans l'ombre l'intervention interprétative souvent considérée comme une impureté méthodologique.

cause leur fondement épistémologique puisque «l'univers n'est plus appréhendé comme une totalité par un regard qui serait extérieur et qui accéderait à la vérité» (Fisette, 1990). Avec la sémiotique peircienne, le monde est en mouvement et constitué de signes qu'il faut interpréter.

Dans cette perspective, l'image publicitaire peut être abordée d'un seul point de vue : celui de l'interprétation. C'est dire que le lecteur n'est plus le seul à être considéré comme un interprète, le locuteur l'est aussi. En effet, à partir de ses propres connaissances, le publicitaire présume de la compétence d'un public cible[1] à comprendre sa création. Pour y arriver, il procède à une interprétation de signes appartenant à la vie sociale. Le visuel publicitaire est, en quelque sorte, le résultat de son interprétation.

L'image promotionnelle s'inscrit alors dans un processus de communication où un émetteur prend volontairement en charge tous les éléments de l'énoncé dans le but de transmettre un message à un récepteur. Toutefois, comme la portion de connaissances jugées nécessaires à la compréhension du message ne couvre qu'une partie du savoir du Lecteur modèle (Eco, 1985) ciblé, d'autres significations peuvent être données, allant même à l'encontre des objectifs de départ et ce, même si le sens du message a été pensé pour une personne capable de l'actualiser. En fait, l'interprétation d'une publicité n'est jamais absolue.

L'image publicitaire ne doit donc pas être vue comme le lieu de la signification, mais comme l'instrument déclencheur d'une signification. L'unité d'analyse n'est plus le signe matérialisé dans le visuel. Avec Peirce, elle n'est pas non plus l'interprétation personnelle du lecteur. Le pragmatisme peircien (pragmaticisme) situe l'unité d'analyse au niveau de la relation[2] de l'image au lecteur (Chebat, 1989). La relation ne concerne plus l'acte sémique

---

1. Eco (1985) nous dit que le milieu de la publicité utilise peut-être à tort ce terme puisque le public visé n'attend pas seulement d'être touché; il doit coopérer. Il n'en demeure pas moins que «postuler une compétence d'un public cible» équivaut à «formuler une hypothèse de Lecteur modèle».
2. De la même façon que Bateson considère que l'«unité d'analyse n'est pas le comportement individuel mais la relation» (Véron, 1988).

entre deux individus mais la signification, quelle que soit l'intention du locuteur (Helbo, 1983).

Comme l'explique Eco (1979), c'est précisément cette relation, c'est-à-dire, l'activité coopérative entre l'instance énonciative et l'interprète qui entraîne le lecteur à dégager du texte ce que celui-ci ne dit pas. Cette coopération interprétative se présente comme l'activité

> qui amène le destinataire à tirer du texte ce que le texte ne dit pas mais qu'il présuppose, promet, implique ou implicite, à remplir les espaces vides, à relier ce qu'il y a dans ce texte au reste de l'intertextualité d'où il naît et où il ira se fondre[1].

En abordant l'IPP d'un tel point de vue, nous sommes en mesure de traiter la communication olfactive qui échappe au publicitaire[2]. Comme une signification olfactive peut prendre forme au cours de l'interprétation, la référenciation à l'olfactif n'est plus confinée au plan de l'expression de l'IPP.

En fait, la production du sens olfactif dépend de la capacité de l'annonce à enclencher un processus interprétatif pouvant mener à des connaissances olfactives et de la capacité de l'interprète à se faire une idée de l'odeur proposée.

Le traitement de la signification à partir de la pensée du lecteur est quasi incontournable dans le cas de l'olfactif de l'IPP. En effet, comme l'image ne peut représenter mimétiquement l'odeur promue, il paraît difficile de cerner l'olfactif sans passer par l'imagerie mentale du lecteur.

De plus, comme personne ne perçoit une odeur de la même façon, il incombe d'opter pour une approche qui respecte le caractère individuel du processus perceptuel en cause. Le pragmatisme peircien permet de conjuger à la fois l'«individuel» et le «social» puisque ce qui alimente l'imagerie mentale du lecteur est essentiellement social et culturel.

---

1. Eco (1985 : 5).
2. Rappelons l'exemple de la communication olfactive des annonces du parfum *K* de Krizia qui semblait avoir échappé à l'intention du publicitaire.

Une sémiotique non linguistique

Les théories sémiologiques ont toujours été liées à la linguistique. Au départ, c'est la linguistique qui était considérée comme faisant partie de la sémiologie (Saussure, 1931) puis, plus tard, c'est la sémiologie qui a été appréhendée comme faisant partie de la linguistique (Barthes, 1964). Bien que l'intégration de la sémiotique à la linguistique ait ouvert la voie à une nouvelle «translinguistique» liée à de multiples pratiques (mythe, récit, système de la mode, etc.), l'étude sémiologique reste malgré tout confinée à l'univers parlé[1].

La définition peircienne du signe diffère de ce point de vue saussurien. «Le signe est identifié à la pensée; est sémiosis le processus par lequel tout élément signifie aux yeux d'un récepteur» (Helbo, 1983). Quant à l'étude des langues, Peirce prend position en disant qu'elle devrait s'appuyer sur une étude des signes :

> «The study of languages ought to be based upon a study of the necessary conditions to which signs must conform in order to fulfill the functions as signs»[2].

La sémiotique peircienne permet en fait d'aborder n'importe quelle forme significative, qu'il s'agisse de concepts appartenant à la vie émotionnelle, pratique ou intellectuelle. Avec Peirce,

> toute pensée objectivée dans une autre pensée peut être un signe. Il faut donc considérer que le champ de l'expérience inclut l'expérience des objets «internes», ce qui nous conduit nécessairement à considérer l'aperception interne aux côtés de l'aperception externe, à élargir l'expérience préalable à celle de ces objets et la phénoménologie à l'apparaître de ces objets externes ou internes. La notion de «présence à l'esprit» (...) présente l'avantage de pouvoir s'appliquer sans distinction aux deux types d'objets considérés[3].

---

1. «Toute sémiologie d'un système non linguistique doit emprunter le truchement de la langue et ne peut donc exister que par et dans la sémiologie de la langue» (Benveniste, 1969).
2. Peirce cité par Calvet de Magalhaes (1981 : 25).
3. Marty (1990 : 6).

L'objet est ce qui est devant l'esprit, ce qui est appréhendé par un acte conscient de l'esprit. «C'est cet objet, présent à l'esprit *hic et nunc*, qui est pour nous l'objet d'expérience directe, qu'il soit externe ou interne» (Marty, 1990).

D'une manière différente des autres sémiotiques, celle de Peirce tient compte du cadre d'action de la subjectivité humaine dans la conceptualisation d'une pratique signifiante. Elle ne textualise pas non plus tout ce qu'elle rencontre[1]. Pour ces raisons, nous pensons qu'elle est apte à théoriser la signification olfactive que met en jeu la communication publicitaire des parfums.

Une sémiotique généralisante

Un signe[2], selon Peirce, peut être simple ou complexe. Il n'est pas défini comme la plus petite unité significative ni construit sur la base d'un principe de compositionnalité mais comme toute chose qui entre dans un processus sémiotique.

Cette conception généralisante du représentamen permet ainsi de considérer comme signes autant les moments cognitifs de l'interprétation d'un lecteur que les composants de l'image publicitaire, en partie ou en entier.

C'est dire qu'en s'appuyant sur la sémiotique peircienne, il est possible d'isoler tant le décor de l'illustration que le nom du parfum ou la relation symbolique personnage/lecteur pour les concevoir comme des signes distinctifs. Nous pouvons aussi traduire en signes déclencheurs potentiels d'une lecture olfactive non seulement les marqueurs olfactifs matérialisés dans l'image mais aussi toute pensée (tout interprétant) pouvant inciter le lecteur à construire un sens olfactif lors de l'interprétation.

D'une part, le fait de pouvoir considérer les moments cognitifs du processus interprétatif comme des signes permet de traiter les

---

1. Attalah (1991) indique qu'il n'est pas faux d'affirmer que la sémiotique textualise tout ce qu'elle rencontre.
2. Il y a une certaine ambiguïté dans les textes de Peirce à propos du mot «signe». Le signe équivaut tantôt au représentamen tantôt à l'interaction entre trois éléments appartenant à des types logiques. Le mot «signe» équivaut ici au représentamen.

débordements de sens olfactif de l'IPP qui peuvent échapper au publicitaire. D'autre part, une théorie ouverte au dynamisme de la sémiose rend possible l'analyse de la métamorphose du sens que pose le problème de la communication olfactive par l'image.

La validation du signe olfactif

Après avoir répertorié les principales objections que présente la reconnaissance de l'olfactif à partir d'une théorie de la signification et avoir approfondi l'ensemble des problématiques qui s'y rattachent, observons maintenant en quoi la sémiotique peircienne permet d'envisager des solutions aux difficultés rencontrées.

La première difficulté : légitimer un signe qui peut être visible ou invisible et dont l'interprétation peut être consciente ou inconsciente.

Il a été établi que le phénomène olfactif de l'IPP ne pouvait se définir uniquement à partir des tensions invisibles de l'image pas plus qu'il ne pouvait se restreindre à être le résultat d'une interprétation fondée sur l'inconscient. Bien que nous ne puissions réduire la définition du signe olfactif à ces deux paramètres, nous devons toutefois tenir compte de leur possibilité dans l'élaboration d'une théorisation générale du signe olfactif.

L'approche généralisante de Peirce permet d'intégrer ces possibilités. Prenons le cas d'un lecteur qui se fait une idée odoriférante «chaude» d'un parfum d'après le rouge dominant de l'image. La théorie peircienne peut légitimer la valeur thermique de la variable perceptuelle «rouge» en admettant qu'un interprète puisse attribuer des significations à une couleur à partir de l'expérience qu'il a de celle-ci. Aussi, un lecteur peut être entraîné à conférer, de façon automatique, la signification «chaleur» au signe «rouge». Tel que vu précédemment, Peirce appelle ce processus l'habitude, c'est-à-dire une certaine façon d'agir dans des circonstances données et d'attribuer telle signification à tel signe dans tel contexte qui nous est familier (C.P. 5.517). En fait, le processus interprétatif se voit court-circuité par un argument final[1] qui peut même aller jusqu'à produire une sensation olfactive interne s'il commande un signal nerveux spécifique. Cette possibilité implique, bien sûr, que le lecteur ait eu l'occasion d'expérimenter cette sensation dans le passé.

Le processus interprétatif proposé par Peirce est une médiation où l'interprète doit fouiller dans ce qu'il connaît déjà pour essayer de comprendre ce qu'il connaît moins ou ne connaît pas du tout. Il ne s'agit jamais d'un processus intuitif ou instantané. Le processus tient compte de l'aspect temporel dans l'émergence d'une signification. Qu'il s'agisse de s'imaginer une odeur ou de respirer de mémoire une odeur à partir d'une IPP, le principe processuel reste le même, sauf qu'il se caractérise par des parcours interprétatifs différents comme nous le verrons plus en détail au huitième chapitre.

La théorie peircienne peut également légitimer la visibilité facultative du signe olfactif dans l'image. Prenons le cas d'un lecteur qui se fait une idée «chyprée» d'un parfum à partir d'une publicité en noir et blanc qui présente uniquement un flacon[2] et où ni la signature du parfum ni la forme du flacon ne suggèrent d'odeur particulière. Avec le principe de la sémiose en action, le signe déclencheur de la signification olfactive n'est plus confiné au visuel. Il suffit que ce lecteur associe un élément de l'IPP à une idée-tremplin pour que sa pensée chemine vers une idée olfactive. Par exemple, le nom du parfum peut évoquer une situation qui rappelle un souvenir de vacances (p. ex., randonnée à la montagne) auquel peuvent être associées certaines odeurs. Le nom du parfum (percept) sitôt remarqué par le lecteur devient un signe. Le signe étant triadique, son interprétant devient l'embrayeur d'une interprétation. Le signe déclencheur d'une lecture olfactive consiste en un moment cognitif de cette chaîne interprétative. L'interprétant immédiat permet l'embrayage du représentamen sur le processus de la sémiosis.

---

1. Il est à noter que la notion d'«habitude» ne renvoie pas au «résultat significatif» mais à l'interprétant logique d'un signe (Deledalle, 1990).
2. Il s'agit d'une «publicité de présentation» décrite par Péninou (1972) comme étant «passive et détemporalisée».

En tant que premier maillon d'une chaîne infinie, il déclenche la sémiosis elle-même. À proprement parler l'interprétant immédiat ne propose aucune connaissance mais il permet de faire entrer le représentamen dans le mouvement de l'interprétance. (...) L'interprétant immédiat nous fait reconnaître le représentamen comme tel et nous ouvre le chemin vers des interprétants plus complexes. Ces interprétants plus complexes sont les interprétants dynamiques qui, eux, vont fournir les informations nécessaires à l'interprétation proprement dite du signe[1].

Ce processus permet également de justifier le fait que l'olfactif puisse se situer à un premier niveau de la signification (p. ex., dans le cas d'une habitude), alors qu'avec l'explication connotative il était condamné à un niveau subsidiaire.

La deuxième difficulté : valider un signe dont la signification peut être purement hypothétique

Dans le cas d'une lecture qui conduit l'interprète à imaginer une odeur qui n'existe ni dans le monde physique, ni dans la réalité symbolique d'une communauté, nous avons vu que les connaissances acquises par le lecteur renvoyaient à une entité mentale purement construite. Le processus triadique de la production de la signification avancé par Peirce admet cette possibilité.

Rappelons que la sémiosis, l'«engendrement des signes» (Véron, 1980), met en relation des pensées-signes composées de trois unités : un représentamen, un objet et un interprétant. Lorsqu'il y a clôture de l'interprétation, l'interprétant du dernier signe de la chaîne permet de tirer une conclusion sur ce qui relie le représentamen et son objet. Peirce décrit trois types d'interprétants argumentaux : les interprétants déductifs, inductifs et abductifs.

Tel que vu au chapitre précédent, l'argument abductif autorise la formulation d'une conclusion conjecturale sur ce qui lie le représentamen à son objet. L'exemple du lecteur qui tente de comprendre l'olfactif de la publicité du parfum *Tribù* illustre bien ce phénomène. Étonné devant l'absence des schémas traditionnels

---

1. Carontini (1982 : 25).

ordinairement véhiculés dans les publicités de parfums, le lecteur se voit contraint de formuler une hypothèse explicative. À partir de la proposition visuelle, il tente de remplir le vide significatif qui lui permettra d'imaginer l'odeur. Sa pensée chemine alors d'un savoir à un autre puis s'arrête à une explication plausible. Par exemple, l'image de marque (un interprétant devenu un représentamen) de la griffe Benetton (le représentamen enclencheur matérialisé dans l'image) le conduit au principe de l'universalité (un interprétant devenu un représentamen) lequel en rapport avec une odeur (son objet) l'oblige à faire un lien incertain. Cette médiation est purement hypothétique et correspond à la signification olfactive puisque «Peirce considère la signification comme l'interprétant logique [final] du signe» (Deledalle, 1990).

La troisième difficulté : traduire l'ensemble des phénomènes olfactifs résultant de la lecture des publicités de parfums en signes

Un lecteur peut imaginer un concept olfactif qui rejoint celui visé par le publicitaire. Il peut aussi se faire une idée très différente et tout à fait personnelle du parfum, respirer de mémoire un parfum qu'il connaît déjà, ou encore expérimenter réellement l'odeur promue à l'aide d'un échantillon parfumé.

Avec toute cette variété de phénomènes, comment délimiter la signification olfactive des publicités de parfums et surtout comment définir le signe olfactif ?

La sémiotique peircienne admet tous ces phénomènes comme des signes et permet de les grouper sous un même vocable. Ainsi, tout phénomène qui entre dans un processus sémiotique et dont la raison d'être et la signification sont relatives à une odeur peut être considéré comme signe olfactif. Quant à la traduction de ces phénomènes en signes, il est possible de l'élaborer à partir de la catégorisation idéoscopique proposée par Peirce. Rappelons que cette catégorisation ramène à dix le nombre de niveaux différents d'interprétation auxquels nous pouvons soumettre un même phénomène.

Par ailleurs, même si c'est un problème qui exige beaucoup de minutie que de dire à quelle classe un signe donné appartient, nous jugeons pertinent d'utiliser la grille catégorielle de Peirce pour saisir les différents parcours sémantiques susceptibles de conduire à une signification olfactive. Nous avons conscience que

> une fois en possession de ces classes, le plus difficile reste à faire, à savoir : introduire dans ces classes *a priori* les classes «que l'expérience réfléchie nous conduit à juger importantes» et s'assurer que «les divisions que nous avons trouvées *a posteriori* sont précisément celles qui ont été prédites *a priori*» (C.P. 2.233).

o o o

C'est donc avec toute la prudence qui s'impose que nous souscrirons, dans le prochain chapitre, à une telle entreprise. Nous reconnaissons en cette catégorisation un instrument heuristique valable. Ne pouvant cependant pas inclure la totalité des aspects pragmatiques des signes auxquels nous ferons allusion, nous ne prétendons pas pouvoir considérer toutes les circonstances des cas analysés. Toutefois, comme le suggère Peirce lui-même, il n'est pas toujours nécessaire d'être rigoureux à ce point «car si l'on ne localise pas le signe avec précision, il sera facile d'arriver suffisamment près de son caractère pour les besoins ordinaires de la logique» (C.P. 2.265).

C'est dans cette perspective que nous comptons utiliser la classification peircienne, c'est-à-dire en tant que «moyen qui nous permet d'approcher les différentes sémiosis avec des outils plus aptes à saisir dans les détails les différentes nuances du processus de signification» (Carontini, 1982).

En appliquant l'instrumentation théorique de la sémiotique de Charles S. Peirce, nous serons à même de mieux évaluer les lectures olfactives de l'IPP ainsi que les stratégies publicitaires qui les favorisent.

Références bibliographiques

ATTALAH, Paul (1991), *Théories de la communication : sens, sujets, savoirs*, Sillery, Presses de l'Université du Québec, 326 p.

BARTHES, Roland (1964), «Éléments de sémiologie» dans *Communications*, no 4, 90 p.

BENVENISTE, Émile (1969), «Sémiologie de la langue» dans *Semiotica 1*, Bloomington.

CALVET DE MAGALHAES, Theresa (1981), *Un, deux, trois catégories fondamentales*, Louvain-la-Neuve, Les éditions Cabay, Questions de communication no 3, 60 p.

CARONTINI, Enrico (1982), *L'action du signe I*, Questions de Communication no 7, Louvain-la-Neuve, Les éditions Cabay-Jezierski, 59 p.

CARONTINI, Enrico (1988), «Inférence et encyclopédie : notes à propos de la théorie de l'abduction chez Ch. S. Peirce et de son usage sémiotique», (s.l.), 31 p.

CHEBAT, Jean-Charles (1989), «Les iconoclastes : une analyse critique des approches sémiotiques à l'image publicitaire» publié dans *Semiotic Inquiry/Recherche sémiotique sur l'image publicitaire*, Département des Sciences administratives, Université du Québec à Montréal, octobre 89, Document de travail : 46-89.

CHENU, Joseph (1984), *Peirce, Textes anticartésiens*, Paris, Les éditions Aubier Montaigne, 318 p.

DELEDALLE, Gérard (1979), *Théorie et pratique du signe, introduction à la sémiotique de Charles S. Peirce*, Paris, Les éditions Payot, 207 p.

DELEDALLE, Gérard (1987)., *Charles S. Peirce, phénoménologue et sémioticien*, Amsterdam/Philadelphie, John Benjamins Publishing Company, 211 p.

DELEDALLE, Gérard (1990), *Lire Peirce aujourd'hui*, Bruxelles, Éditions universitaires De Boeck, 217 p.

ECO, Umberto (1985), *Lector in fabula, ou la Coopération interprétative dans les textes narratifs*, Paris, Les éditions Bernard Grasset, 315 p.

EVERAERT-DESMEDT, Nicole (1990), *Le processus interprétatif, introduction à la sémiotique de Ch. S. Peirce*, Liège, Pierre Mardaga éditeur, 152 p.

FISETTE, Jean (1990), *Introduction à la sémiotique de C.S. Peirce*, Montréal, Les éditions XYZ, Collection «Études et documents», 86 p.

HELBO, André (1983), *Sémiologie des messages sociaux, du texte à l'image*, Paris, Les éditions Édilio, Collection Médiathèque, 121 p.

GOUDGE, Thomas A. (1969), *The thought of C.S. Peirce*, New York, Dover Publications inc., 359 p.

MARTY, Robert (1979), «Trichotomies de l'icône, de l'indice et du symbole» dans *Revue Semiosis*, Centre français d'études peirciennes, (s.l.).

MARTY, Robert (1990), *L'algèbre des signes, essai de sémiotique scientifique d'après Charles Sanders Peirce*, Amsterdam/Philadelphie, John Benjamins publishing company, 405 p.

PEIRCE, Charles Sanders, *Collected Papers*, Vol. I-VI:1 (1931-1935) par C. Hartshorne, P. Weiss, vol. VII-VIII: (1958) par W. Burks, Harvard, Harvard University Press.

PEIRCE, Charles Sanders, *Semiotic and Significs : The correspondance between Charles S. Peirce and Victoria Lady Welby*, texte édité par Charles S. Hardwick et James Cook, Bloomington (1977), Indiana University Press.

PEIRCE, Charles Sanders, *Textes fondamentaux de sémiotique*, traduits et commentés par Berthe Fouchier-Axelsen et Clara Foz (1987), Paris, Les éditions Méridiens Klincksieck, Épistémologie, 123 p.

PÉNINOU, Georges (1972), *Intelligence de la publicité, étude sémiotique*, Paris, Les éditions Robert Laffont, Médias et messages, 299 p.

SAUSSURE de, Ferdinand (1969, c1931), *Cours de linguistique générale*, Paris, Les éditions Payot, 331 p.

SAVAN, David (1980), «La *séméiotique* de Charles S. Peirce», *Langages*, no 58, pp. 9-23.

SHERIFF, J. K. (1994), *Charles Peirce's Guess at the Riddle*, Indianapolis, Indiana University Press, 100 p.

TIERCELIN, Claudine (1993), *C.S. Peirce et le pragmatisme*, Paris, Presses universitaires de France, 124 p.

VÉRON, Eliséo (1980)., «La sémiosis et son monde» dans *Langages*, no 58, 1980, pp. 61-91.

VÉRON, Eliséo (1988), «Entre Peirce et Bateson : une certaine idée du sens» dans *Bateson : premier état d'un héritage*, Paris, Yves Wilkin éditeur, Seuil, pp. 171-184.

Chapitre 8

La communication olfactive

Dans les chapitres précédents, nous avons expérimenté différentes façons d'aborder l'image publicitaire des parfums (IPP) en vue d'apporter des éclairages sur la dimension olfactive qui la caractérise. Si nous avons choisi de retenir la thèse peircienne, cela ne signifie pas que nous jugions les autres approches dépourvues d'intérêt, mais plutôt que cette thèse permet de traiter plus efficacement notre objet d'étude.

Nous croyons qu'en nous inspirant du modèle trichotomique de Peirce, nous pourrons reconstituer le cheminement interprétatif du lecteur étape par étape, depuis son déclenchement jusqu'à l'aboutissement d'une idée olfactive (qui reste un moment, une pensée-signe, dans le processus interprétatif), et ainsi expliquer le fonctionnement du signe olfactif. Toutefois, avant d'entreprendre une telle démarche, il nous paraît important de situer la lecture olfactive d'une IPP à l'intérieur d'une approche communicationnelle.

En accord avec la mise en contextualisation que préconise la sémiotique de Peirce, nous établirons un lien entre le matériel visuel et l'imagerie mentale du lecteur. Pour une investigation approfondie, nous renverrons, entre autres, aux développements de la sémiotique peircienne avancés par Eco (1985), à savoir les théories du Lecteur modèle et de la Coopération interprétative. Ainsi, nous pourrons parler à la fois de l'intention de l'oeuvre, de l'oeuvre en soi (l'IPP) et de sa lecture. Les notions d'encyclopédie et de compétence telles que définies par Eco joueront un rôle primordial puisqu'elles rendront possible le traitement méthodologique de la validation du signe olfactif.

Le schéma communicationnel du signe olfactif

La communication, processus qui met en jeu deux dispositifs de traitement de l'information, implique que l'un des dispositifs modifie l'environnement de l'autre en obligeant ce dernier à construire des représentations semblables à certaines représentations contenues dans le premier (Sperber, 1975). Or, avec la sémiotique peircienne, nous avons vu qu'il était possible de légitimer une signification olfactive sans que celle-ci trouve sa matérialisation dans l'image. Dans ce cas, comment affirmer que l'image publicitaire puisse communiquer une information olfactive?

Chez Peirce, la production des signes se pose comme en écho à celui de l'interprétation. «Une certaine mise au point théorique est donc absolument nécessaire si l'on souhaite situer un phénomène sémiotique dans la perspective de la communication» (Marty, 1990).

Suivant l'interprétation de Marty (1990), pour Peirce, «tout signe est communication; en lui émetteur et interprète fusionnent». Peirce nous dit que

> Il y a l'Interprétant Intentionnel, qui est une détermination de l'esprit de l'émetteur; l'Interprétant Efficace, qui est une détermination de l'esprit de l'interprète; et l'Interprétant Communicationnel, ou disons le Cominterprétant, qui est une détermination de cet esprit dans lequel les esprits de l'émetteur et de l'interprète doivent être fondus pour qu'une communication puisse avoir lieu[1].

Pour mieux saisir cette notion d'interprétant communicationnel nécessaire à la reconnaissance d'un acte de communication dans le cas de la production d'un sens olfactif à partir de l'IPP, nous devons recourir aux théories d'Eco.

Le destinateur et le destinaire, deux stratégies

Grâce à la théorie du Lecteur modèle et de la coopération textuelle, nous sommes à même de situer la sémiotique de Peirce à l'intérieur d'un processus de communication où la production et l'interprétation sont dissociables.

> Qu'il soit en position de partenaire dans l'interaction communicationnelle, de lecteur d'un texte littéraire, ou encore de spectateur d'un film ou d'une émission télévisée, le destinataire est toujours appelé à déployer des actes

---

1. Charles S. Peirce, «*Apology of pragmaticism*» paru dans *The Monist* (1906) cité par Marty (1990 : 75).

coopératifs indispensables au bon déroulement, à la réussite, de l'interaction et de la communication. C'est qu'un énoncé, quelle que soit sa nature, ne peut (et parfois ne veut) pas tout dire. Un texte, nous dit Eco (*Lector in Fabula*), est une machine paresseuse qui demande toujours qu'on l'aide à accomplir son travail[1].

Comme Ricoeur (1986) le fait remarquer, «lire, c'est en toute hypothèse, enchaîner un discours nouveau au discours du texte» et par conséquent, «l'interprétation est l'aboutissement concret de cet enchaînement et de cette reprise». Partant, la notion d'interprétation entraîne toujours une dialectique entre la stratégie de l'auteur et la réponse du lecteur.

Le texte reste un artifice dont l'interprétation prévue fait partie de son propre projet génératif (Eco, 1985). Dans le cas de l'IPP, nous ne pouvons nier qu'il en soit autrement. Même Eco se sert de l'exemple publicitaire pour montrer combien un texte pose son destinataire comme condition *sine qua non*.

> Pour parler comme les publicitaires, ils se choisiront un *target*, une cible. Ils feront en sorte que chaque terme, chaque tournure, chaque référence encyclopédique soient ce que leur lecteur est, selon toute probabilité, capable de comprendre. Ils viseront à stimuler un effet précis; pour être sûrs de déclencher une réaction (...)[2].

Toutefois, comme il prend soin de le préciser «à certains niveaux, le jeu fonctionnera» mais «auteur et lecteur sont deux stratégies textuelles» et c'est l'activité coopérative qui amènera le destinataire à tirer du texte ce qu'il présuppose.

Pour organiser sa stratégie textuelle, un auteur se réfère à une série de compétences qui donnent du contenu aux signes qu'il emploie. En agissant ainsi, le destinateur assume que l'ensemble des compétences auquel il se réfère est le même que celui auquel se réfère son destinataire. Il prévoit un Lecteur modèle «capable de coopérer à l'actualisation textuelle de la façon dont lui, l'auteur, la pensait et capable aussi d'agir interprétativement comme lui a agi générativement» (Eco, 1985). L'oeuvre du destinateur tient compte

---

1. Carontini (1988 : 1).
2. Eco (1985 : 73).

des mouvements de l'autre et ce, de façon encore plus évidente lorsqu'il s'agit de communication promotionnelle.

Ainsi, le créateur de l'IPP ne fait pas qu'espérer un lecteur capable d'actualiser son texte (énoncé), il construit avant tout sa publicité en fonction de la compétence de ce dernier.

D'habitude, une compétence se fonde sur des données culturelles acceptées en raison de leur constance statistique (Eco, 1985). Par exemple, dans la publicité du parfum *Paloma Picasso*, l'auteur privilégie des signaux culturellement reconnus : Paloma Picasso en personne, maquillée et coiffée par des professionnels, élégamment vêtue et portant des gants de soirée et des bijoux extravagants. L'auteur présuppose que les éléments visuels suffiront à «expliquer» ce parfum qui, selon toute vraisemblance, semble correspondre à une clientèle huppée et extravertie. De son côté, l'interprète empirique[1] doit se dessiner une hypothèse d'auteur empirique en tant que sujet concret des actes de coopération. Il doit en effet présumer de ce que l'auteur a voulu dire. Pour comprendre l'auteur, le lecteur se fie aux signaux contenus dans le texte mais également à des connaissances préalablement acquises. Lui aussi, doit décider du format de la compétence qui lui est requise pour pouvoir aborder le texte.

Le recours à l'encyclopédie

Pour pouvoir se faire une idée de l'odeur du parfum annoncé, le lecteur ne pourra pas se contenter de décoder uniquement ce qu'il voit. Il devra faire preuve d'une activité coopérative importante qui l'amènera à tirer du visuel ce que celui-ci ne dit pas, mais sous-entend. Par exemple, bien qu'il soit dit «visuellement» dans la publicité *Paloma Picasso* que ce parfum s'adresse à la femme sophistiquée, nous ne pouvons que présupposer un parfum aux notes prononcées. Aucun signe ne renvoie directement à une odeur spécifique.

Il n'est pas possible de légitimer ce phénomène à partir d'un système sémantique en forme de dictionnaire où pour chaque signe correspond une signification.

---

1. En l'occurrence nous-même dans le présent exercice.

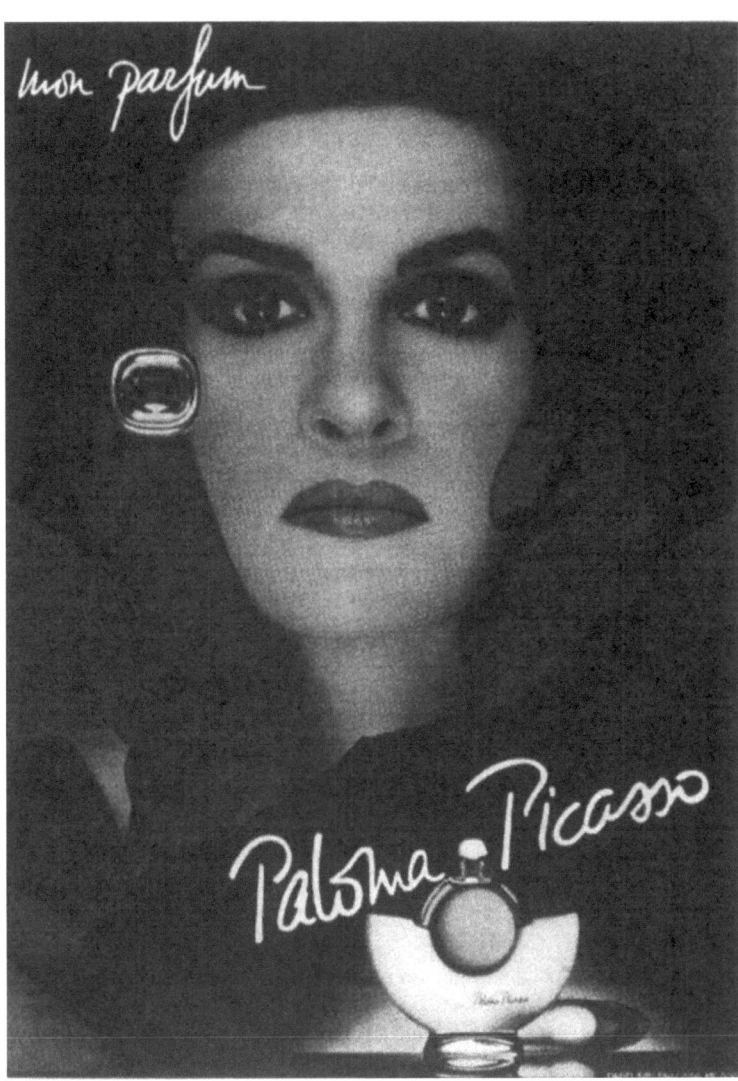

Figure 8.1 Publicité pour *Paloma Picasso* de Paloma Picasso

Bien qu'il soit dit «visuellement» que le parfum Paloma Picasso s'adresse à la femme sophistiquée, on ne peut que présupposer un parfum aux notes prononcées. L'allure et la gestuelle du personnage portent en eux la potentialité de signifier quelque information odoriférante. Cette potentialité exige toutefois un premier décodage de la part du lecteur, décodage qui permet de lier le personnage à un style de vie, de comportement. Une fois établie, la référence renverra, suivant l'expérience du lecteur, à des odeurs particulières.

Il faut alors avoir recours à une sémantique en forme d'encyclopédie qui autorise des interprétations non linéaires lesquelles, suivant l'expérience des lecteurs, empruntent des chemins différents pour aboutir à des idées olfactives parfois semblables ou divergentes de celles prévues par le publicitaire, parfois inattendues et échappant à la volonté même de ce dernier.

En fait, le modèle de l'encyclopédie sémiotique n'est pas celui de l'arbre, mais plutôt celui du rhizome. «Tout point du rhizome peut être connecté, et il doit l'être avec tout autre point, car dans le rhizome il n'y a pas de points ou de positions mais seulement des lignes de connexion[1].»

Le modèle encyclopédique permet ainsi de légitimer l'interprétation *ad infinitum* d'où pourra prendre forme une signification de type olfactif en cours de processus. D'une part, ce modèle accepte la possibilité qu'un interprète puisse non seulement interpréter des signes extérieurs et communiquer avec le monde extérieur, mais encore qu'il puisse interpréter les signes qu'il produit lui-même ou que les signes extérieurs produisent en lui. D'autre part, il respecte l'opérationnalité de la mémoire olfactive laquelle suscite des images non consécutives qui ne font pas partie d'un enchaînement séquentiel[2].

Quant à la notion même de l'encyclopédie sur laquelle repose cette sémantique, elle est définie par Eco comme

> l'ensemble enregistré de toutes les interprétations concevables objectivement comme la bibliothèque des bibliothèques, quand bibliothèque veut dire aussi les archives de toute l'information non verbale enregistrée d'une manière ou d'une autre, des peintures rupestres aux cinémathèques[3].

L'encyclopédie n'est donc pas descriptible dans sa totalité. Elle s'enrichit constamment de nouvelles possibilités car toute nouvelle activité perceptive contribue à la construire. En fait, «l'encyclopédie est potentiellement infinie (ou finie mais illimitée)» (Eco, 1988). Elle reste donc un postulat sémiotique. L'encyclopédie est toujours

---

1. Deleuze et Guattari (1976) cités par Eco (1988 : 112).
2. Voir chapitre 5.
3. Eco (1988 : 110).

une hypothèse régulatrice à partir de laquelle le destinateur décide de construire une portion de savoir qui lui permet d'assigner un sens à un énoncé (Carontini, 1988).

Cela dit, même si la chaîne des interprétations est infinie, comme l'a montré Peirce, l'univers du discours intervient toujours pour limiter le format de l'encyclopédie nécessaire à la compréhension d'un énoncé. Parce qu'il veut rendre sa communication possible, le publicitaire postule une compétence encyclopédique de son public. Le lecteur d'une IPP se voit ainsi inspiré par l'interprétation du publicitaire.

L'encyclopédie partielle

Si, du point de vue d'une sémiotique générale,

> on peut postuler l'encyclopédie comme compétence globale, du point de vue socio-sémiotique il est intéressant de reconnaître les divers niveaux de possession de l'encyclopédie, c'est-à-dire les encyclopédies partielles (de groupe, de secte, de classe, d'ethnie, etc.)[1].

En ce qui a trait à l'encyclopédie partielle des lecteurs visés par les publicités de parfums, on pourrait penser qu'elle se démarque principalement par une connaissance de certains mythes et légendes[2] (p. ex., les mythes qui lient la chasteté au jour et la sensualité à la nuit, la lune à la féminité et le soleil à la masculinité[3]), par un savoir portant sur les stéréotypes culturels surtout relatifs aux rôles traditionnels, à la beauté, à la réussite sociale et à la séduction, ainsi qu'aux traces mnésiques des multiples odeurs respirées dans diverses circonstances. L'encyclopédie comprend aussi un dictionnaire de base qui permet de dégager le sens élémentaire de l'image et du texte (décodage du matériel visuel et connaissance de la langue utilisée), de même que plusieurs autres formes de savoirs qui, par

---

1. Eco (1985 : 111).
2. Dans son ouvrage sur l'histoire des parfums, Marylène Delbourg-Delphis (1983) confie combien l'amour du parfum s'accompagne d'une capacité mythifiante et que c'est conscients de ce phénomène que bien des parfumeurs se laissent tenter par l'exploitation des mythes et des légendes.
3. Lévi-Strauss (1961 : 142-143).

exemple, peuvent servir à évaluer les circonstances de l'énonciation (support promotionnel, catégorie de magazines, etc.) ou à identifier des énoncés auxquels renvoie la publicité (p. ex., pastiche du style photographique à la David Hamilton qui renforce le style romantique).

D'un point de vue socio-sémiotique, il est intéressant d'ouvrir une parenthèse sur la portion encyclopédique qui touche la valeur érotique des parfums et son exploitation dans la promotion.

Rappelons que l'odorat nous renseigne continuellement sur notre environnement et ce, depuis notre naissance. Il permet au nouveau-né de reconnaître sa mère. Par la suite, il a une fonction de survie (p. ex., fumée/feu, viande avariée/poison). Enfin, l'odorat nous procure maints plaisirs gastronomiques et sensuels. L'acuité olfactive est 10 000 fois supérieure à celle du goût et la mémoire des odeurs est jugée phénoménale.

Notre encyclopédie olfactive est donc beaucoup plus importante et, surtout, beaucoup plus active que nous ne l'imaginons. Pourtant, lorsqu'il s'agit d'odorat (le sens considéré comme le plus primaire... surtout par les philosophes[1]), nous avons tendance à tout expliquer par l'instinct. Par exemple, on dira que c'est par instinct que nous associons telle odeur de parfum à tel type de femme, alors qu'en fait ce jugement repose sur des connaissances acquises. Ainsi, notre tendance à allier «parfums prononcés» aux personnalités plus sensuelles peut s'expliquer en partie par le fait que l'ambre et le musc qui les caractérisent soient reconnus comme les deux substances parfumées les plus stimulantes en matière sexuelle (Bloch's, 1934). Le choix de l'utilisateur n'est donc pas sans fondement et nos jugements à son égard non plus.

Des études statistiques ont permis de dresser des profils types d'utilisateurs de parfums. Par exemple, on reconnaît que les femmes obèses ont, depuis toujours, eu tendance à se parfumer avec des parfums très lourds... peut-être pour combler un manque d'affection et se faire remarquer, peut-être parce qu'elles se livrent sans restriction au plaisir! Peu importe.

---

1. Kant et Hegel, entre autres, le trouvaient si primaire qu'ils le considéraient antisocial et l'avaient exclu de leur esthétique (Le Guérer, 1988).

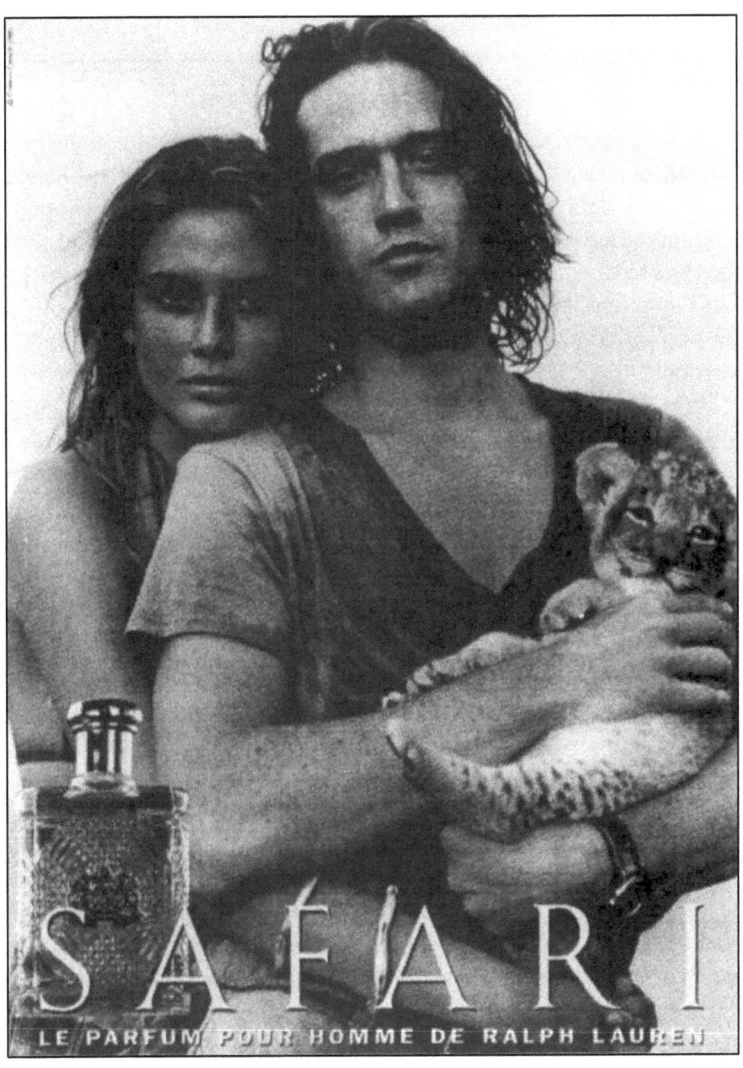

Figure 8.2 Publicité pour *Safari* de Ralph Lauren

La compétence des lecteurs visés par les publicités de parfums se démarque principalement par une connaissance de certains mythes et légendes et par un savoir portant sur les stéréotypes culturels surtout relatifs aux rôles traditionnels, à la beauté et à la séduction. Dans l'annonce de *Safari pour homme*, on retrouve une famille symbolique composée d'un homme protecteur — pastiche de Tarzan, grand, en sueur (symbole du travail), servant d'appui à sa conjointe et de porteur au bébé tigre —, d'une femme-enfant, belle, candide et enlaçant son conjoint d'une gestuelle enfantine, puis d'un jeune tigre blotti tel un nouveau-né entre les bras du père adoptif.

Si notre expérience de vie nous amène à faire un lien entre «femmes obèses» et «parfums prononcés», il existe de fortes chances pour que cela influence nos interprétations, notre encyclopédie s'étant enrichie de cette connaissance. La corrélation, démontrée au deuxième chapitre entre la rondeur du flacon et la teneur du jus qu'il contient, peut être citée en exemple. On se rappellera que plus le parfum se présente comme une odeur forte, plus son flacon est arrondi.

De nombreux phénomènes pourraient ainsi être analysés. Il suffit de se pencher sur le tableau 2.1 du deuxième chapitre, où l'on dresse un bilan des correspondances olfactives établies à partir du langage non verbal des personnages, pour faire un lien entre l'interprétation des créateurs, l'expérience qu'ils ont des odeurs et les rapports socio-affectifs qu'ils entretiennent. En voici un exemple.

L'ambassadrice des parfums féminins que l'on annonce (par le texte écrit) sensuels et corsés regarde de près et de façon directe le lecteur, alors que la représentante des parfums dits romantiques et plus subtils évite le regard du lecteur ; parfois, son visage est même voilé ou diffus, grâce à l'effet d'un flou photographique (voir fig. 8.3). Par son regard, la première prend en charge la séduction. Elle ne craint pas la distance intime ni l'éclairage direct qui permet de mieux la regarder. C'est une lascive, une active. La deuxième attend que l'homme effectue le premier pas. Elle est timide et cache son corps. C'est une rêveuse, une passive. On remarque que l'activité de séduction des personnages féminins va de pair avec l'activité des parfums annoncés, de la même façon que «l'activité sexuelle des femelles, dans la nature, va de pair avec l'intensité des messages odorants qu'elles sécrètent» (Dubuc, 1992).

«En matière sexuelle, l'odeur est le signe de la disposition d'esprit» (Ackerman, 1991). Les odeurs nous influencent biologiquement et entraîne un changement hormonal qui peut s'afficher. Un phénomène connu sous le nom d'effet McClintock[1] a permis d'observer que lorsqu'un homme avait une aventure suivie avec une femme, sa vie olfactive change et provoque un changement hormonal qui fait pousser les poils de son visage deux fois plus vite

---

1. La psychologue Martha McClintock, la première à l'avoir remarqué.

qu'avant (Ackerman, 1991). C'est dire que la vue d'un personnage mal rasé devrait favoriser l'expressivité d'une certaine sensualité olfactive. Bien entendu, les interprètes concernés, c'est-à-dire le concepteur publicitaire et le lecteur, n'ont pas conscience des décrets subliminaux qui nourissent leur encyclopédie et guident leurs interprétations.

Nul doute que notre vécu oriente notre façon d'appréhender l'olfactif. Par exemple, si nous avons appris que la lumière enlevait aux choses un peu de l'odeur, — «quiconque a étendu sur une corde à linge des draps qui sentaient le renfermé vous le dira» (Ackerman, 1991) — la valorisation d'une scène extérieure de jour dans l'IPP aura sans doute l'effet d'atténuer notre perception de l'odeur promue (voir fig. 8.4). De la même façon, la représentation d'un paysage orageux ou pluvieux facilitera sans doute l'expressivité d'une odeur plus forte, l'humidité ayant la propriété d'intensifier l'odorat et la basse pression, la propriété d'accélérer le processus d'évaporation.

Nous savons aussi qu'il est des choses sans odeur, c'est-à-dire qui n'émettent rien lorsqu'elles demeurent à la température d'une pièce : la pierre, le verre, l'acier et l'ivoire (Ackerman, 1991). En tant que signes de l'IPP, ces matériaux devraient participer à effacer l'odeur plutôt que l'amplifier.

Dans le même ordre d'idées, la chevelure des personnages participe à renchérir ou à diminuer l'intensité du parfum annoncé. À titre d'exemple, la blondeur des personnages de l'annonce *Tendre Poison* facilite le positionnement d'un parfum plus délicat que celui de *Poison* où la connotation maléfique renforcée par la chevelure sombre du personnage[1] renvoie à des notes plus vigoureuses, plus tenaces.

Il semble donc que notre expérience nous enseigne à faire des distinctions olfactives à partir de la chevelure. «Selon la sagesse populaire, les brunes ne sentent pas comme les rousses lesquelles ne sentent pas comme les blondes» (Ackerman, 1991). En fait, ce n'est pas tant la chevelure que le type de peau associé qui guide nos interprétations. Aussi, la brune étant reconnue comme ayant la peau

---

1. Le noir étant traditionnellement associé aux «méchants» et le blanc aux «gentils».

la plus neutre, la plus normale, risque moins de modifier le parfum que la rousse, dont la peau est beaucoup plus fragile et plus réactive.

On ne s'étonnera donc pas que la brune représente 49% des personnages féminins des images publicitaires de parfums pour femme de notre corpus comparativement à la rousse qui n'en caractérise que 5%[1].

Cela dit, l'expérience enregistrée en mémoire joue un rôle extrêmement important dans notre façon de construire un sens olfactif d'après un visuel. On peut alors penser que les signes appartenant à la secondéité, catégorie du fait, de l'individuel et de l'existence, constituent la portion encyclopédique à privilégier pour la mise en image des parfums.

L'interprétant communicationnel

Le publicitaire postule une compétence encyclopédique d'un Lecteur modèle qui repose sur sa propre encyclopédie. Même s'il n'a pas nécessairement conscience des fondements qui dictent ses choix, le publicitaire pense son message pour quelqu'un capable de l'actualiser. Toutefois, comme l'encyclopédie de chaque interprète n'est pas descriptible dans sa totalité, d'autres interprétations peuvent surgir, allant même à l'encontre des objectifs visés.

Il est clair, comme l'explique Eco (1988), que toute interprétation est toujours un pari, une hypothèse, mais il est clair également que le niveau de conjecture de ce pari varie selon les cas. Par exemple, il sera beaucoup moins risqué d'associer une odeur de lavande à un parfum dont l'image promotionnelle présente un champ de lavande, que d'associer une odeur de gardenia à un parfum dont l'image promotionnelle présente une jeune mariée.

Le risque du lecteur repose en fait sur deux facteurs : sa propre capacité à imaginer olfactivement le parfum promu à partir de l'énoncé et celle de l'image (la compétence encyclopédique retenue par le publicitaire) à pouvoir enclencher une interprétation pouvant mener à une signification olfactive.

---

1. Sur 160 publicités de parfums féminins de notre corpus montrant des femmes, 49% sont brunes, 29% sont blondes, 13% sont châtaines, 5% sont rousses et 4% cachent leurs cheveux.

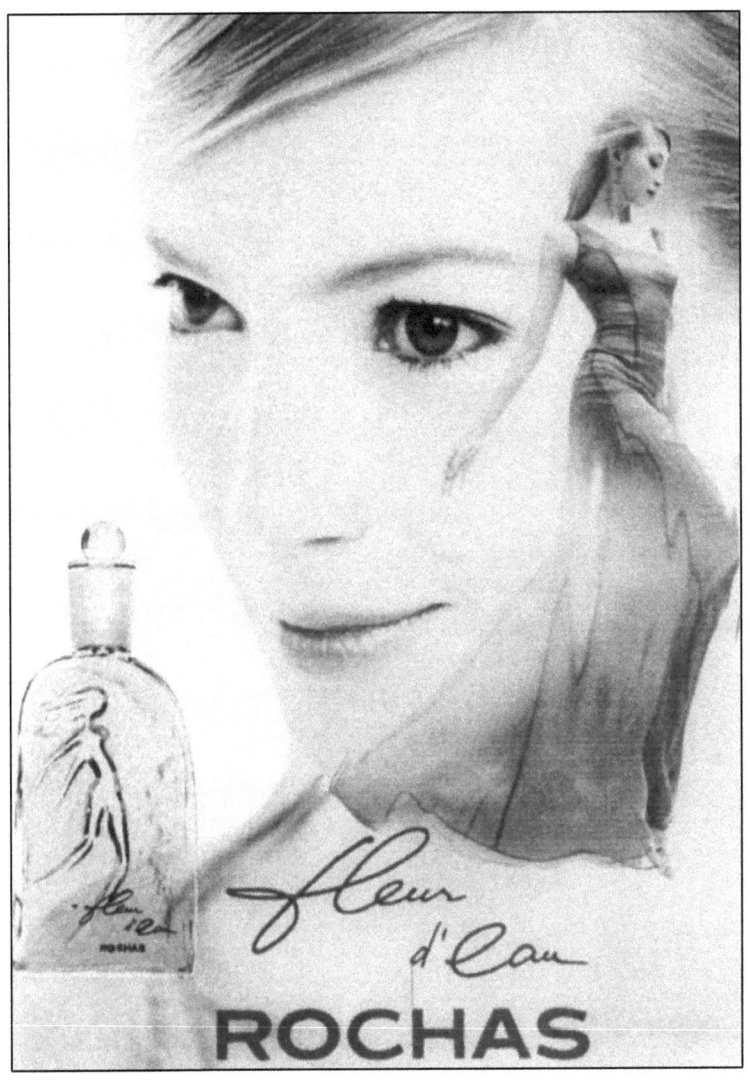

Figure 8.3 Publicité pour *Fleur d'eau* de Rochas

La romantique est rêveuse et timide. Elle est rarement photographiée de face et son visage est souvent voilé ou diffus grâce à l'effet d'un flou artistique. Cette stratégie accentue la distance symbolique entre elle et le lecteur et a pour objet de renforcer l'idée d'un parfum délicat. La publicité *Fleur de* Rochas, dans laquelle la naïade du flacon et le personnage qui l'incarne évitent de regarder le lecteur, résume bien la gestuelle de la femme romantique.

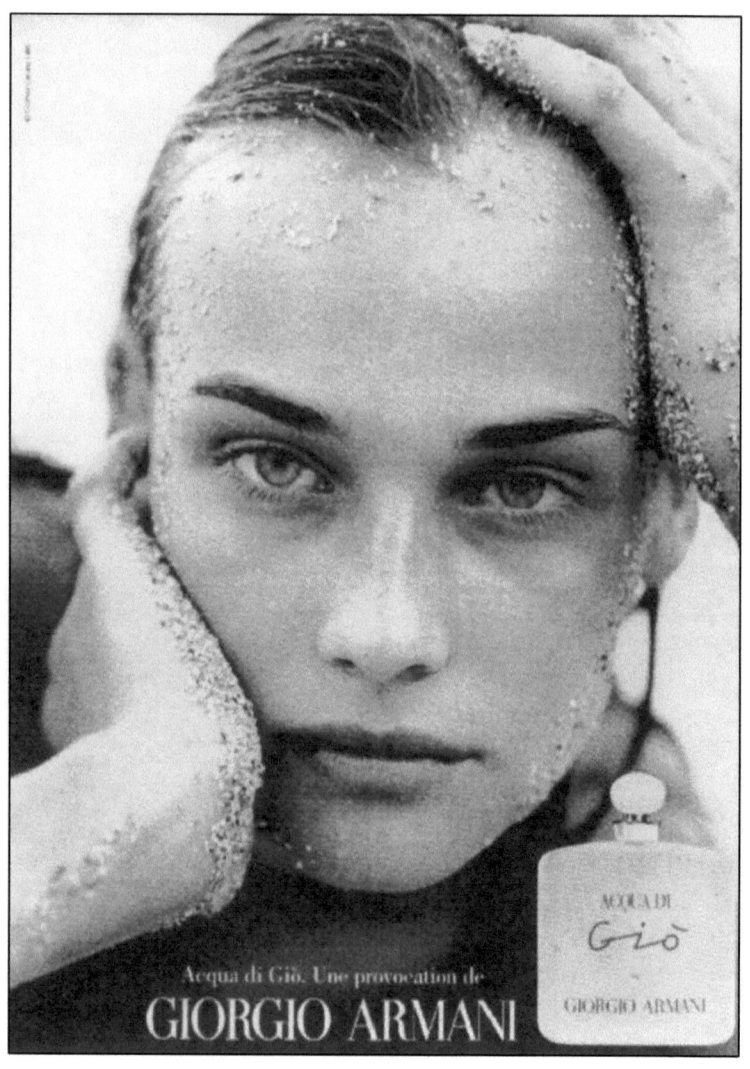

Figure 8.4 Publicité pour *Acqua di Giò* de Giorgio Armani

Le vécu oriente la façon d'appréhender l'olfactif. Si on a appris que la lumière enlève aux choses un peu de leur odeur, la valorisation d'une scène extérieure de jour, comme dans la publicité *Acqua di Giò*, aura tendance à atténuer la perception de l'odeur promue.

On peut donc parler de «communication olfactive» à partir de l'IPP lorsqu'il y a enclenchement du processus interprétatif au cours duquel prendra forme une signification de type olfactif. Ce signe déclencheur est précisément ce que Peirce appelle l'interprétant communicationnel : le lieu de rencontre de l'esprit du publicitaire et de l'esprit du lecteur. C'est dire que le signe olfactif ne fait pas nécessairement partie de l'image. Il est avant tout une potentialité que le lecteur peut actualiser.

Dans une perspective communicationnelle, l'existence du signe olfactif repose davantage sur le principe de l'interprétation que sur celui de la représentation. Dans cette optique, l'IPP n'est plus confinée à un système significatif clos. Le principe peircien de l'interprétation *ad infinitum*, celui-là même qui fait dire à Genette (1982) qu'«un texte peut toujours en lire un autre, et ainsi de suite jusqu'à la fin des textes» permet d'affirmer que l'interprétation de l'IPP peut toujours conduire à de l'information olfactive puisque l'énoncé contient, comme nous l'avons vu au deuxième chapitre, un minimum d'éléments déclencheurs potentiels[1].

La possibilité d'une lecture olfactive se veut d'autant plus incontestable qu'elle repose sur la volonté du publicitaire à nourrir l'image de marque du parfum, image qui peut difficilement se soustraire à la nature intrinsèque du produit.

Nous pouvons donc penser que, même dans une publicité comme celle de *Tribù* de Benetton, où l'on évite d'expliquer les notes odorantes, il existe des signes déclencheurs pouvant conduire un lecteur à s'imaginer l'odeur du parfum. Même si l'odeur mentalisée est pure invention de l'esprit, on peut encore parler de communication olfactive. La possibilité d'un acte communicationnel peut s'expliquer, dans le cas des interprétations dont l'inférence est purement créative et inventive, par le fait que les conditions essentielles de la communication sont toujours présentes.

> Le destinataire peut présupposer de la part du destinateur un projet discursif plus ou moins cohérent; de plus, il peut présupposer que le destinateur a fait appel dans la construction du texte à une encyclopédie qui soit plus ou

---

1. Entre autres, le nom et la griffe du parfum, le flacon, les personnages, les décors et l'argumentaire.

moins commune à lui-même et à son récepteur. Cela fait partie des conditions essentielles de la communication[1].

Ainsi, un lecteur peut présumer que l'énoncé (le résultat de l'interprétation du publicitaire) d'une annonce-magazine n'explique pas le parfum promu. Il peut également présupposer que la référence encyclopédique du créateur n'est pas la même que la sienne ou, à tout le moins, qu'il n'y a pas eu de sélection encyclopédique mise en image pour essayer d'expliquer une odeur.

C'est d'ailleurs du côté de l'intention de l'image qu'il est possible d'évaluer le risque encouru par le lecteur à avancer une hypothèse sur l'odeur du parfum. Comme le précise Eco (1987), c'est dans cette direction que nous devons chercher les critères permettant d'évaluer les manifestations des intentions du lecteur.

Dans l'exemple précité, nous pouvons prétendre qu'il y a moins de risque à associer *Tribù* à une odeur subtile qu'à une odeur prononcée, comme celle du parfum *Paloma Picasso*. Pourquoi? Premièrement, parce qu'un parfum qui convient à tout le monde (thème véhiculé par la griffe) ne peut être trop singulier et, deuxièmement, parce que l'image de la pauvreté et de la simplicité peut difficilement être jumelée à un produit de luxe comme le parfum. L'illustration contribue à atténuer notre perception de la fragrance annoncée. Comme le fait remarquer Genette (1982), un texte peut toujours en cacher un autre, mais il le dissimule rarement tout à fait.

La structure sémiotique de la communication olfactive

Chez Peirce «le critère d'interprétance permet de partir d'un signe pour parcourir, étape par étape le cercle entier de la sémiosis»[2] (C.P. 2.342). La fécondité de cette notion est de montrer comment les processus sémiotiques, par des déplacements continuels

---

1. Carontini (1988 : 29).
2. La sémiotique peircienne couvre deux aspects : celui du travail qui s'opère à l'intérieur du signe et celui du processus de déplacement d'un signe à un autre (qui nous intéresse ici).

qui réfèrent un signe à d'autres signes ou à d'autres chaînes de signes, circonscrivent les signifiés sans jamais les toucher directement mais en les rendant accessibles de fait, par le biais d'autres unités culturelles (Eco, 1988).

Dans le prochain chapitre, nous appliquerons cette théorie et tenterons de distinguer, par leur déplacement d'un signe à un autre, les différents parcours pouvant conduire à une signification olfactive. Mais avant, il importe de saisir la dynamique du processus interprétatif en cause.

Le processus interprétatif est directement lié au niveau d'implication du lecteur et, par conséquent, à son activité cognitive (Chebat, 1989). L'implication peut être forte, mais également faible. Ce qui devient un signe dépend du choix du lecteur et la signification de ce signe est liée à l'activité interprétative.

Pour un interprète donné, le représentamen du signe déclencheur d'une interprétation menant à une signification olfactive peut offrir trois types de rapport à lui-même. Il peut s'agir d'un qualisigne (p. ex., la couleur), d'un sinsigne (p. ex., l'expression du vent dans les cheveux d'un personnage) ou d'un légisigne (p. ex., le nom du parfum).

Le rapport de ce représentamen à son objet est établi grâce à un interprétant. L'interprétant peut être un interprétant immédiat. Dans ce cas, l'interprétation s'arrête et l'objet, ce que le représentamen représente, a le statut d'objet immédiat, c'est-à-dire d'un objet tel que le représentamen le représente. Le signe devient alors fixé à un niveau de platitude, d'absence de créativité et d'imagination (Fisette, 1990).

L'interprétant peut aussi être dynamique. Dans ces conditions, le processus de la sémiosis peut continuer presque indéfiniment. Le principe d'interprétance et de sémiosis illimitée repose sur l'interprétant dynamique, lequel exige qu'un segment de son tout soit utilisé comme représentamen d'un autre signe.

Fisette (1990) dira de l'interprétant dynamique qu'il travaille à venir établir la coïncidence entre l'objet immédiat et un second objet O', défini par des informations collatérales. Le résultat de cette confrontation serait l'objet dynamique appelé également l'objet dynamoïde. La notion d'interprétant dynamique implique donc une certaine instabilité. Aussi, le signe déclencheur qui nous intéresse doit-il présenter cette particularité.

Pour faciliter la compréhension de cette affirmation, partons d'une définition simplifiée qui résume l'objet dynamique à l'objet tel qu'il est dans la réalité et l'objet immédiat à l'objet tel que le signe le représente (Everaert-Desmedt, 1990).

Admettons que le représentamen du signe déclencheur est le nom du parfum (un légisigne), son objet immédiat, le logotype du parfum, et son objet dynamoïde, le produit parfumé qu'il représente. Le lien entre les deux objets présente une non-coïncidence partielle qui oblige une médiation. C'est grâce à l'intermédiaire d'un interprétant que ce lien pourra être établi et c'est à partir d'une parcelle de cet interprétant que sera enclenché un processus interprétatif.

L'objet immédiat par rapport à lui-même peut être descriptif (lorsque les possibles ne peuvent paraître dans le signe qu'*in propria persona*), désignatif (dénotatif, indicatif, dénominatif) ou copulant (relatif à...), alors que l'objet dynamoïde par rapport à lui-même est abstractif (p. ex., le snobisme), concrétif (p. ex., une fleur) ou collectif (p. ex., une loi, une habitude). L'odeur en tant qu'objet du signe visuel déclencheur d'une signification olfactive ne peut donc jamais se limiter à l'objet immédiat. Il va sans dire que l'objet dynamoïde est nécessaire au modèle logique du déclenchement d'un processus interprétatif pouvant conduire à une signification olfactive d'après un signe visuel matérialisé dans l'IPP.

Par ailleurs, pouvons-nous traiter une même logique d'articulation lorsque le signe enclencheur est une sensation? Qu'arrive-t-il lorsque le lecteur sent l'odeur promue pour la première fois à l'aide d'un encart parfumé? Dans ce cas précis, le représentamen est toujours un sinsigne (une expérience olfactive singulière), l'objet immédiat est une odeur et l'objet dynamique, le parfum annoncé.

Il ne faut pas oublier que l'échantillon parfumé, souvent fabriqué avec des capsules de fragrance mélangées aux encres d'impression, est lui-même une représentation de l'odeur du parfum et que «la sensation odorante dépend de la surface sur laquelle on vaporise le parfum» (Goudot-Perrot, 1990). L'odeur imprimée entretient donc un lien de similitude avec l'odeur réelle du parfum, rien de plus.

Si le lecteur se limite à l'objet immédiat, c'est-à-dire s'il respire l'odeur qu'on lui propose pour l'odeur elle-même, l'interprétation s'arrête là. Par contre, s'il fait un lien entre la sensation perçue et le parfum annoncé, la sémiose se poursuit et l'on peut parler d'une communication publicitaire puisque la sensation vient signifier une marque de parfum. Elle fait plus qu'informer sur l'existence d'une odeur.

D'autre part, un signe déclencheur d'une signification olfactive peut produire une série de réponses immédiates, une «régularité de comportement chez son interprète» (Eco, 1985). Dans ce cas, on parle d'une réponse énergétique produite par un interprétant énergétique. La réponse énergétique ne requiert pas d'interprétation dans le sens large du mot (Eco, 1985), elle produit une habitude (*habit*), telle que définie au septième chapitre.

Par exemple, un lecteur pourra rapidement associer l'image d'un brin de lavande à une idée odoriférante de lavande, le concept «lavande» étant surcodé en terme de relation à l'odeur[1]. Même si l'interprétation s'opère quasi automatiquement, le résultat demeure tout de même une hypothèse faillible.

Dans le chapitre précédent, il est fait mention que l'interprétant final, celui qui met fin à l'interprétation, peut être de type déductif, inductif ou abductif. On peut alors penser que l'exemple précité illustre bien la déduction et, par conséquent, qu'il ne ne répond pas au critère de faillibilité propre à l'hypothèse.

En fait, chez Peirce, même la déduction est, à un certain niveau, abductive puisque qu'elle reste faillible. Carontini (1988) parlera d'une quasi-déduction comme du premier degré de l'abduction et citera Bonfantini (1984) qui le définit comme «celui où la règle, la loi médiation, à laquelle il faut avoir recours pour inférer le cas à partir du résultat, est donnée d'une manière quasi obligeante ou semi-automatique.»

---

1. D'après le *Petit Robert 1*, lavande : it. *lavanda* «qui sert à laver», la lavande servant à parfumer l'eau de toilette. Arbrisseau vivace (...) au parfum délicat (...). Lavande officinale, utilisée en parfumerie. Cette plante séchée «La lavande qu'elle mettait en sachet dans son linge».

On peut penser que certains icônes de l'IPP favorisent ce genre d'abduction moins risquée. Pensons, notamment, aux fruits et aux fleurs reconnus pour leur parfum (p. ex., citron, rose, lilas, etc.). Par ailleurs, bien que les iconèmes (p. ex., personnages stéréotypés) soient théoriquement les mieux disposés à signifier un objet, ils perdent quelque peu leur statut lorsqu'il s'agit de signifier une odeur. En effet, ils obligent l'interprète à deviner un peu plus. On peut croire qu'ils favorisent davantage des abductions de deuxième et de troisième degrés.

L'abduction de deuxième degré est expliquée par Bonfantini (1984) par la logique suivante : «la règle, la loi médiation, à laquelle il faut avoir recours pour inférer le cas à partir du résultat, est trouvée par sélection dans le domaine de l'encyclopédie disponible.»

Carontini (1988) fait remarquer que ce deuxième degré présente des sophistications plus grandes que le premier degré et qu'il nécessite une certaine capacité de deviner parmi les différentes lois, parmi les différents principes disponibles dans l'encyclopédie du destinataire, les lois et les principes les plus adaptés à expliquer les données (le résultat).

Quant au troisième degré d'abduction, il «exige une certaine forme de créativité, une certaine forme d'invention» (Bonfantini, 1984). C'est ce qui se produit lorsqu'un interprète invente un concept olfactif inusité à partir d'une publicité de parfum qui, en regard de ses connaissances, ne lui fournit pas assez d'indices pour expliquer l'odeur promue.

○ ○ ○

Avec ces nouvelles précisions sur la structure communicationnelle du signe olfactif de l'IPP, nous comprenons mieux l'inscription de l'olfactif dans l'énoncé, de même que l'activité de lecture qui peut justifier la production d'un sens olfactif.

Dans le prochain chapitre, nous exploiterons cette structure afin de mettre en relief la spécificité des activités de lecture qui peuvent conduire aux significations olfactives décrites au cinquième chapitre, soit à une sensation olfactive, à une conceptualisation normative ou créative du parfum ou encore, dans le cas précis des publicités avec un échantillon parfumé, à une perception.

Cette démarche permettra de qualifier les parcours potentiels et de raccorder les différents types de clôtures olfactives aux signes exploités dans l'IPP.

Par la suite, une évaluation des enjeux de la dimension olfactive qui affecte l'image promotionnelle des parfums ainsi que des recommandations à l'endroit des stratégies de création visuelle pourront être formulées.

Références bibliographiques

ACKERMAN, Diane (1991), *Le livre des sens*, Paris, Grasset et Fasquelle, 373 p.

BLOCH'S, Iwan (1934), *Odoratus Sexualis, a scientific and literary study of sexual scents and erotic perfumes*, New York, The Panurge Press, 273 p.

BONFANTINI, Massimo A. (1984), «*Abduction a Priori, Brain: for a Research Program*» dans *Versus* no 34.

CARONTINI, Enrico (1988), «Inférence et encyclopédie : notes à propos de la théorie de l'abduction chez Ch. S. Peirce et de son usage sémiotique», (s.l.), 31 p.

CHEBAT, Jean-Charles (1989), «Les iconoclastes : une analyse critique des approches sémiotiques à l'image publicitaire» publié dans *Semiotic Inquiry*/Recherche sémiotique sur l'image publicitaire, Département des Sciences administratives, Université du Québec à Montréal, octobre 89, Document de travail : 46-89.

DELBOURG-DELPHIS, Marylène (1983), *Le sillage des élégantes, un siècle d'histoire des parfums*, Poitiers, Les éditions J.-C. Lattès, 241 p.

DUBUC, Michelle (1992), *L'odorat*, Montréal, Société pour la promotion de la science et de la technologie, ministère de l'Enseignement supérieur et de la Science, pp. 4-13.

ECO, Umberto (1985), *Lector in fabula, ou la Coopération interprétative dans les textes narratifs*, Paris, Les éditions Bernard Grasset, 315 p.

ECO, Umberto (1987), «Notes sur la sémiotique de la réception» dans *Actes sémiotiques*, Documents du Groupe de recherches sémio-linguistiques EHESS-CNRS, vol. IX, no 81, Institut national de langue française, (s.l.), p. 1-27.

ECO, Umberto (1988), *Sémiotique et philosophie du langage*, Paris, Presses universitaires de France, 275 p.

EVERAERT-DESMEDT, Nicole (1990), *Le processus interprétatif, introduction à la sémiotique de Ch. S. Peirce*, Liège, Pierre Mardaga éditeur, 152 p.

FISETTE, Jean (1990), *Introduction à la sémiotique de C.S. Peirce*, Montréal, Les éditions XYZ, Collection «Études et documents», 86 p.

GENETTE, Gérard (1982), *Palimpsestes : la littérature au second*, Paris, Les éditions du Seuil, 453 p.

GOUDOT-PERROT, Andrée (1990), *L'homme sensoriel ou la physiologie des sensations*, Paris, Honoré Champion éditeur, 122 p.

LE GUÉRER, Annick (1988), *Les pouvoirs de l'odeur*, Paris, Les éditions François Bourin, 307 p.

LÉVI-STRAUSS, Claude (1961), *Mythologiques*, Paris, Plon-Juillard, 477 p.

LINDEKENS, René (1986), *Dans l'espace de l'image*, Paris, Les éditions Aux amateurs de livres, 109 p.

MARTY, Robert (1979), «Trichotomies de l'icône, de l'indice et du symbole» dans *Revue Semiosis*, Centre français d'études peirciennes, (s.l.).

MARTY, Robert (1990), *L'algèbre des signes, essai de sémiotique scientifique d'après Charles Sanders Peirce*, Amsterdam/Philadelphie, John Benjamins publishing company, 405 p.

RICOEUR, Paul (1986), «Qu'est-ce qu'un texte» dans *Du texte à l'action*, Paris, Les éditions du Seuil, pp. 137-159.

ROUDNITSKA, Edmond (1980), *Le parfum*, Paris, Presses universitaires de France, Que sais-je, 127 p.

SPERBER, D. (1975), «Rudiments de rhétorique cognitive» dans *Poétique*, no 23, (s.l.).

Chapitre 9

Les lectures olfactives

Deux objectifs motivent ce chapitre. Le premier vise à circonscrire le phénomène olfactif de l'image publicitaire des parfums (IPP) et à le traduire en signes tels que définis par Peirce afin, dans un deuxième temps, de raccorder l'architectonique des significations olfactives aux signes de l'image et de saisir la relation entre la stratégie publicitaire et le mouvement du lecteur.

Comme les processus interprétatifs pouvant conduire à des significations sont illimités, nous élaborerons des parcours modèles pouvant caractériser les quatre types de clôtures olfactives décrites au cinquième chapitre, puis nous les traduirons en signes. Cette démarche servira à inscrire les actions potentielles de l'annonce-magazine sur le lecteur.

C'est avec toute la prudence et la minutie qui s'imposent, que nous utiliserons la grille catégorielle de Peirce afin de distinguer les enchaînements (passage d'un signe vers un autre) des différents parcours interprétatifs. En fait, la détermination des parcours sera effectuée à partir de l'inscription des classes de signes dans le diagramme de l'hypersigne élaboré par Robert Marty dans *L'algèbre des signes*.

Partant du principe que tout objet d'analyse n'est pas réductible à une seule classe de signes (Fisette, 1990), l'hypersigne est le conglomérat dynamique des signes que peut couvrir l'objet le plus significatif. Le diagramme de Marty offre en fait une synthèse des relations qui peuvent conduire au signe le plus complexe, le plus ternaire (p. ex., un raisonnement théorique). Il a été créé dans l'intention d'appliquer la sémiotique peircienne à l'analyse des hypersignes. Il peut donc, par la structure de la phanéroscopie même, rendre compte des parcours aboutissant à des signes secondaires ou primaires.

La capacité du modèle de Marty à exprimer les parcours interprétatifs reste toutefois limitée. Nous reconnaissons que la logique du signe ne peut produire un acte d'interprétation complet.

Il faudrait avoir recours à l'extra-sémiotique pour traiter des habitudes et des autres forces en cause. Le modèle ne peut prétendre appuyer l'acte de connaître dans sa totalité. Cependant, il peut nous aider à illustrer la démarche interprétative d'un lecteur sollicité par une image, avec ou sans échantillon de parfum, qui promeut une odeur.

Dès le départ, nous reconnaissons que ce diagramme se prête davantage à l'explicitation théorique qu'à la compréhension des pratiques sémiotiques concrètes. Il ne faut donc pas considérer notre approche comme une application taxinomique sans fondement, mais plutôt comme un outil méthodologique venant faciliter la compréhension et la reconnaissance de mécanismes abstraits et complexes.

L'architectonique d'une interprétation

Un essai de formalisation des différentes étapes de la démarche théorique de Peirce a été produite par le groupe de recherche de l'université française de Perpignan, notamment par Robert Marty. Le modèle proposé par Marty décrit les liens unissant les signes d'une sémiosis qui intègre toutes les catégories de signes définis par Peirce. En partant de la combinaison des catégories primaires, secondaires et ternaires et en tenant compte du principe de la hiérarchisation des signes (des façons d'interpréter un même phénomène), Marty a tenté de relier par une structure schématisée «toutes les possibilités logiques de combinaison des moments phanéroscopiques de l'objet». Son modèle formalise les conditions et les logiques de déplacement d'un signe à un autre.

Ce déplacement présente la caractéristique de ne pas être unidirectionnel et respecte le mode rhizomatique de la pensée[1]. L'aspect intéressant de ce diagramme tient à ce que l'ensemble des dix signes, donné au départ comme une nomemclature, une série linéaire, passe à une construction logique (Fisette, 1990).

Le passage d'un signe à un autre (voir fig. 9.1) se fait par la commutation d'une seule des trois composantes du signe. Elle peut

---

1. Voir huitième chapitre, «Le recours à l'encyclopédie».

être de l'ordre de la matérialisation (passage de la priméité à la secondéité, opérateur x) ou de la formalisation (passage de la secondéité à la tiercéité, opérateur y). L'opération de formalisation implique toujours une possibilité de réplique (une sorte de régression logique — la ligne double indique cette bidirectionnalité).

La hiérarchie des signes est logique. Par exemple, un légisigne iconique rhématique (3.1.1.) ne peut connaître de progression logique autrement que par la matérialisation de l'objet, c'est-à-dire le passage de l'icône à l'indice. Par contre, un légisigne indiciaire rhématique (3.2.1) peut se prêter à deux commutations, soit une formalisation au niveau de l'objet (passage de l'indice au symbole : 3.2.1 devient 3.3.1), soit une matérialisation de l'interprétant (passage du rhème au dicisigne : 3.2.1 devient 3.2.2).

Les parcours modèles de lectures olfactives

Premier parcours :   **du visuel à l'olfaction**
Type de signification :   **une sensation**

L'interprète qui, à la simple vue du nom d'un parfum ou de l'image de son flacon, respire de mémoire les notes odoriférantes de la fragrance annoncée, doit posséder une culture poussée en matière de parfum ou être un utilisateur régulier du produit.

Pour qu'une interprétation amène un lecteur à respirer de mémoire le parfum annoncé, il faut que cet observateur reconnaisse la réplique du flacon ou la signature (le nom ou la griffe). Le représentamen du signe déclencheur nécessaire à une telle interprétation ne peut être qu'un légisigne, puisqu'il oblige à se référer à une convention, un code ou une habitude. Ni un sinsigne ni un qualisigne ne peuvent être à la base de la chaîne interprétative capable de conduire un interprète à une signification de ce genre. Pour considérer les signes de l'image comme la réplique ou la référence au parfum, le lecteur a dû faire appel à un argument puisé dans son encyclopédie. Il a ainsi engagé une inférence déductive qui correspond plus précisément à l'abduction de premier niveau définie précédemment comme une hypothèse presque automatique. Ce n'est

198   L'image publicitaire des parfums

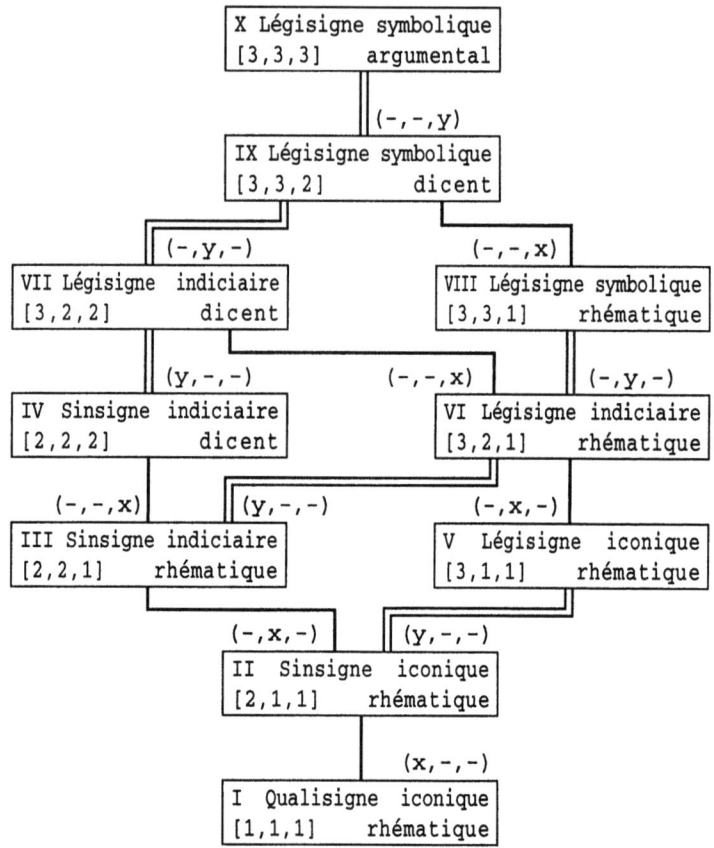

Figure 9.1 L'architectonique des significations selon Robert Marty
(Diagramme de l'hypersigne)

Ce diagramme est redessiné par Jean Fisette (1989) à partir de celui qui est proposé par Robert Marty dans «L'analyse des hypersignes» dans Bruzy et autres, «La sémiotique phanéroscopique de Charles S. Peirce». Fisette y a de plus ajouté des dénominations de signes, ainsi que des exemples pour en faciliter la lecture.

* Voir légende à la page suivante

Légende de la figure 9.1

Dans les cases : en chiffre romain, le numéro du signe; puis sa dénomination et, entre crochets, le niveau trichotomique de chacune de ses trois composantes.

Entre les cases : on peut lire les opérateurs qui sont, en fait, les relations entres signes.

La parenthèse indique le changement ou la transformation qui s'opère dans le passage d'un signe vers un autre. Les marques (-, X, Y) séparées par des virgules, renvoient, par leurs positions dans la parenthèse, aux trois composantes du signe :

- maintien, non changement;
- X réalisation, matérialisation : passage de la priméité à la secondéité;
- Y formalisation (nécessitation) : passage de la secondéité à la tiercéité.

LIGNE SIMPLE
opération de transformation (opérateur : x);

LIGNE DOUBLE
opération de formalisation (nécessitation) et de réplication qui ne se produit que dans le cas d'une formalisation (opérateur : y).

La réplique dénomme la réalisation, l'occurrence (au niveau de la secondéité) d'une unité abstraite (du niveau de la tiercéité) : c'est la relation que les Américains dénomment par les termes *type/token*.

Par définition, la réplique est de l'ordre de la secondéité. Elle se concrétise au niveau du fondement (sinsigne), de l'objet (indice) ou de l'interprétant (dicisigne).

Tous les seconds ne sont pas des «répliques». Certains sont le fait de la seule matérialisation (passage de la priméité à la secondéité).

Note : la sémiosis est ici saisie moins comme le processus, le travail s'opérant à l'intérieur du signe que le processus de déplacement d'une case-signe à une autre.

qu'une fois cette référence retrouvée que l'interprétation se poursuit et que l'odeur mémorisée du parfum est rappelée à l'esprit de l'interprète.

En reprenant les modalités perceptuelles décrites au cinquième chapitre, nous pouvons traduire les grandes lignes du parcours en signes et reconnaître que celui-ci s'opère de la tiercéité vers la priméité de la façon suivante :

A. Stimulation visuelle
Signe ternaire
(le représentamen du percept ne peut être qu'un légisigne;

B. Interprétation
(Décodage)
Signe ternaire
(recours au bagage culturel);

C. Perception
(représentation imagée du contexte de l'expérience enregistrée de l'odeur)[1]
Signe secondaire
(fait, expérience);

D. Sensation
(phénomène psychophysiologique)
Signe primaire
(qualités sensorielles)[2].

Le parcours modèle (voir fig. 9.2) pourrait être enclenché par le nom du parfum (légisigne indiciaire rhématique : 3.2.1), entraîner le souvenir contextualisé de l'expérimentation antérieure du parfum annoncé (sinsigne indiciaire rhématique : 2.2.1), provoquer le rappel de l'odeur en question (sinsigne iconique rhématique : 2.1.1) et, finalement, amener le lecteur à ressentir une émotion intérieure (qualisigne iconique rhématique : 1.1.1).

---

1. Lorsqu'on tente de remémorer une odeur, c'est l'image de ce qui sent qui nous vient d'abord à l'esprit (Dubuc, 1992).
2. Rappelons que l'on peut voir grâce à l'autoradiogramme que l'image cérébrale de la sensation d'une odeur particulière est spécifique de cette odeur, invariable et reproductible (Cornu, 1990).

Les lectures olfactives 201

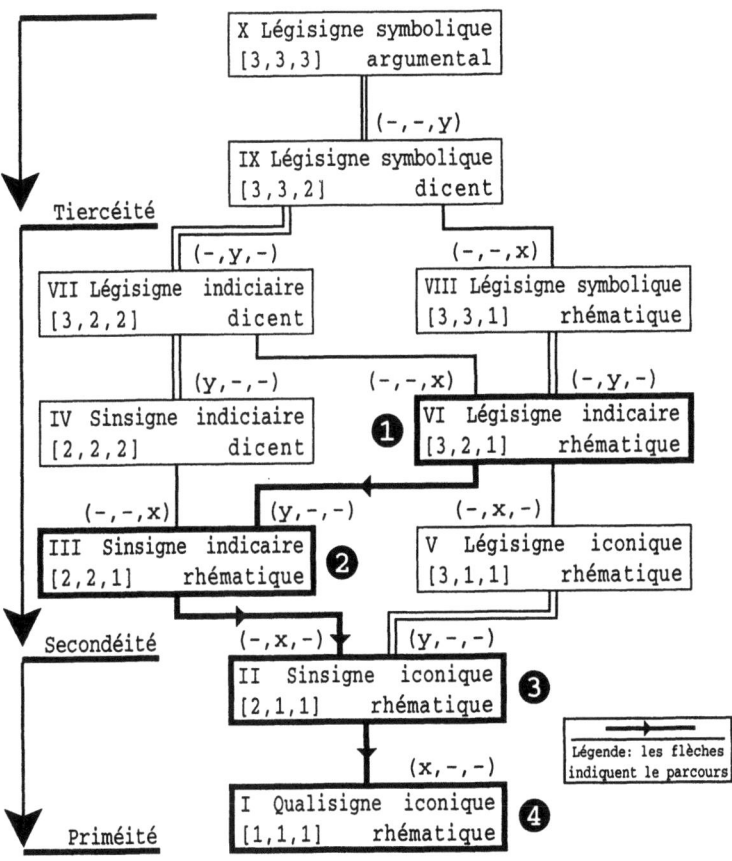

❶ Nom du parfum. Signe déclencheur matérialisé dans l'image / Ex.: <u>No5 de Chanel</u>.
❷ Souvenir contextualisé de l'expérimentation antérieure de <u>No5 de Chanel</u>.
❸ Rappel de l'odeur du parfum <u>No5 de Chanel</u>.
❹ Émotion : sensation olfactive.

Figure 9.2 Premiers parcours
Parcours modèle d'une lecture qui mène à une sensation
(respirer de mémoire le parfum annoncé)

Deuxième parcours :   du visuel à l'olfactif
Type de signification :   une conceptualisation normative du parfum

L'interprétation d'une publicité de parfum qui aboutit au même concept olfactif que celui directement souhaité ou indirectement proposé par le publicitaire par son choix d'éléments plastiques, iconiques ou iconographiques, n'est pas nécessairement enclenché par un signe ternaire. À titre d'exemple (voir fig. 9.3), un élément plastique, comme la couleur verte (sinsigne iconique rhématique : 2.1.1), peut amorcer une interprétation qui engendrera toute une série de signes pouvant conduire au décodage de la proposition inscrite dans l'image (légisigne symbolique dicent : 3.3.2). Le phénomène d'interprétance présente une seule exigence : que le raccord entre deux signes soit établi par un élément de la trichotomie du signe. Dans le cas du présent parcours, l'opération de formalisation est plus importante que l'opération de transformation. La chaîne interprétative est caractérisée par la deuxième catégorie laquelle appartient à l'ordre de l'expérimentation qui peut garantir une acception normative du parfum.

Ainsi, la couleur verte de la publicité *Vent Vert* de Pierre Balmain peut, avant même d'être perçue comme une couleur, être ressentie comme un vague sentiment d'une certaine luminosité[1] (un qualisigne iconique rhématique : 1.1.1). Il se peut aussi qu'elle soit tout de suite saisie comme une entité concrète en tant que la couleur verte (sinsigne iconique rhématique : 2.1.1). En elle-même, la couleur constitue au niveau du représentamen, un sinsigne, c'est-à-dire une chose concrète exprimée à travers la pigmentation de l'encre imprimée, laquelle représente la couleur verte de façon iconique[2]. Elle est interprétée comme ressemblant à n'importe

---

1. Il convient de préciser qu'il ne s'agit pas ici d'une priméité instinctive mais «d'une qualité que l'homme appréhende à travers les grilles de sa culture» (Everaert-Desmedt, 1990).
2. «La relation sémantique, telle que définie par Peirce, est fondée sur la similitude des propriétés (...). Cette relation est assimilable à une métonymie et non pas à une métaphore» (Chebat, 1989). Ainsi, la tache verte ne ressemble pas à la couleur verte; elle est la partie qui tient lieu du tout.

quelle autre couleur verte par un interprétant rhématique qui reconnaît que cette pigmentation chromatique possède les caractéristiques du vert en tant que couleur. L'interprétation peut se poursuivre et la couleur verte peut être interprétée comme une masse énergétique verte spatio-temporellement déterminée (un sinsigne indiciel rhématique : 2.2.1) dans une annonce de parfum distincte (sinsigne indiciel dicent : 2.2.2) et entraîner un enchaînement pouvant mener à des estimations thermiques et olfactives, non pas à cause de la propriété du chroma vert mais bien en raison des causalités extérieures conditionnées par notre expérience de l'espace organique thermique et/ou olfactif (Saint-Martin, 1987).

Par exemple, si notre expérience nous a enseigné que des surfaces matérielles sont littéralement réchauffées à des degrés variables par les énergies radiantes de la lumière naturelle et que la surface verte qui réfléchit la plupart des radiations de la lumière peut, lorsqu'elle y est exposée, devenir plus froide qu'une surface noire, nous pouvons comprendre que l'idée de fraîcheur puisse nous venir à l'esprit en pensant à la couleur verte. De la même façon, si notre expérience du monde environnant nous a appris à associer le vert à la végétation, il ne sera pas étonnant d'avoir le réflexe d'associer l'odeur du végétal à cette couleur.

Cela dit, le ou les signes matérialisés dans l'image et susceptibles de déclencher une interprétation vers un concept olfactif précis n'ont pas nécessairement d'interprétant immédiat capable de provoquer un processus d'appropriation et d'interprétation automatiques. En fait, ce qui caractérise l'accès au concept olfactif normatif, c'est l'accès au secondaire et, idéalement, au ternaire. Par ailleurs, la priméité ne peut ici caractériser l'interprétant final, puisque celle-ci n'a pas valeur de vérité. Pour parler de «concept olfactif normatif», il faut qu'une même vérité soit partagée par le publicitaire et le lecteur. Ce type de parcours dépend donc beaucoup de la capacité de l'image à véhiculer un concept olfactif à partir de signes secondaires (expérience) ou ternaires (culture) qui rejoignent l'imaginaire collectif olfactif de notre société.

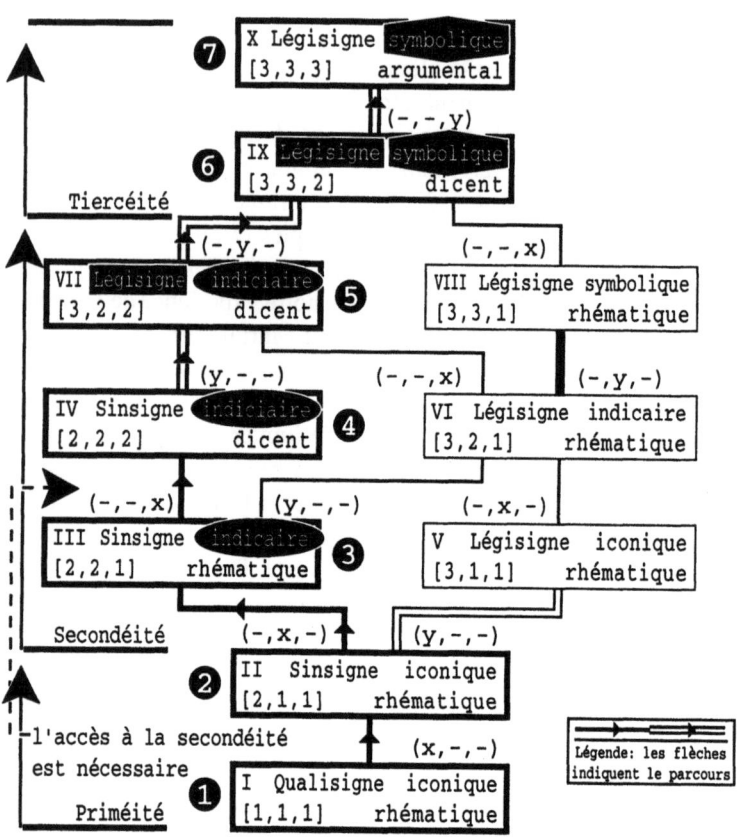

Figure 9.3 Deuxième parcours
**Parcours modèle d'une lecture qui mène
à une conceptualisation normative**
(décodage présumé de l'explication visuelle du parfum)

D'ailleurs, rappelons que les modalités perceptuelles d'une construction mentale qui permettait au lecteur de se faire une idée du parfum annoncé dans le même sens que celui prévu par le publicitaire, allaient de la stimulation visuelle à la représentation[1]. La figure 9.3 illustre bien l'importance de la secondéité — catégorie à partir de laquelle se réalise la réplique —, ainsi que la direction vers la tiercéité engagée lors d'une interprétation qui mène à une conceptualisation olfactive normative.

Troisième parcours :   du visuel à l'olfactif
Type de signification :   une conceptualisation créative

Chez un interprète capable d'anticipation, l'imagination reproductrice qui permet d'actualiser le sens véhiculé par l'image publicitaire peut devenir novatrice et édifier de nouvelles structures qui permettront d'inventer une odeur sur mesure.

Dans l'exemple précédent, nous avons vu que le cheminement de l'interprète se fait par association. Une idée se dessine dans la pensée et un glissement, plus ou moins prononcé, se produit (intensité de la reprise déterminée par le chevauchement des catégories), se déplaçant à son tour vers une idée plus ou moins voisine de la première. Il n'y a pas de discontinuité dans ce processus mental. L'interprétant final, qui vient mettre un terme à une interprétation déclenchée à partir d'un élément visuel, résulte de ce glissement et ne peut être qu'un argument déductif ou inductif.

Dans le cas présent, celui de l'invention d'une odeur, on constate un saut entre l'ancien et le nouveau. L'interprète ne se limite pas à puiser dans sa réserve encyclopédique des combinaisons accumulées ou possibles : il édifie de nouvelles structures en avançant des hypothèses explicatives qui diffèrent de celles qu'il connaît déjà. L'interprétant logique final ne peut être que conjectural. Il correspond au troisième degré d'abduction, celui qui «exige une certaine forme de créativité, une certaine forme d'invention» (Bonfantini, 1984).

---

1. Voir chapitre 5.

Observons comment peut s'expliquer ce saut cognitif qui permet notamment à l'interprète d'acquérir de nouvelles connaissances à partir de lui-même.

Prenons l'exemple d'un lecteur qui tenterait de se faire une idée de l'odeur du parfum *Balenciaga pour homme*. Admettons que de son point de vue, l'image présente un flacon plus ou moins évocateur dans un environnement faiblement contextualisé (sol rocailleux et ciel ombragé), où même le titre, «Le pouvoir du rêve», ne réussit pas à remplir une fonction d'ancrage ou de relais pouvant faciliter l'explication des notes odorantes du parfum. Admettons qu'il ne connaît pas non plus la signature *Balenciaga* et qu'il s'en inspire pour imaginer l'odeur. D'une part, *Balenciaga* ne peut lui suggérer d'office un style de parfum. De plus, comme ce vocable ne répond pas au code de la langue utilisée dans l'annonce, le français, il peut difficilement lui servir d'indice. Le lecteur ne peut donc pas l'interpréter comme un légisigne indiciaire rhématique (3.2.1). Il peut toutefois l'interpréter en tant que légisigne iconique rhématique (3.1.1). À ce moment-là, il cherchera à remplir le vide significatif et poussera plus loin les limites de sa connaissance sur la signature proposée. S'il veut associer une odeur au terme *Balenciaga*, il devra *a priori* jumeler ce mot à quelque chose, à quelqu'un ou à quelque environnement rappelant une odeur. Cette référence n'est que pure invention de son esprit et reste établie à partir de son bagage de connaissances. Quant à l'odeur qu'il y associera, elle peut, elle aussi, être inventée puisque laissée entièrement à son imagination.

Ce type d'inférence est défini comme le premier sous-type de l'abduction de troisième degré (Bonfantini, 1984). Carontini (1988) précise que celui-ci «serait caractérisé par le fait que la loi médiation serait une sorte d'extension à un champ sémantique nouveau d'un principe explicateur qui appartient à un champ relativement éloigné dans l'encyclopédie».

Par ailleurs, une deuxième explication du saut cognitif, qui peut justifier la possibilité d'une conceptualisation inventée de l'odeur du parfum promu, relève d'un deuxième sous-type d'abduction de troisième degré. Celui-ci se caractérise par le fait que «le principe explicateur, la loi médiation, est inventé «*ex novo*»; elle constitue donc quelque chose de radicalement nouveau par rapport à l'univers du savoir du sujet connaissant[1].»

Carontini ne pense pas que ce type d'abduction puisse s'appliquer à l'interprétation textuelle car, dit-il, «nous devons faire appel à un *«lume naturale»* qui s'écarte, s'éloigne, de ce *«lumen culturale»* qui garantit et rend possible même les formes les plus innovatrices et les plus aventureuses de l'interprétation textuelle[2].»

Cependant, dans le cas de l'interprétation d'un texte visuel où il est question de référence à l'olfactif par le biais de l'image, l'interprète ne pourrait-il pas s'éloigner de ce *lumen culturale* et faire appel à un *lume naturale*? Essayons d'imaginer un scénario interprétatif d'une annonce-magazine pour le parfum *Obsession for men* de Calvin Klein à partir de laquelle une lectrice[3] se fait une idée tout à fait personnelle du parfum annoncé.

L'illustration, une photographie en noir et blanc qui a subi un traitement sépia, fait voir, dans une lumière tamisée, un homme qui porte une femme sur ses épaules. Le couple nu est vu de dos. Il est dehors sur un balcon de pierre surplombant un jardin boisé. La mise en scène respecte le style épuré, avant-gardiste et sobre du designer de mode Calvin Klein. Le texte est réduit à l'essentiel et s'imbrique dans le décor. Le nom du parfum *Obsession for men* agit comme titre et la griffe *Calvin Klein* comme *base-line*. Plus précisément, «Obsession for men» vient ancrer le message de l'image qui, à lui seul, pose ambiguïté sur le genre du parfum (masculin ou féminin?).

Bien que l'illustration fasse appel à toute une série de codes culturels, tels que le nom du designer, le *look* actuel du corps musclé de l'homme et amaigri de la femme, et le style très *in* des surfaces jaspées du contexte environnant, elle renvoie également à l'instinct sexuel de l'être humain par le type de contact cutané qu'elle propose. Dans les chapitres précédents, nous avons insisté sur le rôle que jouait l'odorat dans le domaine de la sexualité. Nous pensons d'ailleurs que si l'expérience sexuelle (qui ne se limite pas

---

1. Carontini (1988 : 31).
2. Ibid.
3. Nous employons le genre féminin puisque l'annonce paraissait dans la revue de mode féminine *Clin d'Oeil* d'août 1991.

à l'acte sexuel) s'accompagne toujours d'une expérience olfactive, il est possible que la relation érotique ici évoquée puisse faire naître des images olfactives. Si la lectrice n'a jamais eu de relations sexuelles avec un partenaire, elle ne possède pas en principe de souvenirs olfactifs rattachés à ce genre d'expérience dans son encyclopédie. L'image peut quand même la faire rêver d'une telle situation et la forcer à s'imaginer une odeur masculine agréable. La loi médiation serait alors inventée *ex novo* d'une manière métaphorique et l'idée du parfum annoncé en serait imprégnée.

Dans les deux parcours proposés, une constance demeure : l'explication visuelle du parfum n'est pas claire aux yeux du lecteur. Cela peut dépendre de la pauvreté de l'encyclopédie du lecteur en matière d'olfaction ou encore de l'incapacité de l'image à expliquer l'odeur. Cependant, dans les deux cas, le signe déclencheur de l'image pose ambiguïté au niveau de son statut. Par exemple, sous les apparences d'un signe ternaire (qui répond à un code culturel, linguistique, etc.), le nom *Balenciaga* n'a pu être décodé qu'à titre de signe secondaire par le lecteur (à partir de ses propres expériences), l'obligeant ainsi à combler le vide qui lui redonnera son statut légitime. Mais attention, il peut s'agir d'une stratégie initiée par le publicitaire. Par exemple, l'utilisation du noir et blanc dans les publicités de parfums *Calvin Klein* oblige le lecteur à imaginer la couleur des décors et à y associer une odeur qui ne risque pas de le décevoir. Certains auteurs appellent ce phénomène le «stimulus ambigu», un vase vide que le récepteur remplit à sa convenance du sens qu'il veut y mettre (Chebat, 1989). Barthes considère d'ailleurs ce phénomène comme inhérent à l'image publicitaire (de nature polysémique). Tel que précisé au chapitre précédent, nous considérons le «vase» comme n'étant jamais totalement vide puisqu'il dissimule rarement tout à fait son contenu. Le noir et blanc ne présente-t-il pas la potentialité de venir atténuer l'odeur?

Quoi qu'il en soit, une interprétation «créative» présente des risques du point de vue des objectifs promotionnels, puisqu'elle exige plus d'efforts de la part du lecteur et qu'elle échappe, en tout ou en partie, à la maîtrise du publicitaire.

Tout comme le parcours qui conduit à une construction normative, le parcours d'une lecture qui mène à une conceptualisation créative d'une odeur (voir fig. 9.4) prend la direction de la tiercéité.

Toutefois, les voies pour s'y rendre diffèrent. On remarquera que le parcours modèle d'une construction normative est séquentiel et qu'il emprunte la voie de gauche, caractérisée par le rapport indiciaire à l'objet alors que le parcours modèle d'une conceptualisation créative emprunte la voie de droite, plus ternaire et intégrant les trois classes de l'objet. Le parcours «créatif» est marqué par l'opération de transformation exigée par le signe déclencheur, matérialisé dans l'image, ainsi que par le caractère hypothétique des opérations de formalisation et de réplication qui peuvent assurer ce processus. Il demande donc plus d'efforts de la part du lecteur.

Cette observation nous incite à remettre en question la thèse de Chebat (1989) à propos de l'implication du récepteur. Nous partageons son point de vue lorsqu'il précise que «les processus de décodage et de signification sont liés au niveau d'implication du récepteur et, en conséquence, à son activité cognitive», mais nous nous objectons lorsqu'il lie l'implication forte au processus d'attribution des causalités et l'implication faible au processus d'association arbitraire. Le contraire nous semble plus juste.

Quatrième parcours : de l'odeur à l'image de marque
Type de signification : une perception

Le lecteur peut expérimenter sur-le-champ l'odeur du parfum promu grâce à des procédés techniques à base de vernis ou d'encres, qui permettent d'imprégner l'annonce-magazine d'une odeur. Comme nous l'avons déjà expliqué, plusieurs scénarios de lecture sont possibles : le lecteur peut interpréter l'image avant l'odeur, l'odeur avant l'image, les deux simultanément, uniquement l'odeur ou uniquement l'image dans le cas des publicités séquentielles (réparties sur plusieurs pages). Si le lecteur se limite à respirer l'odeur pour elle-même, l'interprétation s'arrête là. La sensation perçue l'informe sur l'existence d'une odeur, mais elle ne signifie pas la marque d'un parfum. Par contre, dès le moment où le lecteur tisse un lien entre l'odeur sentie et le nom du parfum, la perception de cette sensation se trouve influencée.

210   L'image publicitaire des parfums

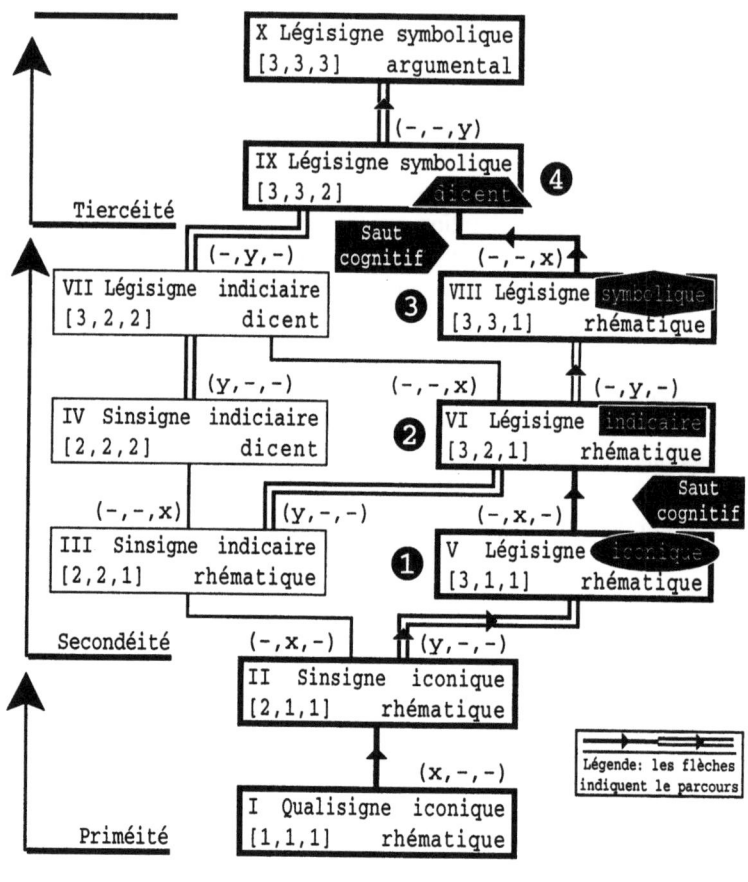

Figure 9.4 Troisième parcours
**Parcours modèle de lecture pouvant mener
à une conceptualisation créative**
(invention de l'odeur promue)

À partir du treillis de l'hypersigne, examinons comment se dessine le parcours interprétatif d'un tel scénario qui favorise notamment une perception normalisée du parfum.

À première vue, l'odeur de l'échantillon parfumé appartiendrait à la classe des signes primaires. Dans cette catégorie, on associe souvent les qualités sensorielles comme une odeur, un goût, un son, une couleur, une matière (Everaert-Desmedt, 1990). Toutefois, comme les qualités doivent être considérées dans l'ordre du possible, vécues dans une sorte d'instant intemporel, nous devons classer l'odeur proposée dans la deuxième catégorie, celle du réel, de l'individuel, de l'expérience, de l'existence de l'échantillon parfumé que le lecteur découvre en grattant, en frottant ou en tirant une languette, en un lieu et en un temps déterminés.

Si l'interprétant dynamique conduit l'interprète à l'objet immédiat (l'odeur pour elle-même), la sémiose s'arrête et la perception enrichit ce dernier de connaissances olfactives nouvelles. L'interprétant dynamique est alors soit rhématique (d'ordre affectif) ou encore d'ordre énergétique si la compréhension se fait par l'intermédiaire d'un acte individuel.

Si l'interprétant dynamique conduit l'interprète à l'objet dynamique (le parfum annoncé), la sémiose se poursuit et la perception enrichit le lecteur de connaissances olfactives sur le parfum annoncé. Dans ce cas, l'interprétant dynamique est logique puisqu'il mène à un autre signe mental, à une nouvelle association (nom du parfum).

C'est dire que l'interprétant logique est nécessaire au déclenchement d'une interprétation visant à façonner l'image de marque du parfum annoncé. Pour cette raison, il faut reconnaître que la secondéité, limitée à l'expérimentation olfactive, ne suffit pas à garantir une communication promotionnelle.

En fait, deux points de départ peuvent enclencher une lecture olfactive à partir d'une IPP avec échantillon de parfum : l'image (figures 9.5 et 9.7) et l'échantillon parfumé (figure 9.6).

Si le point de départ est l'image, les signes déclencheurs d'une interprétation olfactive sont primaires, secondaires ou ternaires, et l'interprétant logique final de la clôture olfactive est nécessairement de l'ordre de la secondéité ou de la tiercéité, puisqu'il doit y avoir actualisation d'une expérience olfactive déjà vécue.

212 L'image publicitaire des parfums

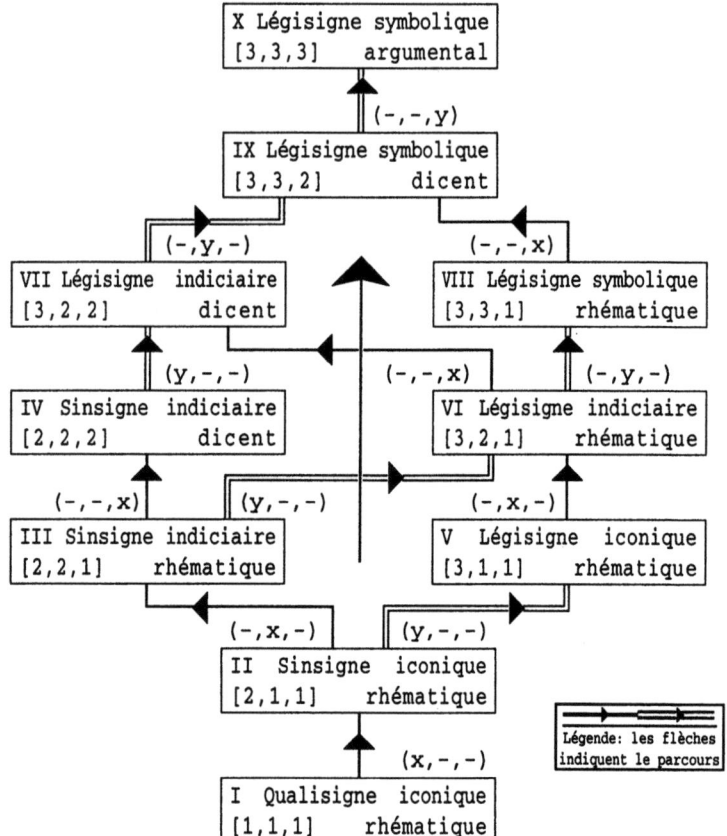

Figure 9.5 **Lecture d'une image publicitaire avec odeur**
(scent strip or discover)
Interprétation de l'image qui conduit à
une conceptualisation normative du parfum promu

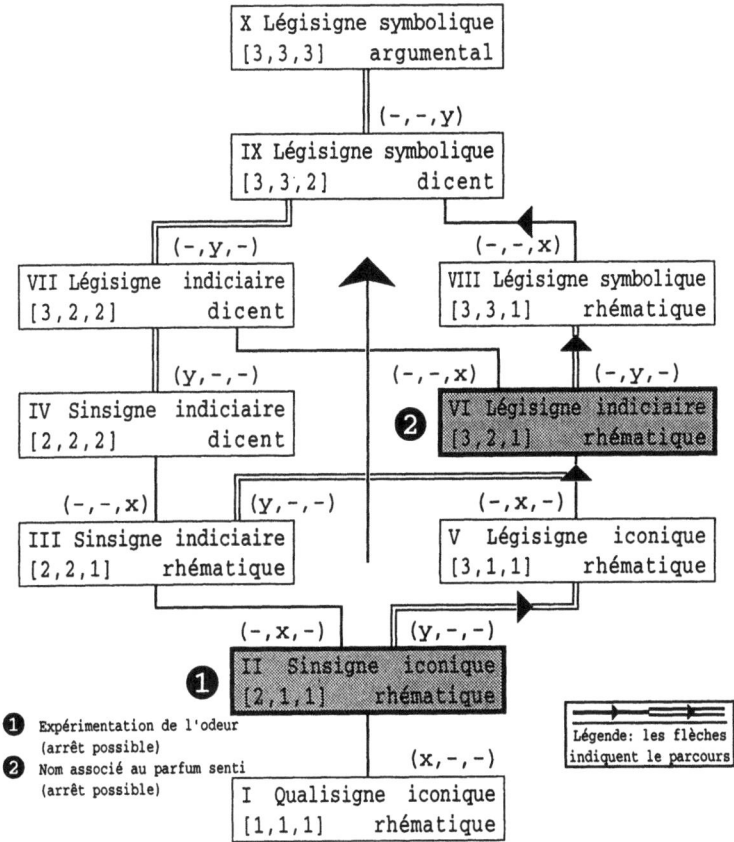

Figure 9.6 **Lecture d'une image publicitaire avec odeur**
(scent strip or discover)
Expérimentation de l'odeur avant l'interprétation de l'image

214 L'image publicitaire des parfums

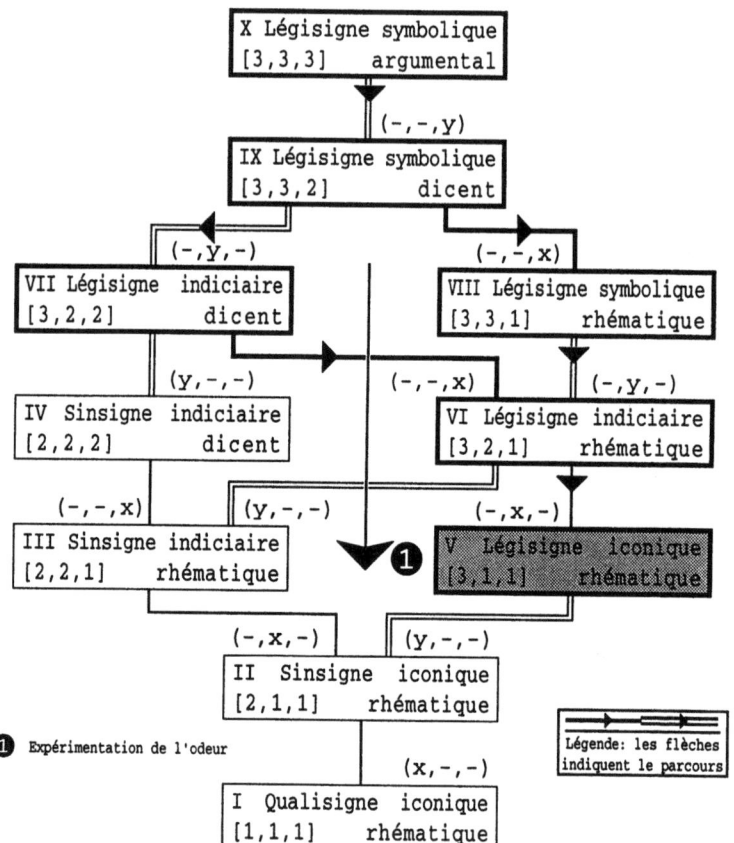

Du ternaire vers le secondaire
- Représentation symbolique du parfum confrontée à la perception de l'odeur;
- Prédisposition à apprécier l'odeur: (suivant l'appréciation de l'image);
- Odeur: élevée au ternaire.

Figure 9.7 **Lecture d'une image publicitaire avec odeur**
(scent strip or discover)
Interprétation de l'image avant l'expérimentation de l'odeur

L'idée olfactive qui découle de cette première interprétation peut, par la suite, être confrontée à une deuxième interprétation : celle de l'odeur proposée par l'échantillon parfumé. À ce moment-là, il y a retour vers la secondéité et une confrontation entre la pensée et le fait. Dans ce cas, le fait vient modifier la pensée. Si le point de départ est l'échantillon parfumé, le signe déclencheur est secondaire et l'interprétant logique ou argumental est essentiel à la sémiosis qui peut mener l'interprète à associer sa perception au parfum annoncé.

Si le lecteur se limite à expérimenter l'odeur pour l'odeur, l'interprétation sera de l'ordre de la secondéité, de l'individuel, du fait, et il n'existera pas d'acte publicitaire à partir de l'annonce-magazine, puisque seul l'accès à la tiercéité, à la catégorie de la pensée, du langage, de la représentation et de la culture, peut permettre d'associer l'odeur sentie au parfum annoncé et, surtout, à son image de marque.

Si le lecteur s'intéresse d'abord à l'échantillon parfumé pour ensuite interpréter l'image, c'est sa perception de l'odeur, venue enrichir son encyclopédie, qui sera confrontée à celle du publicitaire par l'intermédiaire du visuel. En fait, il y aura confrontation entre le fait réel et la représentation du fait, entre le «faire» et le «dire». En cas d'harmonie entre l'interprétation de l'odeur et celle de l'énoncé, il est possible que le fait confirme ou renforce le dire. Toutefois, la brutalité du fait présente le risque d'annuler ou d'empêcher le dire. Peu importe le parcours choisi, ce qu'il convient de retenir ici c'est que l'interprète d'une publicité de parfum avec échantillon parfumé est sollicité à la fois par l'univers symbolique de l'image et par la réalité immédiate de l'odeur. Ce phénomène vient modifier les règles d'interprétation de l'image publicitaire et oblige à repenser les stratégies visuelles du locuteur, comme nous le détaillerons dans le prochain chapitre.

Pour bien faire ressortir les particularités des différents parcours interprétatifs possibles pour une IPP avec odeur intégrée, il est intéressant de visualiser ce qui se produit. La figure 9.5 reprend le modèle d'une construction normative qui peut être enclenchée par des signes primaires, secondaires ou ternaires. Rappelons l'exemple de la couleur verte qui peut conduire à des valeurs thermiques puis olfactives par expérience et par références culturelles.

Un tel parcours est toujours dirigé vers l'univers symbolique de l'interprète, vers la tiercéité, et plusieurs choix de parcours sont rendus possibles. On peut penser que l'accès à l'imagerie mentale du lecteur en matière de référence olfactive est ainsi facilité. La figure 9.6 montre que l'interprétation de l'odeur se situe au niveau de la secondéité, les associations cognitives étant guidées par la référence à l'objet et la représentation mentale de l'odeur étant toujours liée à un contexte, à un souvenir.

Si le lecteur décide de poursuivre son interprétation en s'intéressant à l'image, sa perception de l'odeur se verra confrontée à celle du concepteur publicitaire, cristallisée dans l'image. Une telle possibilité peut se produire dans le cas d'une image publicitaire qui s'étend sur deux pages et dont le recto propose uniquement l'expérience olfactive, tandis que le verso, l'explication visuelle du parfum. Il est important de noter qu'une telle stratégie favorise de nombreux points de résolution qui peuvent mettre un terme à l'interprétation ou encore bloquer l'accès à l'imagerie mentale du lecteur. Par exemple, un lecteur peut sentir l'odeur uniquement par curiosité et ne pas l'associer à une marque. Dans ce cas, la communication publicitaire est inexistante puisqu'il n'y a pas façonnement de l'image d'un produit en vue de pousser le lecteur à l'achat.

Autre exemple. Si l'imprimé parfumé précise le nom du parfum (p. ex., languette à soulever, placée seule, en première page d'une publicité séquentielle), le lecteur peut expérimenter l'odeur et considérer qu'en terme d'investissement temporel, cela suffit à interpréter une même publicité. Dans un tel cas, la communication publicitaire se voit amputée de son impact visuel et l'image de marque n'est façonnée qu'à partir des qualités odoriférantes du parfum, ce qui constitue un risque quand on sait que l'odeur «imprimée» est elle-même un substitut de l'odeur réelle.

Par contre, si le lecteur interprète l'image avant l'odeur, de tels risques sont évités et le parcours se déroule de la tiercéité vers la primétité comme l'indique la figure 9.7. En fait, l'interprète part d'une représentation symbolique du parfum pour ensuite le sentir réellement. Une prédisposition mentale vient influencer sa perception de l'odeur sentie. Par ailleurs, cette odeur n'a plus le même statut que dans l'exemple précédent, puisqu'elle est désormais associée à un nom. En tant que signe, il ne s'agit plus d'un sinsigne iconique rhématique (2.1.1), c'est-à-dire un signe individuel et contextuellement situé, analogique et immédiatement interprété, mais plutôt d'un légisigne iconique rhématique (3.1.1), soit un signe-type qui représente analogiquement la structure de son objet. L'odeur n'appartient plus à la classe secondaire mais bien à la classe ternaire.

o o o

L'élaboration de différents scénarios interprétatifs pour comprendre comment le lecteur mentalise l'odeur annoncée dans le visuel publicitaire des parfums a permis de mettre en relief les niveaux de conjecture inscrits dans l'image de même que l'efficacité de la sémiotique peircienne à pouvoir expliquer les conditions de la communication olfactive en cause.

Par exemple, lors d'une lecture qui mène à une sensation olfactive, le signe déclencheur de l'image est obligatoirement un signe ternaire. Dans le cas d'une lecture qui aboutit à une conceptualisation normative de l'odeur du parfum annoncé, le signe déclencheur peut être primaire, secondaire ou ternaire, mais il doit absolument permettre d'accéder à la secondéité afin d'attester d'une expérience commune des interprètes, la priméité n'ayant pas valeur de vérité en soi. Quant à la lecture qui conduit à une conceptualisation créative de l'odeur promue, elle peut être initiée par n'importe quelle catégorie de signes dans le visuel, mais elle exige que la loi médiation soit puisée à la frontière de l'encyclopédie de l'interprète. Elle demande donc beaucoup plus d'efforts de la part du lecteur.

Finalement, la lecture qui s'accompagne d'une expérience olfactive oblige le lecteur à confronter le fait à la pensée ou l'inverse, suivant le parcours choisi. Elle présente également la particularité d'offrir plus d'occasions à l'interprète de faire des arrêts cognitifs, donc de mettre un terme à l'interprétation. Ayant maintenant accès à des données objectives qui permettent d'évaluer les manifestations des interprétations du lecteur, nous tenterons, dans le prochain chapitre, de formuler des suggestions relatives à la mise en image promotionnelle des parfums.

Références bibliographiques

BRUZY, Claude, Werner BURZLAFF, Robert MARTY et Joelle RÉTHORÉ (1980), «La sémiotique phanéroscopique de Charles S. Peirce» dans *Langages : Au-delà de la sémiolinguistique, la sémiotique de C.S. Peirce*, no 58, p. 28-60.

BARTHES, Roland (1967), *Le système de la mode*, Paris, Les éditions du Seuil, 315 p.

BONFANTINI, Massimo A. (1984), «*Abduction a Priori, Brain: for a Research Program*» dans *Versus* no 34.

CARONTINI, Enrico (1982), *L'action du signe I*, Questions de Communication no 7, Louvain-la-Neuve, Les éditions Cabay-Jezierski, 59 p.

CARONTINI, Enrico (1988), «Inférence et encyclopédie : notes à propos de la théorie de l'abduction chez Ch. S. Peirce et de son usage sémiotique», (s.l.), 31 p.

CALVET DE MAGALHAES, Theresa (1981), *Un, deux, trois catégories fondamentales*, Louvain-la-Neuve, Les éditions Cabay, Questions de communication no 3, 60 p.

CHEBAT, Jean-Charles (1989), «Les iconoclastes : une analyse critique des approches sémiotiques à l'image publicitaire» publié dans *Semiotic Inquiry/Recherche sémiotique sur l'image publicitaire*, Département des Sciences administratives, Université du Québec à Montréal, octobre 89, Document de travail : 46-89.

CORNU, Geveniève (1990), *Sémiologie de l'image dans la publicité*, Paris, Les éditions d'Organisation, 58 p.

DUBUC, Michelle (1992), *L'odorat*, Montréal, Société pour la promotion de la science et de la technologie, ministère de l'Enseignement supérieur et de la Science, pp. 4-13.

EVERAERT-DESMEDT, Nicole (1990), *Le processus interprétatif, introduction à la sémiotique de Ch. S. Peirce*, Liège, Pierre Mardaga éditeur, 152 p.

FISETTE, Jean (1990), *Introduction à la sémiotique de C.S. Peirce*, Montréal, Les éditions XYZ, Collection «Études et documents», 86 p.

MARTY, Robert (1979), «Trichotomies de l'icône, de l'indice et du symbole» dans *Revue Semiosis*, Centre français d'études peirciennes, (s.l.).

MARTY, Robert (1980), «L'analyse sémiotique des hypersignes». Voir BRUZY et al.

MARTY, Robert (1990), *L'algèbre des signes, essai de sémiotique scientifique d'après Charles Sanders Peirce*, Amsterdam/Philadelphie, John Benjamins publishing company, 405 p.

PEIRCE, Charles Sanders, *Collected Papers*, Vol. I-VI:1 (1931-1935) par C. Hartshorne, P. Weiss, vol. VII-VIII: (1958) par W. Burks, Harvard, Harvard University Press.

PEIRCE, Charles Sanders, *Textes fondamentaux de sémiotique*, traduits et commentés par Berthe Fouchier-Axelsen et Clara Foz (1987), Paris, Les éditions Méridiens Klincksieck, Épistémologie, 123 p.

SAINT-MARTIN, Fernande (1987), *Sémiologie du langage visuel*, Montréal, Presses de l'Université du Québec, 305 p.

SHERIFF, J. K. (1994), *Charles Peirce's Guess at the Riddle*, Indianapolis, Indiana University Press, 100 p.

Quatrième partie

LA CRÉATION

Cette partie comprend un seul chapitre consacré à la création de l'image publicitaire des parfums. Nous inspirant des chapitres précédents, nous proposons des stratégies discursives qui tentent de concilier l'objectif publicitaire avec l'action de l'annonce-magazine.

Chapitre 10

La mise en image des parfums

La création publicitaire, malgré son caractère incertain, reste soumise à des règles de structuration en raison de sa volonté de communiquer un message. Il semble donc pertinent de traduire les résultats de ce livre en indications pouvant favoriser la construction de l'image publicitaire des parfums (IPP). Notre but n'est pas de fournir aux publicitaires des recettes toutes faites pour composer leurs annonces mais plutôt de leur offrir un cadre à l'intérieur duquel des questions et des éléments de réponse se côtoient. En fait, nous retiendrons certaines observations et conclusions de cette étude pour accorder les options stratégiques de la mise en image des parfums avec le mandat promotionnel de l'annonce-magazine.

Tenir compte de l'olfactif

Comme la publicité vise à laisser une trace mnésique du produit à promouvoir et que le traitement cognitif, intentionnel ou non, dépend du matériel donné, c'est-à-dire de la structure formelle de l'oeuvre, nous pouvons penser que le publicitaire ne doit pas sous-estimer la capacité de l'IPP à communiquer un «sens olfactif». L'incohérence olfactive des éléments scripturaires, plastiques et/ou iconiques, à l'intérieur d'une même image ou répartis dans différentes annonces, peut brouiller l'image de marque d'un parfum. Pensons à la promotion du parfum *K* de Krizia, où la forme olfactive posait un problème sur le plan visuel (voir chap. 2). Rappelons qu'il ne s'agit pas pour les publicitaires d'expliquer l'odeur réelle du parfum, mais bien de suggérer, dans un principe de généralité, un seul concept olfactif, conforme ou non à la réalité.

Afin de modeler une empreinte commune dans l'esprit des consommateurs, empreinte qui personnalisera le parfum dans une différence (Sauvageot, 1987), les annonceurs doivent tenir compte de l'olfactif pour éviter des interprétations contradictoires ou incorrectes. Rappelons que même dans le cas où l'énoncé est pensé pour encourager la libre interprétation de l'odeur promue — par exemple lorsque l'IPP positionne le parfum à partir d'une griffe, d'un style ou d'un *look* pour permettre au lecteur d'accrocher ses propres images (parmi lesquelles peuvent prendre place des images olfactives) — il n'est jamais totalement question de «vase vide»[1] que le récepteur remplit à sa convenance puisque le «vase» dissimule rarement tout à fait son contenu (voir chap. 8 et 9).

Jouer la tiercéité pour les parfums de renom

S'il est possible pour certains lecteurs, amateurs de parfums, de se remémorer une fragrance, en termes d'images mentales ou de réactions psychophysiologiques, nous pouvons penser que l'ajout d'un échantillon de parfum présente, dans le cas des parfums connus, un risque inutile et, par conséquent, un investissemnet non motivé.

Dès le départ, n'est-il pas hasardeux de comparer l'odeur ravivée d'un parfum à une copie de ce même parfum? Après tout, la substance couramment incorporée dans le papier par un vernis ou dans des encres, reste un signe mis à la place du parfum et ce, même dans le cas où la fragrance réelle est scellée dans un sachet (contamination par la colle et le papier). Il ne faut pas oublier que la sensation odorante dépend de la surface sur laquelle on vaporise le parfum et qu'il peut exister une différence notable lorsque le parfum imprègne une peau, un tissu ou du papier.

Mais plus important encore, s'il est vrai que les grands parfums signent avant tout une marque ou une époque et qu'ils figurent parmi les rares produits de consommation à avoir acquis une telle dimension culturelle (Cornu, 1990), leur image de marque repose sur des éléments de tiercéité (saturés de symbolisme) qui ont forcément fait leur preuve. Il n'est donc pas nécessaire de jouer la secondéité en faisant sentir le parfum et de risquer de décevoir, d'autant plus

---

1. Expression empruntée à Chebat (1989).

que l'attractivité de la marque se présente comme un axe motivationnel[1] idéal pour inciter le lecteur à se procurer le parfum.

Faire sentir pour permettre de mieux retenir

L'olfaction semble «par son association sentimentale et biologique avec la mémoire, être un moyen privilégié pour graver une empreinte psychique» (Cornu, 1990). Tel que mentionné au cinquième chapitre, c'est une hypothèse également partagée par la communauté scientifique qui reconnaît que les odeurs permettent d'apprendre mieux et de mieux retenir. Aussi, l'ajout d'échantillons parfumés dans le cas des nouveaux parfums peut présenter des avantages exceptionnels. En associant l'image visuelle à la sensation olfactive, on accélère le processus de mémorisation de la marque et on évite de faire subir au parfum l'épreuve du temps autrefois nécessaire à sa réputation. Certaines mises en garde et recommandations doivent toutefois être formulées.

Ne pas miser uniquement sur l'odeur

L'odeur intégrée à l'image s'impose durement. Comme nous l'avons vu, il s'agit d'un signe de catégorie secondaire qui relève du fait singulier. Prise individuellement, l'odeur plaît ou déplaît. Le positionnement du parfum se fait donc à partir des qualités odoriférantes du parfum et ce, même si le publicitaire s'ingénie à positionner le parfum sur un autre axe; par exemple, sur le *sex-appeal* (*Obsession for men*[2]) ou sur le luxe (*First*). Il faut donc être sûr de l'originalité et du succès de l'odeur promue, puisque c'est cette empreinte qui, par sa brutalité[3], aura tendance à primer.

---

1. «L'axe, c'est l'argument clé sur le plan rationnel ou la corde sensible sur le plan affectif. (...) C'est le moyen utilisé pour arriver aux fins arrêtées dans l'objectif de communication.» (Cossette, 1983 : 527).
2. Selon Luc Dupont (1990), la publicité citée est l'une des meilleurs exemples de l'utilisation du positionnement *sex-appeal*.
3. Peirce (C.P. 1.427) suggère lui-même le mot «brutal» en parlant de la secondéité : «*It involves an unconditional necessity, that is force without law or reason, brute force*».

Par ailleurs, comme certains parfumeurs[1] reprochent au milieu actuel de la parfumerie de ressembler à une grande famille incestueuse où tout le monde se copie et se recopie, il est peut-être illusoire de miser uniquement sur la spécificité de l'odeur. De plus, comme la sensation odorante dépend de la surface sur laquelle on applique le parfum, elle peut être altérée par un procédé d'impression ou d'intégration déficient. Cela dit, l'ajout d'un échantillon aromatique à une publicité de type ostentatoire, où seul le flacon est mis en valeur, ne suffit peut-être pas à différencier le parfum de ses concurrents ni, surtout, à faire rêver et à donner l'envie de le porter et ce, malgré la valeur parfois très suggestive de son flacon.

Construire l'image en fonction de la hiérarchie des signes

Si l'explication visuelle est suffisamment élaborée pour personnaliser le parfum (Qui le porte? En quelles circonstances? Pour attirer qui? Pour ressentir quoi? Pour devenir qui? Pour être perçu comment? Pour s'identifier à quel style, à quel *look*? etc.), l'image viendra sans doute enrichir l'«encyclopédie» du lecteur de nouvelles connaissances positives sur la fragrance annoncée et le préparera à accueillir favorablement (en principe) l'odeur. Pour cette raison, il convient de hiérarchiser l'ordre des pages[2] d'une IPP séquentielle (répartie sur deux ou plusieurs feuillets) en pensant primauté du ternaire sur le primaire.

Rappelons brièvement que selon la sémiotique peircienne, les signes ternaires correspondent à la catégorie de la pensée, du langage et de la culture, les signes secondaires, à la catégorie du fait, de l'expérience et de l'existence et les signes primaires, à la catégorie de la qualité et du sentiment. Partant, l'ordre d'une annonce-magazine répartie sur trois pages devrait être le suivant : la page la plus riche symboliquement (avec scène de genre, personnages stéréotypés, argumentaire, etc.) avant la page qui présente

---

1. Position de Serge Lutens, créateur parfumeur pour Shiseido (Réf. Reportage intitulé «Essences et sens» diffusé par TV5 en décembre 1994).
2. Tel que vu précédemment, la sémiotique peircienne permet d'appréhender la totalité ou une partie de l'annonce-magazine comme signe. Chaque page peut ainsi être catégorisée suivant son interprétation la plus plausible.

uniquement le flacon (de prime abord, un signe secondaire qui atteste l'existence du produit) avant la page qui propose d'expérimenter le parfum à l'aide d'un sachet à découvrir (plus près de la priméité, du sentiment). Autre exemple : pour la formule courante, c'est-à-dire, pour une annonce présentée sur deux pages — le recto et le verso d'un feuillet —, il est souhaitable d'introduire la bande aromatique au recto et de proposer un contexte de réception favorable à la mémorisation[1] puis, présenter le flacon (signe secondaire) au verso afin de faire connaître le logotype et de concrétiser le produit.

En d'autres mots, il est préférable d'inculquer des images visuelles et olfactives qui alimentent l'imagination avant d'informer et de faciliter l'action d'achat[2].

Il faut aussi éviter de faire sentir le parfum (signe secondaire) avant que le nom ou la marque (signe ternaire) ait été énoncé, puisqu'il y a risque d'annulation du fait publicitaire si l'interprétation s'arrête à la perception de l'odeur (voir fig. 9.6).

Tenir compte des instances de l'énonciation

Comme le contexte de réception joue un rôle important au niveau de la perception olfactive, il faut éviter d'isoler la bande aromatique ou toute autre forme d'échantillon de parfum au verso de la publicité, sur une page blanche sans explication visuelle et avec, pour seule indication, le nom ou la marque du parfum, puisqu'il y a risque d'associer l'odeur sentie aux images qui figurent sur la page droite du magazine, laquelle échappe à la maîtrise du concepteur de la publicité.

Ce que l'on appelle le hors-champ extra-diégétique, c'est-à-dire «l'espace où on produit, où on donne à voir l'image, (...), l'espace réel par opposition à l'espace construit» (Carontini, 1986) fait partie de l'espace de l'énonciation et, par conséquent, de la structure

---

1. Nous avons vu au cinquième chapitre que les odeurs permettaient de fixer en mémoire le contexte dans lequel elles étaient perçues.
2. Ici, c'est l'idée de réplique qui prévaut puisqu'il s'agit de favoriser la reconnaissance du flacon en magasin.

communicationnelle du signe olfactif. Il ne peut être négligé lors de la construction de l'IPP.

Ce hors-champ extra-diégétique est surtout problématique au niveau de la transmission optimale de l'odeur intégrée en raison du côtoiement des échantillons proposés dans un même magazine. À titre d'exemple, la revue Vogue de novembre 1993 (360 pages) contenait 36 IPP, dont six avec un échantillon de parfum.

Tant que le lecteur n'expérimente pas les odeurs scellées, ces annonces se limitent à leur champ, c'est-à-dire «à ce qui est donné à voir, ce qui est montré» (Carontini, 1986) et à leur hors-champ diégétique, soit l'«espace invisible pouvant être défini comme l'ensemble des éléments qui, n'étant pas inclus dans le champ, lui sont néanmoins rattachés par les spectateurs par un moyen quelconque» (Carontini, 1986)[1]. Dès lors que les capsules d'odeur sont grattées, que les bandes aromatiques sont soulevées, que les sachets sont ouverts, l'odeur s'impose et perdure pendant des semaines, voire des mois.

À une certaine distance de lecture, les effluves s'entremêlent et les notes vanillées côtoient les notes chyprées ou épicées. Le magazine sent. La perception de chaque échantillon se trouve alors perturbée par ce que l'on pourrait appeler un bruit[2] olfactif (sauf pour le premier échantillon, bien sûr).

Les odeurs sont également en compétition directe et les notes plus fortes et plus tenaces qui contiennent des substances moins volatiles comme le musc, l'ambre et la vanilline (Goudot-Perrot, 1990), risquent de s'affirmer davantage et ce, au détriment de parfums plus délicats.

Finalement, le matraquage d'expériences olfactives en rafale peut nuire aux derniers parfums sentis[3]. Tel que précisé au cinquième chapitre, l'olfaction, même si elle porte sur des sensations, reste un acte personnalisé qui requiert un jugement de la part du lecteur. Ce

---

1. P. ex., un lecteur peut facilement imaginer une personne dans le «champ élargi» d'une annonce qui montre seulement une main.
2. On dénomme bruit «tout ce qui peut altérer la transmission optimale d'un message» (Cossette, 1983).
3. Il est à noter que les périodes de lecture peuvent néanmoins être espacées et que la pagination ne détermine pas l'ordre de lecture.

jugement n'est pas une sensation, mais une activité de l'esprit consécutive à une sensation. Compte tenu du fait que l'odorat est (avec le goût) l'un des sens les moins cultivés de notre société occidentale, on peut penser que c'est trop demander à certains lecteurs de juger six odeurs d'affilée, d'autant plus que la plupart des parfums ne sont pas monolithiques. En effet, à part quelques rares parfums comme *Poison* de Dior, les règles établies pour la composition du jus respectent généralement le déploiement temporel de trois notes odorantes : les notes de tête, de coeur et de fond[1].

Exploiter l'olfactif pour façonner l'image de marque

Tel que démontré au deuxième chapitre, l'isotopie[2] olfactive entre les éléments plastiques, iconiques et scripturaires d'une ou de plusieurs images publicitaires d'un même parfum, concourt à le personnaliser plus facilement. Certaines régularités de l'IPP permettent d'établir des correspondances entre les formes visuelle et olfactive. La validité de celles-ci repose sur le principe peircien de «plausibilité» voulant que le sens d'un objet soit fixé par le social, c'est-à-dire par la création d'habitudes emmagasinées dans l'«encyclopédie» des membres d'une même communauté.

Les régularités relevées dans les chapitres précédents constituent donc des références intéressantes pour délimiter la compétence encyclopédique du lectorat, surtout si l'on souhaite positionner le parfum à partir de ses qualités odoriférantes. En s'inspirant de ces corrélations, le publicitaire ne peut prétendre être en mesure de prévoir tous les mouvements des destinataires, mais il peut espérer augmenter le niveau de compréhension de sa communication.

---

1. Les notes d'un parfum répondent étrangement aux catégories phanéroscopiques de Peirce. La note de tête correspond à la «première impression» (priméité) que dégage le parfum. «C'est dans la note de coeur que le parfum trouve sa plénitude, qu'il s'exprime dans toute sa splendeur (...), c'est ce qui le distingue» (secondéité) et «c'est la note de fond qui persiste plusieurs jours (...), c'est le sillage du parfum, le souvenir» (tiercéité).
2. Isotopie : cohérence entre les éléments de l'image (Cornu, 1990), cohérence interprétative (Eco, 1985).

Favoriser l'isotopie olfactive

Outre les correspondances olfactives établies à partir du langage non verbal des personnages (voir tabl. 2.1), des distances entre le(s) personnage(s) et le lecteur (voir tabl. 2.2), des couleurs de l'illustration (voir tabl. 2.4), des codes linguistiques (voir tabl. 2.6 et 2.7), nous avons montré que tout signe, primaire, secondaire ou ternaire[1] pouvait déclencher une lecture olfactive de l'IPP et que chacun présentait des dispositions à engager une interprétation vers un concept olfactif particulier[2]. C'est dire que rien dans l'image ne doit être négligé, pas plus le caractère typographique qui peut, par sa personnalité, annuler ou renforcer le sens olfactif du texte (nom, griffe ou argumentaire)[3] que la vectorialité[4] qui est, à proprement parler, une transcription symbolique de l'action (verticalité) et de l'inertie (horizontalité) (Kandinsky, 1926).

L'attitude de communication, soit la stratégie d'énonciation de l'image, devrait aussi être en harmonie avec le concept olfactif mis en valeur. Par exemple dans le cas des parfums pour femme, une «attitude discursive» (Benveniste, 1966), où la volonté de dialoguer transparaît dans le regard direct du personnage[5], supporte mieux l'idée d'un parfum audacieux porté par une séductrice qui ose instaurer une relation (voir chap. 8). De la même manière, le mode «récit» (Benveniste, 1966) — qui correspond à une attitude beaucoup moins agressive où les personnages de l'image ne sont plus ceux qui parlent, mais ceux dont on parle[6] —, convient mieux pour communiquer l'idée d'une fragrance délicate.

---

1. Suivant les catégories de signes de Peirce.
2. P. ex., paysage pluvieux/odeur intensifiée opposé à paysage ensoleillé/odeur atténuée, forme arrondie/odeur forte opposée à forme carrée/odeur délicate, décor extérieur/odeur fraîche opposé à décor intérieur/odeur corsée.
3. «Les caractères typographiques, comme les êtres humains, ont une personnalité. Certains sont masculins, d'autres féminins» (Dupont, 1990).
4. Variable visuelle définie comme «la direction que prend le mouvement énergétique qui anime un ou plusieurs colorèmes» (Saint-Martin, 1987). Entité structurée qui devient percept.
5. Aussi appelé le «regard-je» (Carontini, 1986).
6. Dans la relation de séduction, ils deviennent les passifs, tel qu'expliqué dans le huitième chapitre.

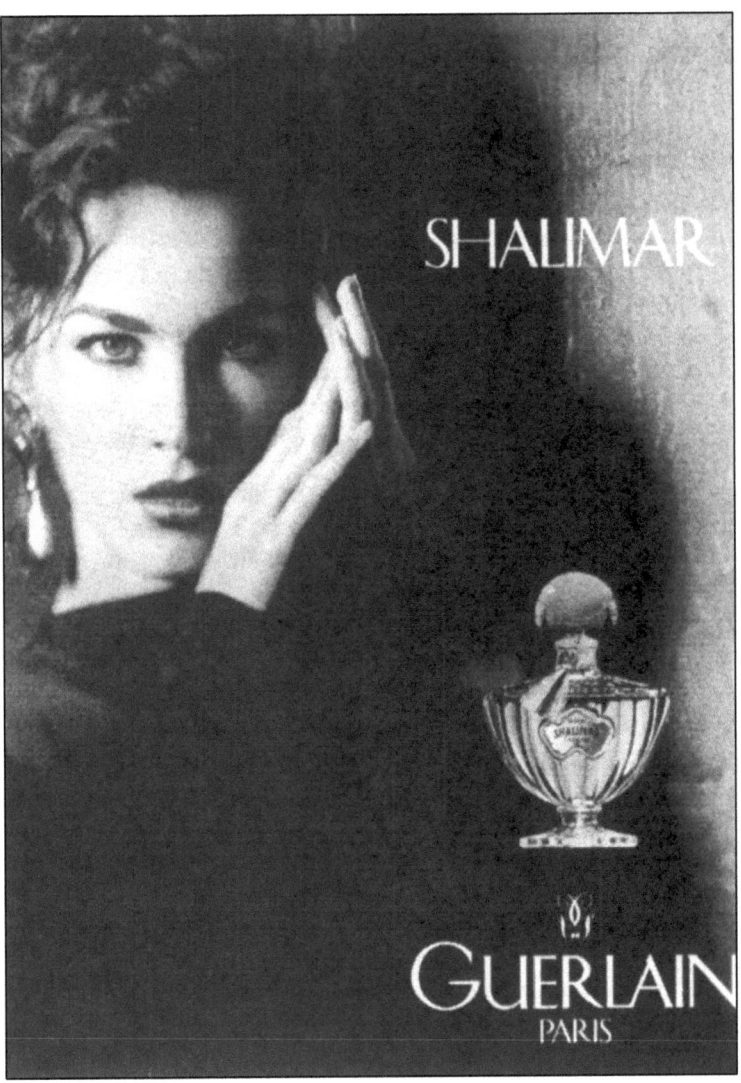

Figure 10.1 Publicité pour *Shalimar* de Guerlain

Le flacon et le nom sont les premiers représentants du parfum. Ils positionnent le parfum à tout jamais. Dans la publicité de *Shalimar*, la connotation exotique transparaît dans la forme du flacon, le nom du parfum, l'allure et la gestuelle du mannequin. On constate une homogénéité visuelle qui assure une cohérence au niveau de l'image de marque.

D'ailleurs, si l'on se réfère au résumé des correspondances olfactives du langage non verbal des personnages (voir tabl. 2.1), on constate que le «regard-je», propre à l'attitude discursive, ne caractérise aucune des quatre personnalités types masculines, ce qui corrobore le fait que l'homme est rarement associé à des parfums capiteux. Par contre, la catégorie du «il non oppositionnel»[1], spécifique au mode «récit», est présente chez tous les personnages masculins. Seul le romantique affiche à l'occasion un «regard-je». Est-ce à dire qu'il inspire une odeur plus marquée? Sans doute, puisqu'il suggère la gestuelle de celui qui cherche à séduire[2].

Valoriser l'olfactif

Nous avons vu que la structure communicationnelle du signe olfactif reposait à la fois sur l'image publicitaire, en tant que texte en attente d'être actualisé et voulant l'être (rôle fonctionnel de la publicité), et sur le lecteur qui seul peut garantir cette actualisation par sa coopération[3]. À l'aide du concept d'«encyclopédie» (Eco, 1985), il a été possible de rendre compte de la relation publicitaire-image-lecteur et d'établir, sur la base de connaissances et d'expériences partagées par une même communauté interprétative, des correspondances olfactives à partir du visuel.

De toute évidence, certains signes de l'image présentent plus de potentiel à déclencher une lecture olfactive. C'est le cas des personnages.

> L'homme dont l'expérience est celle d'un être vivant, et donc doté d'habitudes, et celle d'un membre d'une communauté, et donc en possession d'une langue, est le lieu des icônes, des incides et des symboles sur la voie continue, le chemin ininterrompu des signes - et, parce qu'en lui se trouvent «en proportion égale» les caractères iconique, indiciaire et symbolique, l'homme est «le plus parfait des signes»[4].

---

1. Le «il non oppositionnel» correspond au personnage qui ne présente aucune marque d'adresse (Carontini, 1986).
2. Voir deuxième chapitre pour les correspondances olfactives établies d'après le jeu de la séduction exploité dans l'IPP.
3. Réf. Théorie du Lecteur modèle (Eco, 1985).
4. Peirce, *Écrits sur le signe*, p. 252.

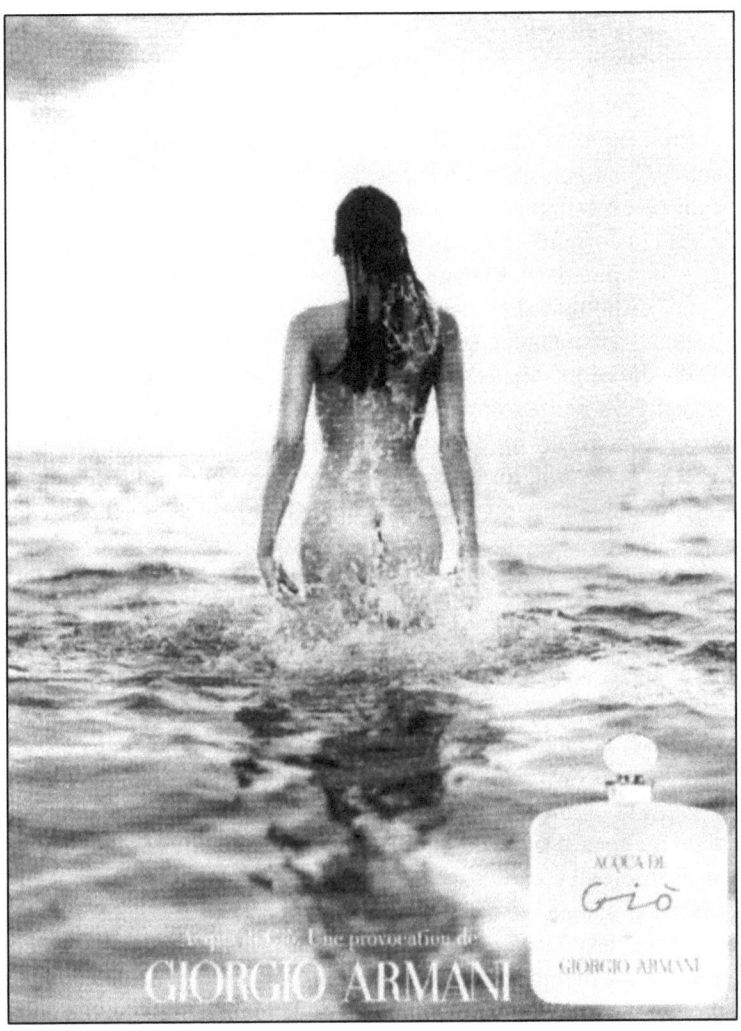

Figure. 10.2 Publicité pour *Acqua di Giò* de Giorgio Armani

Les décors contextualisés facilitent, par leur rapport olfactif à l'environnement, l'explication visuelle du parfum. Ainsi, la mer renvoie à des odeurs fraîches, souvent désignées comme citronnées.

En matière d'olfaction, l'être humain n'est jamais totalement neutre. C'est pourquoi, pour positionner un parfum à partir de son odeur ou tout simplement pour le personnaliser afin de le démarquer de ses concurrents, il est difficile d'échapper à la représentation de l'être humain dans l'image. Par conséquent, le message épiphanique[1] d'un nouveau parfum devrait mettre en vedette un ou plusieurs personnages (ou accessoires fétiches) en favorisant des scènes de genre ou des portraits. À moins d'un flaconnage fort suggestif qui permettrait au lecteur d'accéder à la secondéité ou à la tiercéité nécessaire au décodage du message olfactif (voir chap. 9), on devrait éviter la formule ostentatoire qui réduit l'illustration à la présentation unique du flacon sur un arrière-plan sans relief [2].

De la même façon, les décors contextualisés viendront faciliter, par leur rapport olfactif à l'environnement, l'explication visuelle du parfum.

Cela dit, la promotion d'un nouveau parfum devrait, en principe, être avantagée par la représentation de scènes avec un ou plusieurs personnages dans un décor contextualisé. Pour appuyer cette hypothèse, comparons deux publicités : celles du parfum *360°* de Perry Ellis et du parfum *Gieffeffe* de Gianfranco Ferre.

Dans la première, une jeune mère tourne sur elle-même (redondance au sens propre et figuré entre le titre et l'image[3]) sur une plage ensoleillée avec son bébé dans les bras. L'illustration offre quantité d'images visuelles et olfactives susceptibles d'encourager le lecteur, par l'intermédiaire de signes primaires, secondaires et ternaires[4], à mentaliser un concept olfactif ou, à tout le moins, à associer la signature du parfum à un style, à une ambiance ou à un mode d'être. En comparaison avec l'annonce du parfum *Gieffeffe* de

---

1. Selon la typologie des images de Péninou (1972), le «message d'apparition ou épiphanique» porte à la connaissance du public le nouveau produit (Victoroff, 1978), fait explorer l'objet nouveau dans l'espace conceptuel du consommateur (Chebat, 1989).
2. Effet de «décontextualisation».
3. «La vie est un tournant, *360°*» est repris dans la gestuelle des personnages qui tournent sur eux-mêmes ainsi que dans la symbolique d'une jeune femme devenue mère depuis peu.
4. Suivant la classification peircienne (voir chap. 7).

Gianfranco Ferre, où un flacon aux lignes épurées se profile sur un fond blanc sans relief, l'annonce de *360°* a plus de chances d'attirer l'attention du lecteur et de déclencher une interprétation à cause de la théâtralisation qui la rend propice à faire rêver. Elle a aussi plus de possibilités d'être interprétée dans le même sens que l'annonceur, du fait de la quantité d'informations véhiculées[1]. Le publicitaire a ainsi l'avantage de mieux maîtriser l'image de marque du nouveau parfum et de favoriser sa différenciation sur le marché.

D'ailleurs, pour donner envie d'essayer un parfum et éventuellement de l'acheter (l'action publicitaire), l'image ne doit-elle pas mythifier? La mise en valeur d'un flacon, stylisé mais non évocateur, offre-t-elle une image assez prégnante pour démarquer un nouveau parfum des 35 autres parfums proposés dans le même magazine (dont six se prévalent d'un échantillon parfumé), des milliers de parfums déjà sur le marché et des 100 nouvelles fragrances créées au cours de l'année[2]? S'il est crucial pour la publicité d'attirer l'attention[3] et de motiver subtilement le lecteur, permettez-nous d'en douter.

Grâce à son caractère abstrait, le parfum est le support privilégié de quantités d'histoires et l'univers de l'IPP qui se prête le plus à l'exploitation des mythes reste celui du récepteur. Par la voie de la projection, il devrait être plus facile d'enclencher une flânerie secrète chez le lecteur à partir de cet univers qu'à partir de ceux de l'émetteur ou du référent[4].

Finalement, le temps de l'image peut, lui aussi, influencer la perception olfactive du parfum annoncé. «La catégorie de temps

---

1. Inscrits dans le diagramme de l'hypersigne de Marty, le parcours interprétatif modèle de la publicité pour *360°* emprunte la voie de gauche où l'objet reste constamment indiciaire alors que celui de *Gieffeffe* emprunte la voie de droite qui oblige à «sauter plus rapidement à l'abstraction» (Fisette, 1990).
2. Selon le magazine américain *Allure*, en 1991, on dénombrait 76 nouvelles fragrances pour femme et 41 pour homme.
3. Réf. modèle AIDA de Arren (1912) qui décrit la «structure de base éprouvée» du processus publicitaire : (A) retenir l'Attention, (I) susciter l'Intérêt, (D) faire naître le Désir et (A) inciter à l'Action ou l'Achat.
4. Lorsqu'il se limite à la présentation du flacon, l'univers de l'image est celui du «référent».

caractérise le procès de l'énoncé par référence au procès de l'énonciation»[1]. En tenant compte de cet axe de référence, on peut distinguer trois formes temporelles principales de l'image :

> celle du présent nous informant qu'il y a contemporanéité entre le procès de l'énoncé et le procès de l'énonciation, celle du passé nous informant que le procès de l'énoncé est antérieur au procès de l'énonciation, celle du futur nous informant que le procès de l'énoncé est postérieur au procès de l'énonciation. Ces trois formes fondamentales admettent des formes intermédiaires et des variations dont les marques sont fixées d'une façon plus ou moins rigide[2].

Ainsi, les marques visuelles du présent temporel qui semblent coïncider avec les marques visuelles de la première personne, c'est-à-dire le «regard-je» semblent également coïncider avec l'évocation de parfums plus forts... comme si l'odeur proposée était sentie sur-le-champ et s'exprimait intensément. Pensons aux publicités des parfums *Guess* et *Paloma Picasso* décrites au deuxième chapitre.

Au contraire, les marques visuelles du passé simple coïncidant avec les marques visuelles de la troisième personne, celle du «il non oppositionnel», semblent plutôt atténuer les notes du parfum. C'est le cas des annonces-magazines qui excluent le lecteur de leur hors-champ diégétique[3]. Le lecteur n'est plus convoqué au présent. Il est appelé à prendre connaissance d'un événement passé. L'odeur contextualisée n'est plus qu'un souvenir. Elle ne s'impose plus brutalement.

Autre exemple : le présent intemporel qui situe le procès de l'énoncé en dehors des coordonnées temporelles (Carontini, 1986). C'est la catégorie de temps qui particularise les publicités d'exposition «où l'image ne restitue plus un acte mais un état d'objet en situation d'auto-présentation» (Péninou, 1972). C'est le cas de

---

1. Carontini (1986) reprend la notion de «temps» définie d'un point de vue linguistique par Benveniste (1966) et l'applique aux énonciations visuelles.
2. Carontini (1986 : 20).
3. Hors-champ diégétique : «Espace invisible pouvant être défini comme l'ensemble des éléments qui, n'étant pas inclus dans le champ, lui sont néanmoins rattachés par les spectateurs par un moyen quelconque» (Carontini, 1986).

l'annonce pour *Gieffeffe*, où le flacon constitue à lui seul, sans environnement ni personnage, le sujet exclusif de l'image. La «détemporalisation», accentuée par l'inaction du jus emprisonné dans son contenant, vient effacer toute trace du déploiement de l'odeur.

Promouvoir des parfums de «pure abstraction»

Depuis *Shalimar* (1925) de Guerlain, et jusqu'à *Farenheit* (1987) de Dior, nombre de parfums prétendent «ne rien sentir»; en d'autres termes, ils veulent créer une senteur absolument nouvelle, de pure abstraction, liée à un nom, à un style et à partir de laquelle chacun pourra accrocher ses propres images[1].

Étant donné que ces senteurs n'existent pas dans la nature, elles nous obligent à enrichir nos perceptions. Avec elles, nous sommes entrés dans l'art abstrait de l'olfaction, dans l'ère des correspondances (Cornu, 1990).

Cela dit, il peut être stratégiquement profitable de créer des images promotionnelles qui encouragent la libre interprétation du parfum et facilitent des perceptions olfactives sur mesure, éventuellement prêtes à accueillir favorablement l'odeur. Mais comment y parvenir si l'olfactif est incontournable dans l'IPP? Comment énoncer un concept olfactif sans le décrire? Comment doser les correspondances olfactives pour laisser place à l'imagination du lecteur?

Au chapitre précédent, nous avons vu que le parcours interprétatif menant à une conceptualisation créative de l'odeur est déclenché par la prise en charge d'un signe plus ou moins motivé[2] sur le plan olfactif, lequel oblige le lecteur à remplir un vide significatif. C'est dire que si l'on souhaite amener l'ensemble d'un lectorat à accrocher ses propres images olfactives au parfum annoncé, il faudra éviter d'utiliser des signes trop stéréotypés et insister sur des vides olfactifs à combler.

---

1. Cornu (1990 : 125).
2. C'est-à-dire un signe dont «le lien qui l'unit à son référent (son objet) n'est pas évident» (Cossette, 1983).

La neutralité de tous les signes susceptibles de véhiculer un sens olfactif doit être évaluée, qu'il s'agisse du nom, du flacon, des personnages, des décors ou de l'argumentaire (voir chap. 2). Par exemple, en comparaison d'un nom comme *Kimono*, qui aura tendance à renvoyer par sa connotation orientale à des odeurs plutôt délicates habituellement appréciées des asiatiques, un nom comme *Escape* sera plus neutre. Il en va de même pour les personnages qui seront plus difficiles à associer à des concepts olfactifs précis s'ils sont présentés dans leur nudité[1]. Au lieu d'être interprétés comme des signes ternaires symbolisant des comportements sociaux, ils seront appréhendés comme des signes secondaires, plus près de la réalité animale de l'homme[2].

Dans le même ordre d'idées, un titre réduit à un nom de parfum ayant peu ou pas de lien avec l'odorat devrait livrer moins d'informations qu'un texte argumentaire plus élaboré[3].

De peur de tomber dans la référence précise, il ne faut pas non plus bloquer l'accès à l'imagerie mentale du lecteur en évitant de contextualiser les parfums. Il convient plutôt d'aménager des illustrations qui laissent place à l'imagination. Par exemple, on risquera moins d'imposer des images olfactives avec un décor en noir et blanc qu'avec un décor en couleurs. Le plus bel exemple est sans nul doute celui des publicités pour les parfums de Calvin Klein (*Escape, Eternity, Obsession, cK one* et *cK be*) qui ont pour dénominateur commun de présenter des scènes de genre en noir et blanc, parfois légèrement traitées sépia. Il s'agit d'une façon originale d'uniformiser la gamme des parfums Calvin Klein, de renforcer l'image de marque de la griffe en lui profilant un style et d'inciter le public à porter une signature odorante.

---

1. P. ex., les personnages des annonces du parfum *Obsession* de Calvin Klein.
2. Selon Everaert-Desmedt (1990), les trois catégories peirciennes font partie de l'expérience humaine. À la priméité, l'auteure associe le végétal, à la secondéité, l'animal et à la tiercéité, l'homme.
3. P. ex., le nom *Eternity* opposé au texte argumentaire de *Catalyst* : «*The climate is changing. Disturb the equilibrium*».

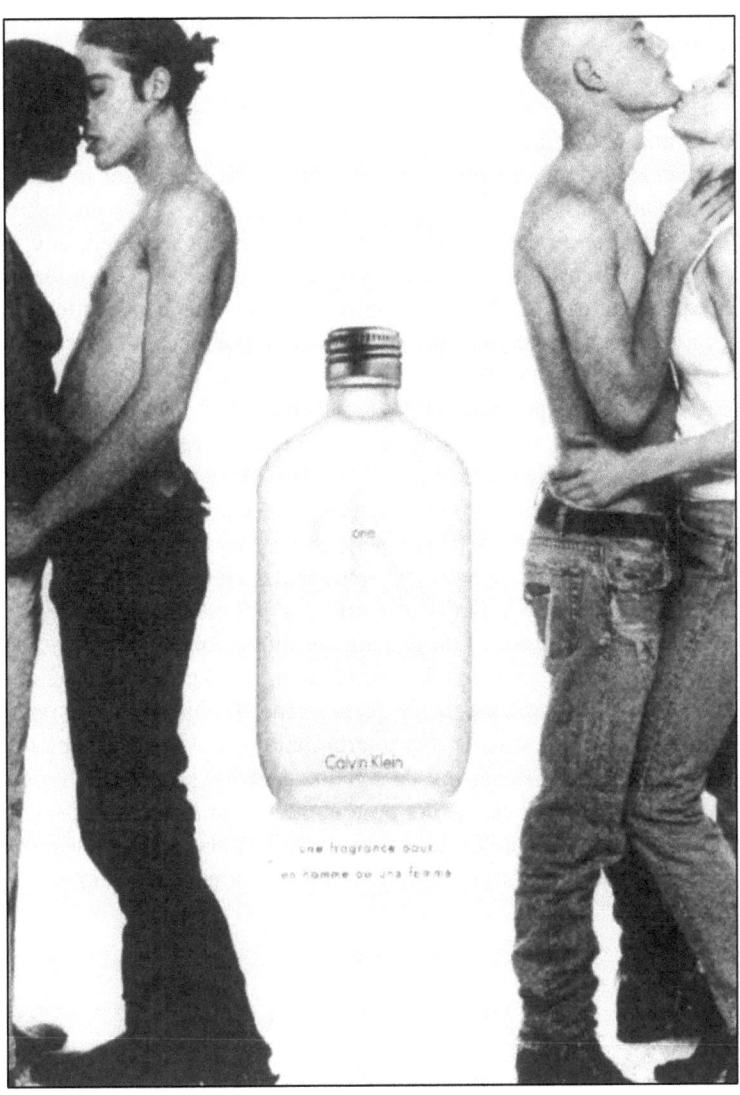

Figure 10.3 Publicité pour *cK one* de Calvin Klein

Quantité de publicités de parfums montrent des personnes qui s'embrassent. À l'insu de plusieurs, cette gestuelle facilite l'accès à l'imagerie olfactive des lecteurs. Elle évoque, en fait, un rapport olfactif que tous les humains acquièrent par expérience. Il semble que le plaisir éprouvé à s'embrasser tient en réalité au plaisir de se sentir mutuellement le visage, là où rayonne l'odeur personnelle.

Pour concrétiser l'olfactif sans verser dans la description, on évitera les symboles «qui ne permettent pas de distinguer la réalité de l'imaginaire» (Calvet de Magalhaes, 1981) (p. ex., les personnalités-types) et on privilégiera les indices (p. ex., le vent) qui, eux, le permettent. Il va sans dire que les signes secondaires, liés au réel, à l'expérience et à l'existence, conviennent ici davantage. Rappelons que «le concept d'expérience est plus large que celui de perception (...), il inclut beaucoup de choses qui ne sont pas, à proprement parler, objets de perception» (C.P. 1.336).

Par exemple, dans la plupart des publicités de parfums Calvin Klein citées précédemment, on retrouve des couples (mère-fille, père-fils, homme-femme) qui s'embrassent. Ce n'est pas un hasard. À l'insu de plusieurs, cette gestuelle évoque un rapport olfactif que tous les humains acquièrent par expérience. Des chercheurs ont en effet démontré que le plaisir éprouvé à s'embrasser tient en réalité au plaisir de se sentir et de se caresser mutuellement le visage, où rayonne l'odeur personnelle (Ackerman, 1991). Même si nous n'avons pas conscience de ce phénomène, il fait partie de notre «encyclopédie» et oriente nos interprétations. Les publicitaires ont ainsi le réflexe de recourir à ce signe non verbal pour expliquer les parfums en général[1] ou encore pour stimuler l'imagination olfactive du lecteur dans le cas des annonces en noir et blanc, lesquelles font habituellement la promotion de parfums positionnés sur la griffe ou sur le style[2].

o o o

Même si les protagonistes de l'énonciation ne comptent que sur un seul de leurs organes sensoriels, la vue, pour interpréter l'IPP (sans échantillon de parfum), ils sollicitent sans le savoir leurs autres fonctions sensorielles. Il ne suffit donc pas pour un publicitaire de

---

1. 11% des annonces de notre corpus s'en prévalent.
2. 75% des annonces-magazines en noir et blanc de notre corpus montrent des personnes qui s'embrassent... incluant celle où Elizabeth Taylor embrasse son bichon.

prétendre éviter l'olfactif pour y échapper. Partant, il devient nécessaire d'introduire, dans la conception et dans l'évaluation de l'image publicitaire des parfums, certains éléments de rationalité[1] qui, à notre avis, demeurent tout à fait conciliables avec la liberté de création.

---

1. Nous parlons ici d'une rationalité fondée sur la notion de «plausibilité» caractérisant la sémiotique peircienne (voir chap. 6 et 7).

Références bibliographiques

ACKERMAN, Diane (1991), *Le livre des sens*, Paris, Grasset et Fasquelle, 373 p.
BENVENISTE, Émile (1966), *Problèmes de linguistique générale I*, France, Les éditions Gallimard, 349 p.
BLANCHARD, Gérard (1982), *Pour une sémiologie de la typographie*, Sillery, Les éditions Riquil.
CALVET DE MAGALHAES, Theresa (1981), *Une, deux, trois catégories fondamentales*, Louvain-la-Neuve, Les éditions Cabay, Questions de communication 3, 60 p.
CARONTINI, Enrico (1986), *Faire l'image. Matériaux pour une sémiologie des énonciations visuelles*, Montréal, Université du Québec à Montréal, Les Cahiers du département d'études littéraires, no 7, 106 p.
CHEBAT, Jean-Charles (1989), «Les iconoclastes : une analyse critique des approches sémiotiques à l'image publicitaire» publié dans *Semiotic Inquiry/Recherche sémiotique sur l'image publicitaire*, Département des Sciences administratives, Université du Québec à Montréal, octobre 89, Document de travail : 46-89.
CORNU, Geveniève (1990), *Sémiologie de l'image dans la publicité*, Paris, Les éditions d'Organisation, 158 p.
COSSETTE, Claude (1983), *Les images démaquillées*, Québec, Les éditions Riguil Internationales, 638 p.
COSSETTE, Claude (1989), *Comment faire sa publicité soi-même*, Montréal, Les Publications Transcontinental, Collection Les Affaires, 180 p.
DELEUZE, Gilles (1985), *L'image-temps*, Paris, Les éditions de Minuit, 367 p.
DUPONT, Luc (1990), *1001 trucs publicitaires*, Montréal, Les Publications Transcontinental, Collection Les Affaires, 270 p.
ECO, Umberto (1985), *Lector in fabula, ou la Coopération interprétative dans les textes narratifs*, Paris, Les éditions Bernard Grasset, 315 p.
ECO, Umberto (1987), «Notes sur la sémiotique de la réception» dans *Actes sémiotiques*, Documents du Groupe de recherches sémio-linguistiques EHESS-CNRS, vol. IX, no 81, Institut national de langue française, (s.l.), p. 1-27.
EVERAERT-DESMEDT, Nicole (1990), *Le processus interprétatif, introduction à la sémiotique de Ch. S. Peirce*, Liège, Pierre Mardaga éditeur, 152 p.
GOUDOT-PERROT, Andrée (1990), *L'homme sensoriel ou la physiologie des sensations*, Paris, Honoré Champion éditeur, 122 p.
FORTIN, Claudette et Robert ROUSSEAU (1989), *Psychologie cognitive, une approche du traitement de l'information*, Québec, Presses de l'Université du Québec, 382 p.

JOANNIS, Henri (1976), *De l'étude de motivation à la création publicitaire et à la promotion des ventes*, Paris, Les éditions Dunod, 422 p.

KANDINSKY, Wassily (1970, c1926), *Point, ligne, plan, contribution à l'analyse des éléments picturaux*, Paris, Les éditions Denoël-Gonthier, 161 p.

PEIRCE, Charles Sanders, *Collected Papers*, Vol. I-VI:1 (1931-1935) par C. Hartshorne, P. Weiss, vol. VII-VIII: (1958) par W. Burks, Harvard, Harvard University Press.

PEIRCE, Charles Sanders, *Écrits sur le signe* (i.1885-1911) rassemblés, traduits et commentés par Gérard Deledalle (1978) Paris, Les éditions du Seuil, 261 p.

PÉNINOU, Georges (1972), *Intelligence de la publicité, étude sémiotique*, Paris, Les éditions Robert Laffont, Médias et messages, 299 p.

SAUVAGEOT, Anne (1987), *Figures de la publicité, figures du monde*, Paris, Presses universitaires de France, Sociologie d'aujourd'hui, 200 p.

SAINT-MARTIN, Fernande (1987), *Sémiologie du langage visuel*, Montréal, Presses de l'Université du Québec, 305 p.

VICTOROFF, David (1978), *La publicité et l'image*, Paris, Les éditions Denoël-Gonthier, 167 p.

Conclusion

Les résultats de cette analyse concernent autant la recherche fondamentale que la recherche appliquée puisqu'en essayant de comprendre et de définir la communication olfactive de l'image publicitaire des parfums (IPP), nous avons trouvé un cadre de référence qui permet d'évaluer avec plus d'objectivité la mise en image des produits parfumés.

Notre intention première était de voir en quoi la référenciation à l'olfactif (par l'image) et/ou à l'olfaction (par l'échantillon parfumé) vient modifier le statut de l'image publicitaire des parfums.

C'est l'annonce-magazine qui, par sa particularité d'être parfois affectée d'odeurs véritables, allait nous permettre d'atteindre cet objectif.

Le premier défi consistait à cerner le lieu de la communication olfactive. Comme une odeur ne peut être représentée avec transparence dans l'image — un «nez» étant toujours nécessaire à la transformation de la substance volatile en sensation —, cela posait de nombreux problèmes.

Notre démarche initiale fut d'interroger l'inscription visuelle de l'olfactif dans l'annonce. En cherchant à identifier, à partir de 300 publicités, certaines correspondances entre les formes visuelles et odorantes des parfums annoncés, nous avons répertorié plusieurs marqueurs olfactifs et, mieux encore, nous avons trouvé des indices venant favoriser la mentalisation de sens olfactifs communs. Par exemple, la nature symbolique de la relation «personnage de l'image/lecteur», au niveau des regards et des distances, présentait des régularités révélatrices. Ainsi, la combinaison «regard direct — distance intime», toujours présente dans le cas du personnage féminin sensuel, pouvait être associée aux parfums ambrés.

L'exercice interprétatif allait surtout servir à se rapprocher de l'objet d'étude, à mieux le circonscrire. Nous réalisions, entre autres, qu'en comparant deux publicités ou en investissant plus de temps lors de l'interprétation, il était toujours possible d'imaginer le parfum promu. L'étude de la communication olfactive ne pouvait donc pas se limiter au champ de l'annonce. Il fallait tenir compte des conditions de lecture.

L'analyse exhaustive faisait également ressortir une volonté apparente à vouloir tantôt «expliquer» tantôt «éviter d'expliquer» des notes odorantes. L'intentionnalité du publicitaire ne paraissait pas cautionner pour autant l'uniformité du message olfactif. De plus, certaines incohérences olfactives entre les éléments d'une même annonce ou de deux annonces d'un même parfum laissaient supposer une mauvaise gestion ou une absence de gestion de la dimension olfactive qui nourrit l'image de marque des parfums.

Partant de ces premières observations, nous avons ensuite tenté de définir l'olfactif de l'IPP d'après une théorie de la signification susceptible de remplir ce mandat.

La première thèse à être réfutée fut celle d'un espace perceptuel créé à partir des tensions invisibles animées par les éléments plastiques de l'illustration[1]. Comme plusieurs annonces offraient suffisamment d'indices pour permettre de dégager les propriétés élémentaires d'un concept olfactif, nous ne pouvions exclure ces signes et limiter l'action des protagonistes de l'énonciation[2] à l'inconscient.

La deuxième thèse rejetée fut celle de la synesthésie laquelle sert souvent d'explication aux phénomènes de correspondances sensorielles identifiées à partir de la vision. D'une part, la simultanéité perceptuelle entre des images visuelles et olfactives ne pouvait expliquer la mentalisation possible d'une odeur d'après une publicité comme celle de *Tribù* de Benetton où ni la plasticité, ni l'iconicité ne visent à décrire la fragrance. Cette notion ne pouvait entériner le renvoi olfactif de la griffe Benetton capable de suggérer des notes odorantes simples pouvant plaire à n'importe quel individu de n'importe quelle culture. La perception simultanée d'images mentales appartenant à des sens différents ne pouvait non plus théoriser le décodage entrepris par le lecteur lors de l'actualisation de concepts olfactifs proposés par l'illustration et/ou le texte écrit.

---

1. P. ex., les formes, les lignes, la couleur, etc.
2. Il s'agit ici du publicitaire et du lecteur.

Restait encore la notion de «connotation». Comme le parfum ne peut être exhibé en tant que tel dans l'image, il était tentant de considérer le renvoi olfactif comme un signifié de connotation. Tout comme les deux thèses précédentes, la connotation répondait favorablement à UNE réalité de la communication olfactive étudiée mais ne pouvait, à elle seule, couvrir l'ensemble du phénomène.

Confinée à un statut de deuxième plan, elle était inapte à reconnaître le positionnement d'un parfum à partir de ses qualités intrinsèques comme cela semblait être le cas pour *Vent Vert* de Pierre Balmain dont la publicité s'évertue à décrire un concept olfactif «vert». L'explication visuelle du parfum ne pouvait être considérée comme un débordement d'information, un fait sémantique flou, subjectif et insaisissable que Barthes (1964) n'a pas hésité à nommer un fragment d'idéologie.

En fait, la perspective dichotomique du signe fondée sur la relation signifiant/signifié et développée à partir de la linguistique structurale, présentait certaines limites à expliquer le signe olfactif.

Premièrement, en renvoyant le signifié au monde du langage, le signe binaire pouvait difficilement défendre le type de signification résultant de la capacité qu'ont certains individus à respirer de mémoire — sentir mentalement —, un parfum familier à la simple vue de son identification.

Deuxièmement, comme le lien entre le signifiant et le signifié est atemporel ou, si l'on préfère, instantané, ce signe ne pouvait tenir compte du facteur «temps» comme condition déterminante, parfois même indispensable à l'émergence d'une signification olfactive.

Troisièmement, comme les deux composants de la relation binaire restreignent l'organisation d'une pratique signifiante aux axes syntagmatique et paradigmatique, le signe olfactif se voyait imposer des restrictions. D'une part, la matérialité[1] du signe olfactif, c'est-à-dire son signifiant, devait toujours faire partie de l'*in praesentia* de l'image alors que nous avions remarqué une possibilité d'émergence en cours d'interprétation. Par exemple, la signature Benetton qui

---

1. La matérialité du signe n'est pas toujours «matérielle». Il s'agit de la façon dont le signe s'exprime. Par exemple, l'absence d'une bague à l'annulaire gauche peut signifier le célibat.

n'évoque pas d'office une odeur, pouvait quand même supporter, grâce à son image de marque fondée sur l'unification de tous les peuples, l'idée d'un parfum universel. Par ailleurs, comme le signe binaire fonctionne d'après un renvoi de type dictionnaire, il circonscrivait l'*in absentia* de l'image à une connaissance olfactive déjà existante chez l'interprète.

Comment expliquer dans ce cas qu'un lecteur puisse se faire une idée d'une odeur d'après l'image promotionnelle d'un nouveau parfum jamais senti auparavant[1]? La linguistique structurale qui propose une connaissance esthétique mimétique ne pouvait accréditer une connaissance hypothétique créée à partir de l'imagination du lecteur et n'existant probablement pas dans la réalité.

En voulant démontrer que l'approche linguistique présentait des limites à pouvoir traiter l'écriture iconique, nous avons fait ressortir la spécificité de l'objet d'étude et surtout, nous avons dépisté les exigences d'une théorie explicative. Cette théorie devait :
- considérer le contexte de l'énonciation;
- tenir compte du plan de l'expression;
- valider la possibilité d'un signifié non conceptualisable;
- admettre l'existence de codes olfactifs involontairement élaborés par le locuteur;
- autoriser un monde référentiel «non prédéterminé»;
- attester de l'aspect temporel dans le processus de signification;
- valider l'acquisition de nouvelles connaissances à partir de soi.

À partir de ces nouvelles données, nous avons ensuite cherché à régler la question méthodologique. Sous quel angle aborder l'IPP pour être en mesure de saisir la communication olfactive? En reprenant les modèles d'analyse élaborés dans *Le système de la mode* (Barthes, 1967) et dans *Le cru et le cuit* (Lévi-Strauss, 1964), nous avons montré que ni le point de vue de la production ni celui de la reconnaissance ne pouvaient répondre à nos attentes.

---

1. Précisons que l'expérience est nouvelle non pas dans l'acte de se souvenir et d'associer des odeurs déjà senties à des signes visuels, mais bien dans l'acte de se faire une idée du parfum promu sans l'avoir jamais senti auparavant.

Le point de vue de la production limitait l'image à un système clos, régi par l'intentionnalité du locuteur. L'IPP devenait ainsi le support de codes olfactifs. Il était alors impossible de traiter les différentes formes d'expressivité olfactive pouvant échapper au locuteur.

Quant au point de vue de la réception, il réduisait l'interprétation du signe olfactif à une démarche déductive ou inductive qui ne pouvait valider une signification purement hypothétique issue, non pas d'un rapport mimétique avec le monde extérieur, mais bien de l'univers intérieur d'un lecteur isolé.

Notre approche devait être globale et tenir compte à la fois du locuteur, de l'annonce et du lecteur. Cette perspective amenait à appréhender l'IPP comme le résultat de l'interprétation du publicitaire — la réception visée — et comme le lieu déclencheur d'une lecture pouvant conduire à des connaissances olfactives plus ou moins faillibles. Désormais, l'IPP pouvait être examinée sous un nouvel angle, celui de l'interprétation.

Pour observer notre objet de plus près, nous avons donc entrepris une investigation dans le monde complexe de l'interprétation.

La première démarche fut de s'assurer d'une certaine cohérence entre l'instrumentation physiologique et la théorisation phénoménologique d'une lecture olfactive[1]. La deuxième fut d'identifier des parcours perceptuels modèles de lectures olfactives faites à partir d'annonces-magazines avec ou sans échantillon de parfum. L'opération finît par confirmer une variété de cheminements possibles allant du visuel à l'olfaction[2], du visuel à l'olfactif[3], de l'olfaction à la perception et par distinguer quatre formes de significations olfactives : la sensation, la construction normative, la création et la perception[4].

Compte tenu des multiples modalités interprétatives, il s'imposait dès lors d'étudier l'olfactif en vertu de l'action de l'IPP sur le

---

1. Lecture débouchant sur de l'information olfactive.
2. Olfaction : action de sentir.
3. Olfactif : relié à l'odorat.
4. Spécifions que ce n'est pas l'IPP qui détermine le type de signification, mais plutôt l'action de l'IPP sur le lecteur. Les parcours perceptuels proposés ne peuvent donc pas être généralisés. Ils servent de canevas d'étude.

lecteur et d'accorder cette visée avec une théorie de la perception. Ainsi, un panorama des plus importantes propositions en la matière aidait à cheminer vers une approche compatible avec nos intérêts. En fait, c'est en recourant à la phanéroscopie de Charles Sanders Peirce que la réponse aux nombreux problèmes d'ordre perceptuel du signe olfactif était formulée.

Privilégiant le concept de l'action plutôt que celui de la représentation, la thèse peircienne admet un monde existant «non déterminé» puisqu'en évolution, tient compte de l'aspect temporel via le processus interprétatif et reconnaît l'acquisition de connaissances hypothétiques à partir d'un mode logique de pensée appelé l'abduction.

La phénoménologie peircienne peut autant valider la diversité des parcours perceptuels de l'olfactif que la variété des formes de connaissances susceptibles d'en résulter.

Premièrement, le statut de la sensation olfactive venant clôturer l'interprétation d'un lecteur capable de respirer de mémoire un parfum déjà senti se trouve résolu par la définition du phanéron décrit comme «tout ce qui peut apparaître à l'esprit et qui correspond à quelque chose de réel ou non», plus précisément un phanéron de catégorie première, c'est-à-dire une possibilité qualitative ou sensible d'une chose (Savan, 1980).

Deuxièmement, le problème lié à la nécessité matérielle et visible du signe olfactif intentionnel peut, lui aussi, être solutionné. Parce qu'elle conduit l'interprète de la perception à l'action par l'intermédiaire de la pensée, la sémiotique peircienne rend possible l'émergence au cours de l'interprétation d'un phanéron — d'une pensée — pouvant conduire à une connaissance olfactive. Pour ce faire, il suffit que l'image renvoie à un univers mental commun au publicitaire et au lecteur pour qu'une référence partagée supporte un même concept olfactif.

Troisièmement, le problème de la connaissance faillible issue d'une lecture olfactive «créative» se trouve, à son tour, dénoué grâce à la définition de la connaissance abductive décrite non pas comme le résultat d'une équation avec le réel, mais comme le résultat d'une démarche intersubjective s'arrêtant à un critère de plausibilité.

Le signe peircien vient également régler les difficultés à définir le signe olfactif. Comme chez Peirce, le signe est «un état temporel, un moment dans un processus d'acquisition de savoirs» (Fisette, 1990), il peut accréditer et regrouper sous un même vocable tous les phénomènes qui entrent dans un processus sémiotique et dont la raison d'être et la signification sont relatives à une odeur. Du même coup, il devient possible de valider autant les phénomènes associés à la visibilité ou à l'invisibilité des signes déclencheurs que ceux liés à la conscience ou à l'inconscience des interprètes (publicitaire et lecteur).

Le cadre peircien permet surtout d'expliquer le processus de signification impliqué lors d'une lecture olfactive. Pouvant saisir le signe autant de l'intérieur (en tant que moment cognitif) que de l'extérieur (sémiosis entre les signes eux-mêmes), le pragmatisme ou pragmaticisme peircien, renchéri par les développements apportés par Eco[1], rend possible l'élaboration de la structure communicationnelle du signe olfactif. Nous en résumons ci-après l'articulation.

On peut parler d'une communication olfactive à partir d'une IPP lorsqu'il y a enclenchement d'un processus interprétatif au cours duquel prend forme une signification de nature olfactive. Le signe déclencheur est un «Interprétant communicationnel»[2] — un phanéron commun aux savoirs encyclopédiques du publicitaire et du lecteur —, qui devient le lieu de rencontre de l'interprétation des deux protagonistes. Ainsi, le signe olfactif n'est pas nécessairement cristallisé dans l'image. Il reste une potentialité que le lecteur pourra actualiser. Dans une perspective communicationnelle, son existence repose davantage sur le principe de l'interprétation que sur celui de la représentation.

Par ailleurs, même si l'odeur imaginée par un lecteur est une pure invention de l'esprit, nous pouvons encore parler de communication olfactive puisque les conditions essentielles de la communication sont toujours présentes. Le lecteur peut, par exemple, présumer que l'annonce n'explique pas le parfum promu ou encore présupposer que la référence encyclopédique du publicitaire n'est pas la même que la sienne ou tout simplement prétendre qu'il n'y a pas eu de sélection encyclopédique vouée à expliquer l'odeur.

---

1. Les théories du Lecteur modèle et de la Coopération interprétative.
2. Charles S. Peirce (1906), «*Apology of pragmaticism*» in *The Monist*.

C'est d'ailleurs du côté de l'image qu'il est possible d'évaluer le risque encouru par le lecteur à avancer une hypothèse sur l'odeur. Comme le précise Eco (1987), «c'est dans cette direction que nous devons chercher les critères permettant d'évaluer les manifestations des intentions du lecteur».

Aussi, avons-nous tenté d'évaluer l'expressivité olfactive potentielle de l'IPP en partant des possibilités de lectures olfactives inventoriées. En qualifiant les signes déclencheurs de l'IPP (y compris l'échantillon parfumé), les parcours de lectures olfactives et les significations pouvant en résulter, il devenait possible de faire un lien entre l'image et le mouvement du lecteur.

Pour y arriver, nous avons élaboré la structure sémiotique des parcours perceptuels modèles en traduisant en signes peirciens chaque maillon des chaînes interprétatives en cause. Comme l'enclenchement de l'interprétation qui conduit à une signification olfactive ne prend pas toujours ancrage dans l'IPP, il fallait trouver une façon d'associer les parcours modèles aux stratégies énonciatives. Pour ce faire, nous avons retracé la dynamique sémiotique essentielle au déclenchement des différentes lectures olfactives modèles.

Puis, en catégorisant de la façon la plus plausible les signes de l'IPP en fonction de leur structure trichotomique (représentamen-objet-interprétant) primaire (l'être de la possibilité qualitative), secondaire (l'être du fait, de l'existence) ou ternaire (l'être de la loi, du code), nous avons rendu compte de leur emplacement potentiel au sein de cette dynamique. Par exemple, pour amorcer une interprétation qui conduit à respirer de mémoire le parfum annoncé, il faut un légisigne, c'est-à-dire un signe ternaire tel que le nom ou un flacon-logotype permettant d'identifier le produit.

Afin de saisir l'action potentielle de l'IPP sur le mouvement du lecteur, il restait à qualifier les différents types de significations olfactives au même titre que les autres moments cognitifs et à reconstituer du point de départ au point d'arrivée chacune des interprétations modèles.

En inscrivant ces sémiosis dans le diagramme schématisant toutes les possibilités logiques de combinaison des moments phanéroscopiques de l'objet, nous étions désormais en mesure de raccorder l'architectonique des significations olfactives à l'action des signes matérialisés dans l'IPP. Nous pouvions ainsi observer que :

1. Le parcours menant à respirer de mémoire un parfum se fait de la tiercéité vers la priméité. Le signe déclencheur est ternaire et matérialisé dans l'image puisque le lecteur doit pouvoir identifier le parfum;

2. Le parcours modèle d'une construction normative est séquentiel et caractérisé par le rapport indiciaire à l'objet ce qui rapproche davantage le lecteur de l'identité du parfum promu. Pour parler de message olfactif intentionnel dans l'IPP, il faut absolument que l'image donne accès à des phanérons secondaires liés à l'expérience olfactive et faisant à la fois partie de l'encyclopédie du lecteur et du publicitaire;

3. Le parcours modèle d'une conceptualisation créative est marqué de sauts cognitifs. Le processus mental est discontinu et parvient plus vite à l'abstraction. En fait, le lecteur doit créer lui-même les ponts pour passer rapidement du statut iconique au statut symbolique de l'objet. Cela dit, l'interprétation qui mène à une odeur inventée demande beaucoup plus d'efforts de la part du lecteur et présente le risque d'échapper au contrôle du publicitaire. Par contre, elle laisse libre cours à l'imagination du lecteur;

4. Les deux scénarios modèles de lectures olfactives d'une IPP avec échantillon de parfum, qui sont d'interpréter «l'odeur avant l'image» ou «l'image avant l'odeur», montrent des parcours fort différents.

    a) Dans le premier cas, le parcours se fait du secondaire vers le ternaire. Il y a confrontation entre l'odeur réelle (le «faire») et sa représentation symbolique (le «dire»). Il est possible que le «faire» confirme ou renforce le «dire». Toutefois, la brutalité du fait présente le risque d'annuler ou d'empêcher le «dire». On remarque aussi que ce parcours présente de nombreux points de résolution qui peuvent mettre un terme à l'interprétation ou encore bloquer l'accès à l'imagerie mentale du lecteur. Par exemple, si le lecteur choisit d'expérimenter uniquement l'odeur, il n'y aura pas d'acte publicitaire;

    b) Dans le deuxième cas, le parcours se fait du ternaire vers le secondaire. Le lecteur part d'une représentation symbolique du parfum pour ensuite sentir son odeur. Là aussi, il y a une confrontation entre le «dire» et le «faire» sauf qu'elle présente plus d'avantages que de risques. D'une part, une prédisposition mentale vient influencer la perception de l'odeur sentie et d'autre part, l'odeur sentie est élevée au rang ternaire puisqu'elle est désormais associée à un nom.

Partant de ces considérations, il ne restait plus qu'à faire le lien entre la particularité des parcours, les inférences prévisibles du lecteur et l'inscription visuelle et/ou odorante de l'IPP pour évaluer les stratégies publicitaires et faire des recommandations en ce qui a trait à la mise en image des produits parfumés.

Les résultats de l'application de l'instrumentation sémiotique dans le cadre de la présente recherche sont d'une portée générale qui, dans une perspective plus modeste, touchent particulièrement l'écriture iconique jumelée à d'autres formes d'expression.

D'ailleurs, une des suites intéressantes à donner à cette étude serait d'analyser les changements apportés par la dimension auditive à la communication olfactive des messages publicitaires de parfums télévisés. Déjà quelques observations permettent de déceler une co-existence difficile entre la parole (liée à un code) et l'image (symbolique et souvent mythique) — deux signes ternaires —, de même qu'une confrontation dérangeante entre la musique et l'odeur proposée — deux signes primaires. Nul doute que l'image publicitaire des parfums, sous la conduite réelle ou supposée de l'odorat, induit une redistribution de la hiérarchie entre les sens et oblige à réviser le classement traditionnel des diverses sensations.

Il n'en demeure pas moins que l'originalité et la pertinence de cet ouvrage résident non pas dans le choix de l'objet, puisque l'image publicitaire a été jusqu'à présent le domaine de prédilection de la recherche sémiologique, mais bien dans celui de l'angle d'analyse qui permet d'explorer une dimension de la publicité jusque-là ignorée ou très peu définie.

La compréhension de la dimension olfactive de l'IPP n'est pas sans conséquence puiqu'en plus d'ouvrir la voie à d'autres possibilités d'espaces perceptuels (auditifs, tactiles) créés à partir d'un plan iconique, elle peut servir d'autres formes d'oeuvres picturales et surtout d'autres types de publicités[1] faisant appel à notre sensibilité olfactive.

---

1. Exemples : un dépliant du Gaz Métropolitain, distribué dans tous les foyers de Montréal en février 1995, intitulé «Avez-vous du Pif?» et invitant chaque lecteur à sentir l'odeur du mercaptan qui sert à déceler la moindre fuite de gaz et un dépliant en forme de citron, distribué dans un publi-sac de mars 1995, permettant d'expérimenter la nouvelle fraîcheur citronnée du savon Tide.

En plus de générer des pistes intéressantes de recherche, notre analyse remet aussi en question toute une série de notions débattues depuis l'Antiquité : la perception, l'interprétation et la connaissance. Nous n'avons pas, bien sûr, la présomption d'avoir clos le débat, mais nous croyons que l'application concrète de la pensée peircienne est venue enrichir nos visées analytiques d'éléments éclairants.

Quoique l'objectif de cette recherche ne soit pas d'accréditer la validité du modèle peircien, nous devons admettre que notre démarche y participe. Bien sûr, d'autres théoriciens l'ont fait avant nous. Toutefois, jusqu'à ce jour, la plupart d'entre eux se sont consacrés à la traduction de la pensée de Peirce. Très peu en ont risqué une application concrète. Nous jugeons donc pertinent de relever un tel défi d'autant plus qu'il a la prétention de refléter le fondement même de la philosophie peircienne, le pragmatisme.

En outre, bien que nous comprenions que la sémiotique peircienne soit avant tout heuristique du fait qu'elle tient en un modèle logique construit *a priori*, nous ne partageons pas l'avis de certains théoriciens qui écartent d'emblée son application pratique. Au contraire, nous croyons que sa capacité à expliquer aussi bien des phénomènes abstraits que concrets la rend puissante à saisir des objets culturels de tout acabit et, surtout, à les couvrir sous tous leurs angles. Les résultats de notre recherche permettent à tout le moins d'y croire. Non seulement avons-nous pu comprendre l'IPP du point de vue de sa matérialité, de sa diffusion, de sa production et de sa reconnaissance, mais nous avons également été en mesure de traiter l'échantillon de parfum occasionnel au même titre que le reste.

Par ailleurs, en montrant la puissance de la sémiotique peircienne à rendre compte de la vie des signes dans l'IPP, c'est-à-dire de leur génération et de leur lecture, nous devons repenser l'image publicitaire.

Premièrement, celle-ci ne doit plus être vue comme un système clos et codé, mais plutôt comme un percept en attente d'une prise en charge interprétative qui varie selon l'implication de chaque lecteur et le niveau de conjecture de l'annonce.

Deuxièmement, le contenu de l'image publicitaire ne doit plus être perçu comme la conséquence de l'intuition créative du publicitaire, mais comme le résultat d'une opération inférencielle correspondant à une lecture visée et prenant racine dans le principe social.

Cette façon d'appréhender l'image publicitaire amène à reconsidérer certains termes ou notions avancées au début de ce livre. Ainsi, il n'est plus question de sens véhiculé par l'image mais de signification produite par le lecteur, plus de référent mais bien d'objet dynamique, plus de codes visuels mais d'éléments déclencheurs inscrits dans le visuel. De la même manière, on ne peut plus qualifier d'inconscient le fait de réagir à une image puisque sitôt saisie, celle-ci engage un processus interprétatif qui devient «la conscience». On doit plutôt parler de différents niveaux de conscience déterminés par le mode d'inférence investi.

Enfin, s'il est vrai que «l'histoire de l'esthétique se résume à une histoire des théories de l'interprétation, ou des effets que l'oeuvre produit sur ses destinataires» (Eco, 1987), nous pouvons penser que la présente étude participe à redonner à l'olfactif une place longtemps négligée dans l'esthétique[1].

La dépréciation de l'odorat est sans doute tributaire du développement de la civilisation, mais aussi des conditions de vie à certaines époques. On dit qu'il a fallu des millénaires d'éducation et d'exercices de la vision pour que la vue s'affine (Cornu, 1990). Peut-être en faudra-t-il autant pour l'olfaction, encore loin de son apogée. Le patrimoine génétique de l'homme ne prédétermine que des dispositions. L'humain est perfectible et sans doute l'image publicitaire des parfums participe-t-elle, à sa façon, c'est-à-dire en amenant à connaître davantage la règle, à éduquer notre sens de l'odorat.

Quoi qu'il en soit, l'étude de cette image aura servi à démontrer l'existence d'une certaine culture olfactive moderne et en ce sens, aura permis d'en connaître davantage sur nous-mêmes et sur la sensibilité avec laquelle nous interprétons notre environnement.

---

1. «Accusé par Platon et Aristote de manquer de finesse de langage, de procurer parfois des plaisirs moins purs que ceux de la vue et l'ouïe, considéré par Kant comme une source de désagréments, tenu pour inférieur par Schopenhauer, exclu de l'esthétique par Hegel, sens antisocial par excellence pour Georg Simmel, l'odorat a été effectivement bien maltraité par les philosophes» (Le Guérer, 1988).

Références bibliographiques

ATTALAH, Paul (1991), *Théories de la communication : sens, sujets, savoirs*, Sillery, Presses de l'Université du Québec, 326 p.

BARTHES, Roland (1964), «Éléments de sémiologie» dans *Communications*, no 4, 90 p.

BARTHES, Roland (1967), *Le système de la mode*, Paris, Les éditions du Seuil, 315 p.

BRUZY, Claude, Werner BURZLAFF, Robert MARTY et Joëlle RÉTHORÉ (1980), «La sémiotique phanéroscopique de Charles S. Peirce» dans *Langages : Au-delà de la sémiolinguistique, la sémiotique de C.S. Peirce*, no 58, p. 28-60.

CORNU, Geveniève (1990), *Sémiologie de l'image dans la publicité*, Paris, Les éditions d'Organisation, 158 p.

DRU, J.-M. (1984), *Le saut créatif : ces idées publicitaires qui valent des milliards*, Paris, J.-C. Lattès, 288 p.

ECO, Umberto (1985), *Lector in fabula, ou la Coopération interprétative dans les textes narratifs*, Paris, Les éditions Bernard Grasset, 315 p.

ECO, Umberto (1987), «Notes sur la sémiotique de la réception» dans *Actes sémiotiques*, Documents du Groupe de recherches sémio-linguistiques EHESS-CNRS, vol. IX, no 81,Institut national de langue française, (s.l.), p. 1-27.

FISETTE, Jean (1990), *Introduction à la sémiotique de C.S. Peirce*, Montréal, Les éditions XYZ, Collection «Études et documents», 86 p.

LE GUÉRER, Annick (1988), *Les pouvoirs de l'odeur*, Paris, Les éditions François Bourin, 307 p.

LÉVI-STRAUSS, Claude (1964), *Le cru et le cuit*, Paris, Les éditions Plon, 401 p.

MARTY, Robert (1990), *L'algèbre des signes, essai de sémiotique scientifique d'après Charles Sanders Peirce*, Amsterdam/Philadelphie, John Benjamins publishing company, 405 p.

PEIRCE, Charles Sanders, *Collected Papers*, Vol. I-VI:1 (1931-1935) par C. Hartshorne, P. Weiss, vol. VII-VIII: (1958) par W. Burks, Harvard, Harvard University Press.

PEIRCE, Charles Sanders, *Écrits sur le signe* (i.1885-1911) rassemblés, traduits et commentés par Gérard Deledalle (1978) Paris, Les éditions du Seuil, 261 p.

SAVAN, David (1980), «La séméiotique de Charles S. Peirce», *Langages*, no 58, pp. 9-23.

VÉRON, Eliséo (1988), «Entre Peirce et Bateson : une certaine idée du sens» dans *Bateson : premier état d'un héritage*, Paris, Yves Wilkin éditeur, Seuil, pp. 171-184.

VICTOROFF, David (1970), *Psychologie de la publicité*, Paris, Presses universitaires de France, 141 p.

VICTOROFF, David (1978), *La publicité et l'image*, Paris, Les éditions Denoël-Gonthier, 167 p.

ANNEXE 1

*Liste des parfums
dont les annonces-magazines
ont été analysées*

Liste des parfums dont les annonces-magazines ont été analysées

Nom du parfum	Signature	Nombre d'annonces analysées
Amarige	Givenchy	2
Anaïs Anaïs	Cacharel	3
Anne Klein	Anne Klein	1
Antaeus pour homme	Chanel	1
Acqua di Giò	Giorgio Armani	2
Armani	Giorgio Armani	1
Arpège	Lanvin	1
Azzaro	Loris Azzaro	2
Azzaro pour homme	Loris Azzaro	1
Balenciaga pour homme	Balenciaga	1
Beautiful	Estée Lauder	1
Bijan	Bijan	3
Brut	Fabergé	1
Boucheron	Boucheron	1
Byblos	Byblos	1
Calandre	Paco Rabanne	2
Calèche	Hermès	1
Calvin Klein pour homme	Calvin Klein	1
Catalyst	Halston	1
Carolina Herrera	Carolina Herrera	2
Cassini	O. Cassini	2
C'est la vie!	Christian Lacroix	2
Chanel pour homme	Chanel	1
Chantilly	Houbigant	3
Chrome	Azzaro	1
cK b	Calvin Klein	1
cK one	Calvin Klein	3
Coco	Chanel	2
Colors	Benetton	2
Cool Water	Davidoff	2
Coriandre	Jean Couturier	1
Davidoff	Davidoff	1
Déchirure	Fernand Aubry	1
Demi-jour	Houbigant	1
Dilys	Laura Ashley	1

Nom du parfum	Signature	Nombre d'annonces analysées
Diva	Ungaro	2
DNA	Bijan	1
Dolce et Gabbana	Dolce et Gabbana	1
Dolce Vita	Christian Dior	2
Donna Karan	Donna Karan	2
Dune	Christian Dior	1
Drakkar noir	Guy Laroche	1
Duende	J. Del Pozo	1
Eau de Rochas pour homme	Rochas	1
Égoïste	Chanel	1
Ellen Tracy	Ellen Tracy	1
ElySium	Clarins	1
Escada	Margaretha Ley	2
Escada pour homme	Margaretha Ley	1
Escape	Calvin Klein	3
Escape pour homme	Calvin Klein	2
Eternity	Calvin Klein	4
Eternity pour homme	Calvin Klein	2
Eternity (homme et femme)	Calvin Klein	1
Evelyn	Crabtree et Evelyn	1
ex'cla-ma'tion	Coty	2
Fahrenheit	Christian Dior	2
Fendi	Fendi Roma	2
Ferré	Gianfranco Ferré	1
Fidji	Guy Laroche	1
First	Van Cleef et Arpels	1
Fleur d'eau	Rochas	1
Fleur de Fleurs	Nina Ricci	1
Gardenia-Passion	Annick Goutal	1
Gianni Versace	Gianni Versace	1
Gieffeffe	Gianfranco Ferre	1
Giò	Giorgio Armani	1
Giorgio	Giorgio Beverly Hills	2
Givenchy III	Givenchy	1
Gucci No 3	Gucci	2
Gucci nobile	Gucci	2
Guess	Guess	2
Granity	Coty	1
Grey Flannel	Geoffrey Beene	1
Halston	Halston	2

Nom du parfum	Signature	Nombre d'annonces analysées
Halston pour homme	Halston	2
Héritage	Guerlain	2
Hermès	Hermès	1
Horizon pour homme	Guy Laroche	1
Il Bacio	Borghese profumo	1
Incognito	Cover Girl	3
Insensé	Givenchy	1
Ivoire	Balmain	2
Ivresse	Omega	1
Jardins de Bagatelle	Guerlain	3
Jil Sander No 4	Jil Sander	2
Joop! pour homme	Lancaster	2
Joop! pour femme	Lancaster	1
Joy	Jean Patou	2
Joyaux Parfumés	Elizabeth Taylor	3
Knowing	Estée Lauder	2
K	Krizia	2
Kimono	Simon Chang	1
Kipling	Parfums Weil	1
Kouros	Yves Saint-Laurent	1
KL	Karl Lagerfeld	1
Lady Stetson	Coty	1
L'Air du Temps	Nina Ricci	3
La Perla	Krikorian	1
Lauder pour homme	Estée Lauder	1
L'eau d'Issey	Issey Miyake	1
L'Heure bleue	Guerlain	1
Liz Clairborne	Liz Clairborne	3
Loulou	Cacharel	3
Lumière	Rochas	1
Lutèce	Houbigant	2
Mackie	Bob Mackie	1
Ma griffe	Carven	1
Mariel	H_2O Plus	1
Métal	Paco Rabanne	1
Minotaure	Paloma Picasso	2
Miss Dior	Christian Dior	1
Monsieur de Givenchy	Givenchy	1
Montana	Montana	1
Must de Cartier	Cartier	1

Nom du parfum	Signature	Nombre d'annonces analysées
Must de Cartier II	Cartier	1
Narcisse	Chloé	4
Navy	Cover Girl	4
Nicole Miller	Nicole Miller	1
Nino Cerruti pour femme	Nino Cerruti	1
No 1 Laura Ashley	Laura Ashley	1
No 5 Chanel	Chanel	5
No 19 Chanel	Chanel	3
Nocturne	Caron	1
Nordstrom	Donna Karan	1
Ô	Lancôme	1
Obsession	Calvin Klein	4
Obsession pour homme	Calvin Klein	1
Opium	Yves Saint-Laurent	4
Oscar de la Renta	Oscar de la Renta	1
Paco Rabanne pour homme	Paco Rabanne	1
Paloma Picasso	Paloma Picasso	2
Passion	Elizabeth Taylor	1
Paris	Yves Saint-Laurent	1
Photo	Lagerfeld	1
Poême	Lancôme	1
Poison	Christian Dior	3
Polo	Ralph Lauren	2
Polo Sport	Ralph Lauren	2
Pour Monsieur	Chanel	1
Preferred Stock	Stetson	2
Quorum	Puig	1
Raffinée	Houbigant	2
Realities	Liz Claiborne	2
Red	Giorgio Beverly Hills	4
Red pour homme	Giorgio Beverly Hills	1
Red Door	Elizabeth Arden	2
Roma	Laura Biagiotti	1
Romeo Gigli	Romeo Gigli	1
Rubis Noir	René Garraud	1
Safari	Ralph Lauren	5
Safari pour homme	Ralph Lauren	2
Samsara	Guerlain	1
Sand and Sable	Coty	1
Santos	Cartier	1

Annexe 1

Nom du parfum	Signature	Nombre d'annonces analysées
Sacré	Caron	1
Scaasi	Prestige Fragrances	1
Shalimar	Guerlain	2
Scherrer 2	Jean-Louis Scherrer	1
Smalto	Francesco Smalto	1
Spelbound	Estée Lauder	2
Sublime	Jean Patou	1
Sung	Alfred Sung	2
Sunflowers	Elizabeth Arden	1
Tendre Poison	Christian Dior	3
Tiffany	Tiffany	1
Tiffany pour homme	Tiffany	1
Touch	Fred Hayman Beverly Hills	2
Trésor	Lancôme	2
Tribù	Benetton	3
V	Vanderbilt	1
Vanderbilt	Parfums Sonia Vanderbilt	1
Vanilla Fields	Coty	2
Venezia	Laura Biagiotti	1
Vent Vert	Pierre Balmain	1
Versace l'Homme	Gianni Versace	1
Vicky Tiel	Parfums Vicky Tiel Paris	1
Victoria's Secret	Victoria's Secret	2
Vivid	Liz Clairborne	1
Volupté	Oscar de la Renta	1
White Diamonds	Elizabeth Taylor	1
Wings	Giorgio Berverly Hills	2
White linen	Estée Lauder	1
Xeryus pour homme	Givenchy	1
Youth-Dew	Estée Lauder	1
Ysatis	Givenchy	2
Zino	Davidoff	2
273	Fred Hayman Beverly Hills	2
273 pour homme	Fred Hayman Beverly Hills	1
360°	Perry Ellis	2

ANNEXE 2

La classification détaillée des parfums

La classification détaillée des parfums

Les parfums sont classés en cinq familles d'odeurs subdivisées en sous-classes.

La famille florale

La famille la plus populaire est celle des fleuris. Elle regoupe des parfums dont le thème principal est une fleur : jasmin, rose, muguet, violette, narcisse, etc.

1. *Soliflore*
   Une seule note florale est présente. On copie la nature, on essaie d'imiter la rose, le jasmin, la violette, l'oeillet, le gardénia, etc. Exemple : *Chloé* de Karl Lagerfeld.

2. *Bouquet floral*
   On copie la nature mais en associant plusieurs notes florales, comme pour un bouquet. Cet accord de plusieurs fleurs donne naissance à des parfums très féminins et romantiques. Exemple : *Anaïs Anaïs* de Cacharel.

3. *Fleuri vert*
   Il s'agit d'un complexe floral auquel on ajoute une note fraîche et surtout verte, c'est-à-dire d'une fraîcheur plus incisive. Le labdanum et le basilic sont des produits employés dans cette classe de parfums jeunes et enjoués. Exemple : *Fleur de Fleurs* de Nina Ricci.

4. *Feuri aldéhydé*
   C'est un bouquet floral prolongé par quelques produits à volatilité lente et par des aldéhydes dont l'emploi, bien dosé donne plus de corps, plus de personnalité au bouquet floral initial. Cette classe exhale la fleur indéfinie. Exemple : *No 5* de Chanel.

5. *Fleuri boisé fruité*
   En plus des notes florales, il y a prolongement boisé exprimé sous différents aspects : vétiver, cidre, bois de santal. Le «coeur» est agrémenté de notes fruitées tels le cassis, la fraise, la pomme, le melon, la framboise, la prune, etc. Cette classe présente des notes sucrées, mais profondes par leur arôme boisé. Exemple : *Ivoire* de Pierre Balmain.

Les chyprés

Cette grande famille regroupe des parfums principalement basés sur des accords de mousse de chêne, de ciste, de labdanum, de bergamote et de patchouli.

1. *Chypré fleuri aldéhydé*
   C'est le canevas «fleuri-aldéhydé» adapté à un ensemble chypré floral plutôt que floral seul. Exemple : *Paloma Picasso* de Paloma Picasso.

2. *Chypré fruité*
   Il s'agit d'un accord chypré corsé que l'on agrémente d'une note fruitée. Exemple : *Azzaro* de Loris Azzaro.

3. *Chypré cuiré*
   C'est un chypré durci, plus sec et souvent teinté de notes aromatiques, animalisées ou fraîches. Exemple : *La nuit* de Paco Rabanne.

4. *Chypré vert*
   Cette note propose un contraste entre un départ vert frais et un fond chaud chypré. Ses constructions sont étoffées et souvent remarquées. Exemple : *Miss Dior* de Christian Dior.

Les fougères

Certains les classent dans une cinquième catégorie de chyprés mais leur structure, bien qu'apparentée, reste différente. L'odeur des fougères repose généralement sur des notes de lavande, de bois de santal, de mousse de chêne et de coumarine. Exemple : *Fougère Royale* de Houbigant.

Les ambrés

La famille ambrée, parfois appelée «orientale», recèle des notes poudrées, vanillées, douces et animales qui perdurent.

1. *Ambré fleuri boisé*
   Ce parfum, au caractère boisé bien marqué, a pour note de tête des variations florales. Exemple : *Obsession* de Calvin Klein.

2. *Ambré fleuri épicé*
    Le fond est ambré, mais on peut percevoir une note épicée ainsi qu'une note florale. Exemple : *L'Heure Bleue* de Guerlain.

3. *Ambré doux*
    On y retrouve les parfums les plus représentatifs de la note ambrée classique. L'ambré doux se démarque par sa douceur, sa chaleur et son sillage particulièrement prononcé. Exemple : *Shalimar* de Guerlain.

4. *Semi-ambré fleuri*
    Il s'agit d'une composition équilibré entre une note ambrée et un ensemble floral puissant pouvant s'exprimer par des effluves dominants très variés. Exemple : *Opium* de Yves Saint-Laurent.

Les cuirs

Les cuirs proposent des notes sèches aux odeurs de tabac qui embaument tout en douceur. Avec des inflexions florales en tête, ils sont chauds et surprennent par leur originalité. Exemple : *Cuir de Russie* de Chanel.

Liste des tableaux

Page

Tableau 1.1 Résumé des principaux éléments informatiques du corpus 17

Tableau 1.2 Description des concepts olfactifs 23

Tableau 2.1 Langage non verbal et correspondances olfactives 50

Tableau 2.2 Distances entre le(les) personnage(s) et le lecteur 51

Tableau 2.3 Couleurs de l'image publicitaire des parfums .. 55

Tableau 2.4 Associations entre les couleurs et les odeurs .. 56

Tableau 2.5 Répartition en pourcentage des illustrations décontextualisées et contextualisées, décor intérieur et extérieur 64

Tableau 2.6 Textes et correspondances olfactives pour les publicités de parfums féminins 67

Tableau 2.7 Textes et correspondances olfactives pour les publicités de parfums masculins 68

Tableau 7.1 Trichotomie du signe chez Peirce 156

Tableau 7.2 Les dix classes de signes chez Peirce 157

Liste des figures

Page

Figure 1.1 Publicité pour *Eau de Rochas pour Homme* ... 19

Figure 2.1 Publicité pour *Azzaro* de Loris Azzaro 31

Figure 2.2 Flacon *No 5* de Chanel 37

Figure 2.3 Publicité pour *cK one* de Calvin Klein 38

Figure 2.4 Publicité pour *No 5* de Chanel 43

Figure 2.5 Publicité pour *Eternity pour homme* de Calvin Klein 49

Figure 2.6 Publicité pour *Polo Sport* de Ralph Lauren ... 53

Figure 2.7 Publicité pour *Anaïs Anaïs* de Cacharel 54

Figure 2.8 Publicité pour *Eternity* de Calvin Klein 57

Figure 2.9 Publicité pour *L'Heure bleue* de Guerlain 58

Figure 2.10 Publicité pour *Samsara* de Guerlain 59

Figure 2.11 Publicité pour *Safari* de Ralph Lauren 63

Figure 2.12 Publicité pour *Chrome* de Azzaro 65

Figure 2.13 Publicité pour *cK one* de Calvin Klein 66

Figure 4.1 Publicité pour *Duende* de J. Del Pozo 99

Liste des tableaux et figures

Figure 6.1	Catégories phanéroscopiques de Peirce	138
Figure 8.1	Publicité pour *Paloma Picasso* de Paloma Picasso	175
Figure 8.2	Publicité pour *Safari* de Ralph Lauren	179
Figure 8.3	Publicité pour *Fleur d'eau* de Rochas	183
Figure 8.4	Publicité pour *Acqua di Giò* de Giorgio Armani	184
Figure 9.1	L'architectonique des significations selon Robert Marty (diagramme de l'hypersigne)	198
Figure 9.2	Premiers parcours Parcours modèle d'une lecture qui mène à une sensation (respirer de mémoire le parfum annoncé)	201
Figure 9.3	Deuxième parcours Parcours modèle d'une lecture qui mène à une conceptualisation normative (décodage présumé de l'explication visuelle du parfum)	204
Figure 9.4	Troisième parcours Parcours modèle de lecture pouvant mener à une conceptualisation créative (invention de l'odeur promue)	210
Figure 9.5	Lecture d'une image publicitaire avec odeur *(scent strip or discover)* Interprétation de l'image qui conduit à une conceptualisation normative du parfum promu	212

Figure 9.6 Lecture d'une image publicitaire avec odeur
(scent strip or discover)
Expérimentation de l'odeur avant l'interprétation
de l'image 213

Figure 9.7 Lecture d'une image publicitaire avec odeur
(scent strip or discover)
Interprétation de l'image avant l'expérimentation
de l'odeur 214

Figure 10.1 Publicité pour *Shalimar* de Guerlain 231

Figure 10.2 Publicité pour *Acqua di Giò* de Giorgio Armani 233

Figure 10.3 Publicité pour *cK one* de Calvin Klein 239

645361 - Mars 2016
Achevé d'imprimer par

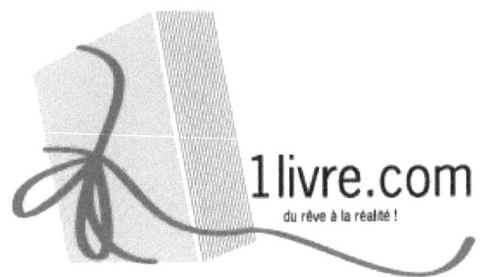